全国高职高专护理类专业"十三五"规划教材

（供护理、助产专业用）

社区护理学

主　编　左凤林

副主编　张　华　王春鹏　彭月娥

编　者　（以姓氏笔画为序）

王春鹏（辽宁医药职业学院）

甘　纯（红河卫生职业学院）

左凤林（重庆三峡医药高等专科学校）

汪婷婷（安庆医药高等专科学校）

张　华（济南护理职业学院）

贾　茜（泰山护理职业学院）

彭月娥（长沙卫生职业学院）

焦娜娜（遵义医药高等专科学校）

谭　庆（重庆三峡医药高等专科学校）

中国健康传媒集团

中国医药科技出版社

内容提要

本教材是"全国高职高专护理类专业'十三五'规划教材"之一,系根据社区护理学教学大纲的基本要求和课程特点编写而成。全书共12章,内容涵盖社区护理绪论,社区常用工作方法,社区家庭护理,社区儿童及青少年的健康管理与护理,社区妇女的健康管理与护理,社区中老年人的健康管理与护理,社区慢性病患者的健康管理与护理,社区精神障碍患者的健康管理与护理,社区传染病、突发公共卫生事件的预防与应对,社区灾害与急救护理,社区康复与中医护理,社区临终关怀等。本教材结合社区护理实际岗位需求,体现理实一体、边学边练、双技能并重的特色。本教材为书网融合教材,即纸质教材有机整合电子教材,教学配套资源(PPT、微课、视频、图片等),题库系统,数字化教学服务(在线教学、在线作业、在线考试),为学生提供生动、形象、便捷的学习资源。

本教材可供高职高专护理类及相关专业学生使用,也可作为社区护士及护理管理等相关行业人员的参考用书。

图书在版编目(CIP)数据

社区护理学／左凤林主编. —北京:中国医药科技出版社,2018.8
全国高职高专护理类专业"十三五"规划教材
ISBN 978-7-5214-0141-7

Ⅰ.①社… Ⅱ.①左… Ⅲ.①社区-护理学-高等职业教育-教材 Ⅳ.①R473.2

中国版本图书馆 CIP 数据核字(2018)第 061505 号

美术编辑 陈君杞
版式设计 南博文化

出版　**中国健康传媒集团** | 中国医药科技出版社
地址　北京市海淀区文慧园北路甲 22 号
邮编　100082
电话　发行:010-62227427　邮购:010-62236938
网址　www.cmstp.com
规格　889×1194mm ¹⁄₁₆
印张　16¼
字数　358 千字
版次　2018 年 8 月第 1 版
印次　2021 年 1 月第 3 次印刷
印刷　北京市密东印刷有限公司
经销　全国各地新华书店
书号　ISBN 978-7-5214-0141-7
定价　**38.00 元**

获取新书信息、投稿、为图书纠错,请扫码联系我们。

数字化教材编委会

主　编　左凤林
副主编　张　华　王春鹏　彭月娥
编　者　(以姓氏笔画为序)
　　　　王春鹏 (辽宁医药职业学院)
　　　　甘　纯 (红河卫生职业学院)
　　　　左凤林 (重庆三峡医药高等专科学校)
　　　　汪婷婷 (安庆医药高等专科学校)
　　　　张　华 (济南护理职业学院)
　　　　贾　茜 (泰山护理职业学院)
　　　　彭月娥 (长沙卫生职业学院)
　　　　焦娜娜 (遵义医药高等专科学校)
　　　　谭　庆 (重庆三峡医药高等专科学校)

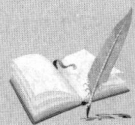

出版说明

为贯彻落实国务院办公厅《关于深化医教协同进一步推进医学教育改革与发展的意见》（〔2017〕63号）等有关文件精神，不断推动职业教育教学改革，推进信息技术与医学教育融合，加强医学人才培养，使职业教育切实对接岗位需求，教材内容与形式及呈现方式更加切合现代职业教育需求，培养具有整体护理观的护理人才，在教育部、国家卫生健康委员会、国家药品监督管理局的支持下，在本套教材建设指导委员会和评审委员会顾问、苏州卫生职业学院吕俊峰教授和主任委员、南方医科大学护理学院史瑞芬教授等专家的指导和顶层设计下，中国健康传媒集团·中国医药科技出版社组织全国100余所以高职高专院校及其附属医疗机构为主体的，近300名专家、教师历时近1年精心编撰了"全国高职高专护理类专业'十三五'规划教材"，该套教材即将付梓出版。

本套教材先期出版包括护理类专业理论课程主干教材共计27门，主要供全国高职高专护理、助产专业教学使用。同时，针对当前老年护理教学实际需要，我社及时组织《老年护理与保健》《老年中医养生》《现代老年护理技术》三本教材的编写工作，预计年内出版，作为本套护理类专业教材的补充品种。

本套教材定位清晰、特色鲜明，主要体现在以下方面。

一、内容精练，专业特色鲜明

本套教材的编写，始终满足高职高专护理类专业的培养目标要求，即：公共基础课、医学基础课、临床护理课、人文社科课紧紧围绕专业培养目标要求，教材内容精练、针对性强，具有鲜明的专业特色和高职教育特色。

二、对接岗位，强化能力培养

本套教材强化以岗位需求为导向的理实教学，注重理论知识与护理岗位需求相结合，对接职业标准和岗位要求。在教材正文适当插入临床案例（如"故事点睛"或"案例导入"），起到边读边想、边读边悟、边读边练，做到理论与临床护理岗位相结合，强化培养学生临床思维能力和护理操作能力。同时注重护士人文关怀素养的养成，构建"双技能"并重的护理专业教材内容体系；注重吸收临床护理新技术、新方法、新材料，体现教材的先进性。

三、对接护考，满足考试需求

本套教材内容和结构设计，与护士执业资格考试紧密对接，在护士执业资格考试相关课程教材中插入护士执业资格考试"考点提示"，为学生学习和参加护士执业资格考试奠定基础，提升学习效率。

四、书网融合，学习便捷轻松

全套教材为书网融合教材，即纸质教材有机融合数字教材，配套教学资源，题库系统，数字化教学服务。通过"一书一码"的强关联，为读者提供全免费增值服务。按教材封底的提示激活教材后，读者可通过 PC、手机阅读电子教材和配套课程资源（PPT、微课、视频、动画、图片、文本等），并可在线进行同步练习，实时反馈答案和解析。同时，读者也可以直接扫描书中二维码，阅读与教材内容关联的课程资源（"扫码学一学"，轻松学习 PPT 课件；"扫码看一看"，即刻浏览微课、视频等教学资源；"扫码练一练"，随时做题检测学习效果），从而丰富学习体验，使学习更便捷。教师可通过 PC 在线创建课程，与学生互动，开展在线课程内容定制、布置和批改作业、在线组织考试、讨论与答疑等教学活动，学生通过 PC、手机均可实现在线作业、在线考试，提升学习效率，使教与学更轻松。此外，平台尚有数据分析、教学诊断等功能，可为教学研究与管理提供技术和数据支撑。

编写出版本套高质量教材，得到了全国知名专家的精心指导和各有关院校领导与编者的大力支持，在此一并表示衷心感谢。出版发行本套教材，希望受到广大师生欢迎，并在教学中积极使用本套教材和提出宝贵意见，以便修订完善。让我们共同打造精品教材，为促进我国高职高专护理类专业教育教学改革和人才培养做出积极贡献。

中国医药科技出版社

2018 年 5 月

全国高职高专护理类专业"十三五"规划教材

建设指导委员会

委　　员（以姓氏笔画为序）

丁凤云（江苏医药职业学院）

马宁生（金华职业技术学院）

王　玉（山东医学高等专科学校）

王所荣（曲靖医学高等专科学校）

邓　辉（重庆三峡医药高等专科学校）

左凤林（重庆三峡医药高等专科学校）

叶　明（红河卫生职业学院）

叶　玲（益阳医学高等专科学校）

田晓露（红河卫生职业学院）

包再梅（益阳医学高等专科学校）

刘　艳（红河卫生职业学院）

刘　婕（山东医药技师学院）

刘　毅（红河卫生职业学院）

刘亚莉（辽宁医药职业学院）

刘俊香（重庆三峡医药高等专科学校）

刘淑霞（山东医学高等专科学校）

孙志军（山东医学高等专科学校）

杨　铤（江苏护理职业学院）

杨小玉（天津医学高等专科学校）

杨朝晔（江苏医药职业学院）

李镇麟（益阳医学高等专科学校）

何曙芝（江苏医药职业学院）

宋光熠（辽宁医药职业学院）

宋思源（楚雄医药高等专科学校）

张　庆（济南护理职业学院）

张义伟（宁夏医科大学）

张亚光（河南医学高等专科学校）

张向阳（济宁医学院）

张绍异（重庆医药高等专科学校）

张春强（长沙卫生职业学院）

易淑明（益阳医学高等专科学校）

罗仕蓉（遵义医药高等专科学校）

周良燕（雅安职业技术学院）

柳韦华（山东第一医科大学）

贾　平（益阳医学高等专科学校）

晏廷亮（曲靖医学高等专科学校）

高国丽（辽宁医药职业学院）

郭　宏（沈阳医学院）

郭梦安（益阳医学高等专科学校）

谈永进（安庆医药高等专科学校）

常陆林（广东江门中医药职业学院）

黄　萍（四川护理职业学院）

曹　旭（长沙卫生职业学院）

蒋　莉（重庆医药高等专科学校）

韩　慧（郑州大学）

傅学红（益阳医学高等专科学校）

蔡晓红（遵义医药高等专科学校）

谭　严（重庆三峡医药高等专科学校）

谭　毅（山东医学高等专科学校）

本教材是"全国高职高专护理类专业'十三五'规划教材"之一，是在贯彻落实国务院办公厅印发《关于深化医教协同进一步推进医学教育改革与发展的意见》（〔2017〕63号）等教育教学改革文件精神的新形势下，按照"全国高职高专护理类专业'十三五'规划教材"的编写指导思想和原则要求，以高职高专护理类专业培养目标为导向，以培养学生的能力为重点，结合本课程教学大纲，由全国择优遴选的8所院校的教师悉心编写而成。本教材强化以软硬技能为抓手的能力教育，体现教材的先进性；注重整体、强化以服务对象为中心的整体护理，体现教材的人文性。

社区护理是护理工作的重要组成部分。社区护理学是高职高专护理类专业的必修课程。本教材以社区护理岗位需求为导向，结合《国家基本公共卫生服务规范》最新要求，凸显社区护理特色，为护理类专业学生提供社区护理基本知识和常用社区护理技能，为社区居民提供综合、连续、便捷的健康护理服务奠定基础。

全书共12章，涵盖社区护理基本理论、社区护理基本工作方法以及社区人群健康管理等内容，避免与内科护理学、外科护理学、妇产科护理学、儿科护理学及老年护理学等教材内容重复。本教材在介绍理论知识的同时，设置了学习目标、故事点睛、知识拓展/知识链接及考点提示等模块，增强了教材的可读性和趣味性；每章后设有本章小结和习题，能强化学习内容，反馈学习效果，有助于学生自主检测掌握知识情况。本教材为书网融合教材，即纸质教材有机整合电子教材，教学配套资源（PPT、微课、视频、图片等），题库系统，数字化教学服务（在线教学、在线作业、在线考试），为学生提供生动、形象、便捷的学习资源。本教材可供高职高专护理类及相关专业学生使用，也可作为社区护士及护理管理等相关行业人员的参考用书。

在编写本教材过程中，得到各参编单位的大力支持，以及参考了有关书籍内容，在此致以诚挚的谢意。限于编者的能力和水平，书中难免存在不妥和疏漏之处，恳请使用教材的师生、读者和护理界同仁提出宝贵的意见和建议。

编　者
2018年3月

第一章 绪 论

学习目标

1. **掌握** 社区的概念和功能；社区卫生服务的特点；社区护理的工作范围；社区护士应具备的能力。
2. **熟悉** 社区卫生服务的定义；社区护理的特点；社区护理的对象。
3. **了解** 我国社区卫生服务体系；社区护士的角色要求。
4. 具备社区卫生服务工作意识，以促进社区健康为己任的责任感。
5. 具有严谨的工作作风和团结协作、人际沟通、人文关怀能力。

随着老龄化社会及城镇化步伐的加快，人们对社区卫生服务的要求越来越高。社区卫生服务是促进和维护健康的基本保障。社区护理在社区卫生服务工作中发挥着重要作用。社区护士只有在明确社区护理工作特点的基础上，才能做好社区护理服务工作。

第一节 社区与社区卫生服务

故事点睛

旁白： 王先生，男，52岁，近半年来常自感乏力，体重下降，多饮，多尿，今日到社区做健康体检，测空腹血糖为7.8mmol/L，王先生担心自己是否患糖尿病。

人物： 由2名学生分别担任故事人物，进行即兴表演。

请问：

1. 针对王先生目前的情况，社区卫生服务中心应提供哪些方面的服务？
2. 社区护士应告知王先生哪些注意事项？

社区是人类学习、工作和生活的基本环境，是构成社会的基本单位。社区由许多家庭、机关和团体组成，是与人们的生活和健康息息相关的场所，也是社区卫生服务工作的场所。

一、社区

（一）社区的概念

世界卫生组织（WHO）将社区定义为：以某种社会组织或团体结合在一起的人群。20世纪30年代初，我国社会学家费孝通引入"社区"一词，并根据我国的特点，将社区定义为：社区是若干社会群体（家庭、氏族）或社会组织（机关、团体）聚集在某一地域里所形成的一个生活上相互关联的大集体。在我国，城市社区一般是按街道办事处和居委会辖区范围设置，农村社区一般是按照乡镇和行政村为基本单位划分。

（二）社区的构成要素

1. 人群 社区的人口要素包括社区人口的数量、质量、结构和分布等，是构成社区的

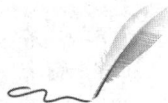

首要因素。社区是由人组成的，社区人群是社区的核心。共同生活的人群，是社区物质财富和精神财富的创造者，是构成一定社区的主体。人口的结构反映社区内不同人口的特点及素质，包括文化程度、健康状况、人口的性别、年龄、职业、宗教信仰等。人口的分布指社区内部人口集散状态，反映了内部的人口关系和这个社区的整体面貌。

2. 地域 社区有一定的区域范围，其大小不定，可按行政区域或地理范围划分，具有一定的边界。WHO提出，一个有代表性的社区人口为10万～30万，社区面积为5000～50000平方公里。地域不仅为社区成员提供活动场所及部分生产、生活资源，而且很大程度上影响社区的性质和发展，是构成社区的重要条件。这种地域并不局限于地理空间，也包含一种人文空间。

3. 同质化 是社区重要文化要素。聚居在同一社区的居民，往往具有某些共同的利益、价值观和风俗习惯，面临着生活、卫生、教育、环境等共同的问题，具有共同的需要，容易产生相同的社会意识、行为规范、生活方式和文化氛围，因此有一定的同质性。同质性是社区人群相互关联的基础，促使社区居民之间产生凝聚力和归属感，由此形成了特定的社区文化及社区意识的维系动力。

4. 互动 社区是居民长期生活的地方，社区居民由于生活所需，彼此产生互动，尤其是生活上的相互依赖。因此，满足居民物质和精神需要的设施是必不可少的。主要包括：学校、医疗机构、娱乐场所、商业网点、交通通讯等。

5. 管理 指社区内各种相互联系的组织和机构。既包括社区特有的管理机构、一定的规章制度、社区道德标准等，以行使社会功能；还包括一定的社会服务机构，来满足社区居民的需求，如社会咨询服务、健康服务、生活服务、家政服务、通信服务、交通服务、安全保护性服务、文娱体育服务等。

（三）社区的功能

从社会学的角度分析，社区具有满足居民需要和管理的功能。充分发挥社区的功能，有助于挖掘社区资源和开展社区卫生服务工作。

1. 社会化功能 社区通过不断的社会化过程，相互影响，逐步形成社区特有的风俗习惯、文化特征和价值观。这些特征性的社区文化又对社区居民产生重大影响，成为社会化的重要内容。

2. 经济生活功能 是社区满足居民生活需要的基本功能。指社区具有调配和利用资源的功能，以满足社区居民的需要。社区为人们的生存和发展提供了空间。社区的工厂、商店等为居民提供生产、流通、消费服务。

3. 社会参与功能 社区中有各种组织，举办各种活动，为居民提供经济、政治、教育、娱乐和福利等方面活动的参与机会，使居民对社区有更多的投入和更强的认同感，增强社区居民的凝聚力。

4. 社会控制功能 社区通过各种规章制度、道德规范有效地维持社区的秩序，保护社区居民的安全。如建立社区物业管理系统、保安系统等，以规范人们的行为，控制和制止不道德行为和违法活动。

5. 相互支持与福利功能 是指社区邻里之间的互助以及社区居民与民政、医疗等机构联系。社区对妇女、儿童、老年人等特殊人群及处于疾病或经济困难中的弱势群体提供帮助和支援。

社区的功能随着社区的变迁和发展而相应改变。现代社区的发展趋向于专门化。例如，某些社区发展为商业社区、学校社区等。在专门化的社区，原有的一些功能被强化，另外一些功能则被削弱或为大社区所取代。

> **知识拓展**
>
> **健康社区**
>
> 健康社区是指通过健康促进，使个人、家庭具备良好的生活方式和生活行为，在社区创建良好的自然环境、物理环境、社会心理环境，达到创建具有健康人群、健康环境的健康社区，强调个人所处的社区文化、社区环境和社区机构的健康。主要包括健康政策、健康环境、健康人群、健康的管理体系。

二、社区卫生服务

（一）社区卫生服务的概念

我国卫生体系分为三大类，即卫生服务体系、卫生保障体系和卫生执法体系。其中卫生服务体系又分为医疗保健服务、预防保健服务和社区保健服务（社区卫生服务）。社区卫生服务是为居民提供基层医疗保健服务的重要内容。

社区卫生服务是以政府领导、社区参与、上级卫生机构指导，以基层卫生机构为主体，全科医师为骨干，合理使用社区的资源和适宜技术，以人群健康为中心、家庭为单位、社区为范围、需求为导向，以妇女、儿童、老年人、慢性病患者、残疾人等为重点，以解决社区主要健康问题、满足基本卫生服务需求为目的，融预防、医疗、保健、康复、健康教育、计划生育技术服务等为一体的，经济有效、综合便捷、连续的基层卫生服务。

（二）社区卫生服务的特征

1. 连续性 社区卫生服务始于生命的准备阶段直至生命结束，覆盖生命的各个周期以及疾病发生、发展的全过程。社区卫生服务不因某一健康问题的解决而终止，而是根据生命各周期及疾病各阶段的特点及需求，提供具有针对性的服务，故具有连续性。连续性包括：①全生命周期（人生各个阶段）的健康服务；②健康—疾病—康复各个阶段的服务；③在任何时间、地点对各种健康问题的服务。

2. 可及性 社区卫生服务必须体现出地理范围的优势、服务利用的便捷、服务关系的亲切、服务结果的有效、服务价格的合理等，从各方面满足服务对象的各种需求，使社区居民易于利用卫生服务的特点，从而真正达到促进和维护社区居民健康的目的。

3. 广泛性 社区卫生服务的对象为社区全体居民，包括健康人群、亚健康人群和患病人群，以妇女、儿童、老年人、慢性病患者、残疾人和精神病患者为重点人群。

4. 综合性 社区向服务对象提供全面、综合的服务内容，具有三层含义：①体现"六位一体"，即预防、保健、医疗、康复、健康教育及计划生育为一体的综合服务；②体现三级预防的服务；③提供"三诊（门诊、出诊、转会诊）三床（住院病床、日间观察病床和家庭病床）"服务，并关注服务对象的生理、心理、社会等各个层面的需要。

5. 协调性 社区卫生服务是在政府领导、社会参与、上级卫生机构指导下解决社区主要健康问题。因此，协调各部门之间、各类人员之间的相互关系，密切合作，以满足社区居民基本卫生服务的要求，也是社区卫生服务的特点之一。

6. 主动性 以社区为范围，家庭为单位，个人为对象，实施家庭医生签约服务，提供家庭出诊、家庭护理、家庭病床等上门服务、主动服务的方式服务于社区所有居民。

> **考点提示**
> 社区卫生服务的特征。

7. 公益性 社区卫生服务提供的基本医疗和公共卫生服务等均为公益性的服务。

（三）社区卫生服务的内容

社区卫生服务不仅能为个人提供基本卫生服务，而且能充分利用社区资源，满足家庭和群体的基本卫生需求。我国的社区卫生服务包括公共卫生服务、基本医疗卫生服务和社区其他服务。

> **考点提示**
> 社区卫生服务的内容。

1. 公共卫生服务 是社区卫生服务的重要组成部分，以社区整体人群为主要服务对象，致力于社区人群的健康维护。主要内容包括：社区卫生状况调查，社区诊断；高危人群的监测和规范管理；妇女、儿童、老年人、残疾人等重点人群的保健服务；社区健康教育与健康促进、传染病预防和突发公共卫生应急事件处置、计划生育等工作；社区的卫生基本建设，如粪便污水处理、饮用水管理、食品管理等，以及卫生诊断；协助卫生执法部门对发生在社区内的卫生问题进行监督；健康档案的建立与管理以及慢性病的防治与管理等。

2. 基本医疗卫生服务 为社区居民及其家庭提供基本的医疗保健服务，可以分为门诊和出诊等服务模式。社区基本医疗卫生服务不仅是社区卫生服务项目中为居民提供的主要服务内容，也是社区卫生服务其他工作的基础。内容包括：常见病、多发病的诊疗与护理；诊断明确的慢性病治疗；提供社区现场救护，做好急重症患者的转诊和会诊工作；提供疾病恢复期的康复医疗服务；体格检查；临终关怀服务；提供家庭出诊、家庭护理、家庭病床服务；心理咨询和中医药适宜技术等。

3. 社区其他服务 为满足社区人群多层次、多方面需求，社区卫生服务可根据居民健康需求提供其他多种服务。

（四）社区卫生服务机构

社区卫生服务体系是以一级医院为主体，二级、三级医院和预防保健机构为指导，以城市街道、居委会为基础建立的；由社区卫生服务指导中心、社区卫生服务中心和社区卫生服务站三级组织构成；由全科医师、社区护士、公卫医师、医务社会工作者、志愿者，有条件可以增加上级医院专家顾问医师、营养师、心理咨询师、康复师等人员组成团队开展工作。

1. 社区卫生服务机构设置的原则

（1）社区卫生服务属非营利性、公益性医疗机构，机构设置要严格执行国家对医疗卫生机构的管理法规，机构设置审批程序须依法严格执行准入制度，审批权限由省辖市级卫生行政部门审批。

（2）社区卫生服务建设须纳入社区发展规划和区域卫生规划，要与城镇医药卫生体制改革、我国基本医疗保险制度改革紧密结合，并充分利用中西医卫生资源。

（3）以社区卫生服务中心为主体，一般在街道/乡镇所辖范围内设置。对社区卫生服务中心难以方便覆盖的区域，以社区卫生服务站（卫生室）作为补充。社区卫生服务机构设置应充分利用社区资源，避免重复建设，择优鼓励现有基层医疗机构通过结构和功能双重改造成为社区卫生服务机构。

（4）社区卫生服务中心的命名原则是区名+所在街道名+识别名（可选）+社区卫生服务中心；社区卫生服务站的命名原则是所在街道名+所在居民小区名+社区卫生服务站。社区卫生服务机构业务用房、床位、基本设备、常用药品、急救药品应根据社区卫生服务的功能、居民的需求配置；卫生人力应按适宜比例配置。

2. 社区卫生服务机构的组成及要求 社区卫生服务机构网络是由提供综合性服务的社区卫生服务中心、社区卫生服务站和提供专项服务的专业卫生服务机构组成。其中，社区卫生服务中心是主体，社区卫生服务站和其他专业卫生服务机构是补充。

（1）社区卫生服务指导中心 社区卫生服务指导中心由全科医师、社区护士及其他工作人员组成，主要承担社区卫生服务人员毕业后培养和继续教育工作；接受基层社区卫生服务中心的转诊患者；开展全科医学科研与教学工作；同时也承担部分全科医疗临床服务工作。社区卫生服务指导中心需具备二级甲等及以上医疗卫生机构的设备；具备完成全科医学教学任务的必要设备。

（2）社区卫生服务中心 提供社区基本公共卫生服务和社区基本医疗服务（常见病、多发病的诊疗、护理、康复等）为其主要职责。一般以街道办事处所管辖范围设置，步行15~20分钟。到2020年，在每个街道办事处范围或每3万~10万居民规划设置1所社区卫生服务中心。

1）社区卫生服务中心基本设施 ①业务用房使用面积按照服务人口确定规模，一般在$1400~2000m^2$，可分为3档，即：每3万~5万人口面积达$1400m^2$；每5万~7万人口面积达$1700m^2$；每7万~10万人口面积达$2000m^2$。布局合理，符合国家卫生学标准及体现无障碍设计要求。根据社区卫生服务功能、居民需求、社区资源等可设置适宜适当类别与数量的病床，如日间观察床、老年护理床、临终关怀床等。②具备开展社区预防、保健、医疗、健康教育、康复及计划生育等工作的基本设备及必要的通讯、信息、交通设备，具体内容由省级卫生行政部门规定。③常用药品和急救药品的配备按省级卫生行政部门及药品监督管理部门规定执行。

2）社区卫生服务中心科室设置 设有开展全科诊疗、护理、康复、健康教育、免疫接种、中医、妇幼保健和处理信息资料等工作的专门场所。

3）社区卫生服务中心人员配备 ①从事社区卫生服务的专业技术人员须具备法定执业资格。②根据功能、任务及服务人口需求，配备适宜类别、层次和数量的卫生技术人员。辖区每万人口至少配备2~3名全科医师，全科医师与护士比为1∶（1.5~2），并按实际服务项目配备相应的预防保健、健康教育、药剂、检验、放射及信息管理等专职人员。医护人员在上岗前，需接受全科医学和社区护理等岗位培训。③待国家有关部门颁布社区卫生服务机构人员编制标准后，按有关规定执行。

4）社区卫生服务中心管理制度 社区卫生服务中心需建立健全各项规章制度，包括人员职业道德规范与行为准则；人员岗位责任制度；人员培训、管理、考核与奖惩制度；技术服务规范与工作制度；服务差错及事故防范制度；服务质量管理制度；财务、药品、固定资产、档案、信息管理制度；医疗废物管理制度；社区协作与民主监督制度及其他制度等。

（3）社区卫生服务站　以居民需求为导向，作为社区卫生服务中心无法覆盖区域的补充。业务用房使用面积不应少于150m²，至少设诊断室、治疗室与预防保健室、健康教育宣传栏等设施，符合国家卫生学标准及无障碍设计要求。社区卫生服务站至少配备2名执业范围为全科医学专业的临床类别、中医类别执业医师，每名执业医师至少配备1名注册护士。

（4）其他专业卫生服务机构　供专项服务的社区卫生服务机构主要包括：①老年健康服务机构，如养老院、老年康复护理机构等。②康复服务机构，主要为慢性病患者、丧失功能患者进行持续的治疗和照顾。

第二节　社区护理与社区护士

随着护理专业服务领域由医院向社区、家庭发展，社区护理成为社区卫生服务的重要组成部分，对护理事业的深入发展起着极为重要的促进作用。

一、社区护理

（一）社区护理的概念

社区护理起源于公共卫生护理，20世纪70年由美国的露丝·依斯曼（Rose Eastman）首次提出。1980年，美国护士协会（American Nurses Association，ANA）对社区护理的定义：是综合公共卫生学与专业护理学的理论，应用于促进和维持群众健康的一门综合学科。

我国将社区护理定义为：是将公共卫生学和护理学理论、技术相结合，以社区内人的健康为中心，以社区为范围，家庭为单位，以老年人、妇女、儿童、残疾人、慢性病患者为重点，提供预防、保健、医疗护理、康复、健康教育、计划生育技术指导等为一体的，综合、连续、便捷的健康护理服务。

（二）社区护理的对象

社区护理对象有两种分类方法，一是按社区、家庭、个人分类，二是按人的健康程度分类。

1. 按社区、家庭、个人分类

（1）个人　个人是构成家庭、群体的基本单位，而社区又是由家庭和群体构成，因此社区中个人的健康是构成家庭和社区健康的基础。

（2）家庭　以家庭为单位，把家庭作为护理对象，关注家庭整体的健康是社区护理工作内容之一。家庭健康主要取决于家庭整体功能的健康状态，这也是家庭健康护理关注的中心。

（3）社区　以社区为单位，把社区作为护理对象，关注社区整体健康是社区护理工作内容之一，重点是社区环境和社区群体健康。社区环境包括对社区居民健康产生影响的自然环境和政府的政策制度、与居民健康相关的福利制度、社区内的医疗保健机构等社会环境。

2. 按人的健康程度分类

（1）健康人群　健康人群是指躯体、心理和社会适应处于完好健康状态的人群。社区护理的目的是培养健康人群从幼小或健康时期就养成良好的卫生习惯和健康的生活方式。

（2）亚健康人群　亚健康人群虽然没有明显的疾病和异常的客观指标，但呈现体力下降、反应能力减弱、适应能力下降等主观症状。社区护士对此类人群进行护理，把疾病消灭在萌芽阶段。

（3）重点人群　主要指儿童、妇女、老年人等，这类人群有其特殊的生理及心理需求，是需要重点保健的人群。

（4）高危人群　是指存在明显的有害健康因素的人群和高危家庭的成员，其发生疾病的概率高于其他人群。如有高血压、糖尿病等家族史的人，有严重不良生活习惯的人等。

（5）患病人群　急性疾病出院后需要继续恢复的患者，生活在社区的患有慢性病的患者和患有急性病需要立即就诊和转诊的患者，以及在家中度过人生最后时期的临终患者等。

（三）社区护理的工作内容

社区护理工作主要围绕社区卫生服务的内容而开展。按照服务对象以及工作重点不同，可概括为以下几方面。

1. 社区健康护理　是对社区卫生环境和社区人群的健康进行管理，负责收集整理及统计分析辖区内群体健康资料，了解社区健康状况及分布情况，注意发现社区群体的健康问题和影响因素，参与检测影响群体健康的不良因素，参与处理和预防紧急意外事件，如水灾、火灾、地震等自然灾害的紧急救助，暴发性传染病等重大疫情的处理。

2. 社区家庭健康护理　通过家庭访视和居家护理形式，对家庭中的患者或有健康问题的个人进行护理和保健指导，同时注重家庭整体功能的健康、家庭成员间是否有协调不当的问题、家庭发展阶段是否存在危机等，对家庭整体健康进行护理。

3. 社区重点人群的保健指导　侧重于社区中重点人群的日常生活与健康管理。利用定期健康检查、家庭访视、居家护理等机会，对社区的妇女、儿童和老年人进行保健指导。

4. 社区健康教育　健康教育对象以群体为主，也包括个人。教育内容包括疾病预防、健康促进和健康保护，如计划生育相关知识、疾病及健康保健知识、精神心理卫生知识、影响人群健康的主要危险要素、阻止疾病进展的方法等，提高居民对健康的认识，纠正不良生活行为习惯，提高群众健康水平。

5. 计划免疫与传染病的防治　参与完成社区儿童的计划免疫任务，进行免疫接种的实施和管理。参与社区传染病的预防与控制工作，对社区居民进行预防传染病的知识培训，提供一般消毒、隔离技术等护理指导与咨询。

6. 定期健康检查　与医生共同进行健康普查的组织、管理，并对相应的问题给予保健指导。

7. 社区慢性病患者、残疾人的护理及管理　向社区内所有慢性病患者及身体、精神功能障碍者提供基础或专科护理及管理服务，配合全科医生进行病情观察、治疗，进行精神卫生护理、慢性病防治与管理、康复训练、营养与饮食指导等，以改善他们的健康状况，促进功能的恢复。

8. 社区急重症患者的院前急救　对社区触电、溺水、气管异物、中毒等急诊患者，需要及时就地急救，以挽救患者生命，减少后遗症。

9. 双向转诊服务　协助患者选择上级医院或专家、顾问医师；向转诊单位提供详尽的转诊资料；教育及增强患者的遵医行为；保持与患者和上级医院的联系，定期向顾问医师追踪处理情况，提供完整的疾病照顾。

10. 社区临终关怀 向社区的临终患者及其家属提供各类身心服务，以帮助患者有尊严地走完人生的最后旅程，同时关注家庭其他成员的心理健康。

（四）社区护理的特点

1. 预防保健为主 通过一级预防途径达到促进健康、维持健康的目的，减少社区人群的发病率。

2. 强调群体健康 社区护理的对象是社区全体人群，既包括健康人群也包括患病人群。

3. 工作范围的分散性及服务的长期性 社区护理的服务对象居住相对比较分散，使得社区护士的工作范围更广。社区中的慢性病患者、残疾人、老年人等特定服务对象对护理的需求具有长期性。

4. 综合性服务 社区护士的服务除了预防疾病、促进健康、维护健康等基本内容外，还要从整体全面的观点出发进行综合服务。

5. 可及性服务 要求护理服务具有就近性、方便性、主动性，以满足社区人群的健康需求。

6. 多专业人员协作 社区卫生服务范围广、内容多，需要多专业、多部门人员共同合作。社区护士不仅需要与医疗、康复、营养、保健、防疫及环保等专业人员合作，同时还需与社区的行政、福利、教育、厂矿等机构的人员及社区居民合作，为社区提供完整而系统的综合性健康服务。

> **考点提示**
> 社区护理的工作内容及特点。

二、社区护士

社区护士指在社区卫生服务机构及其他有关医疗机构从事社区护理工作的护理专业人员。

（一）社区护士具备的能力

社区护理的工作范围广泛，社区护士不仅要具备一般护士所应具备的能力，还须具备以下能力：

1. 综合护理能力 社区护士在工作中将面对各种患者和残障者，要应用到内科、外科、神经科、精神科、中医科以及老年和康复等方面的护理技能。因此，社区护士必须具备各项专科护理技能，才能满足社区人群的需求。

2. 人际交往和沟通能力 社区护理工作既需要合作者（社区卫生服务机构的其他卫生工作人员以及社区的管理者）的支持与协助，又需要护理对象的理解和配合。面对这些不同年龄、家庭、文化及社会背景的合作者和护理对象，社区护士必须具有社会学、心理学及人际沟通技巧方面的知识，才能更好地开展工作。

3. 独立判断、解决问题能力 社区护士在很多情况下需要独立地进行各种护理操作，运用护理程序，开展健康教育，进行咨询或指导工作，这就要求社区护士具备较高的独立判断、综合分析、解决问题和应变的能力。

4. 预见能力 主要应用于预防性的服务，社区护士有责任向社区居民提供预防性指导和服务。对于患者或残疾人家庭，社区护士应能够预见到疾病和残疾将给家庭带来的直接与间接影响，对于健康人群，也应有能力预见到潜在的健康问题，以便早期采取预防措施，避免或减少问题的发生。

5. 组织、管理能力　社区护士既要向社区居民提供直接的护理服务，还要调动社区的一切积极因素，充分利用社区的各种资源开展各种形式的健康促进活动，社区护士必须具备一定的组织管理能力。

6. 自我防护能力　社区护士的自我防护能力主要包括法律的自我防护和人身的自我防护两个方面。社区护士常在非医疗机构场所为护理对象提供有风险的医疗护理服务，应加强法律意识，不仅要完整记录患者病情，还要在提供一些医疗护理服务前与患者或其家属签订有关协议书，以作为法律依据，同时应避免携带贵重物品，注意自身的安全防护。

7. 信息处理和科研创新能力　社区护士肩负着发展社区护理、完善护理学科的重任，应具备收集信息和处理信息的基本能力，如应用统计学知识处理和分析资料的能力、协助社区进行健康相关研究的能力。社区护士在不断充实理论知识、提高业务水平的同时，能独立或与他人共同进行社区护理科研活动。

（二）社区护士的角色

社区护理的工作范围决定了社区护士在社区护理服务中将扮演多种角色，其主要角色有：

1. 照顾者　照顾者是社区护士最基本、最熟悉的角色，社区护士应以照顾者的角色向社区居民提供生活照顾及医疗照顾。如社区护士去访视住在高层建筑中的空巢老人，为其提供生活护理。

2. 咨询者　社区护士还应向社区居民提供有关卫生保健及疾病防治的咨询服务，以解答社区居民有关健康的疑问和难题。

3. 教育者　社区护士应以教育者的角色向社区居民提供各种形式的健康教育及指导服务，包括患病人群、健康人群的健康教育及患者家属或照顾者的护理指导等。如社区护士经社区健康评估，发现某社区中的高血压高危人群，利用教育原理与方法，与服务对象共同改变其危险行为，以预防疾病和促进健康。

4. 管理者　根据社区的具体情况及居民的需求，社区护士应有针对性地设计、组织各种有益于健康促进和健康维护的活动。

5. 研究者　社区护士不仅要向社区居民提供各种卫生保健服务，同时还要以研究者的角色注意观察、探讨、研究与护理及社区护理相关的问题，为护理学科的发展和社区护理的不断完善提供依据。如探讨社区护理干预对中老年临界高血压患者的效果。

6. 协调者　社区护理服务的特点之一就是鼓励各类相关人员的参与。为达到促进个人、家庭及社区健康的目的，社区护士应协调个人之间、家庭成员间及社区内各类人群间的关系、社区卫生服务机构内各类卫生服务人员间的关系、卫生服务人员与居民或社区管理者间的关系等，营造和谐、有益于健康的环境。

（三）社区护士的任职资格

根据我国《护士条例》和《社区护理管理的指导意见（试行）》，对从事社区护理工作的护士做出了明确要求。

1. 具有国家执业护士资格并经过注册。

2. 通过地（市）级以上卫生行政部门规定的社区护士岗位培训。

3. 独立从事家庭访视或居家护理工作的社区护士，应具有在医疗机构从事临床护理工作 5 年以上的工作经验。

扫码"看一看"

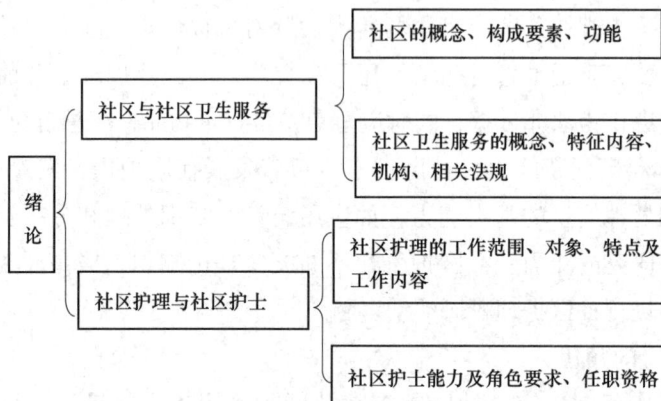

本章小结

绪论
├ 社区与社区卫生服务
│ ├ 社区的概念、构成要素、功能
│ └ 社区卫生服务的概念、特征内容、机构、相关法规
└ 社区护理与社区护士
   ├ 社区护理的工作范围、对象、特点及工作内容
   └ 社区护士能力及角色要求、任职资格

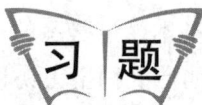

习 题

一、选择题

【A1/A2 型题】

1. 构成社区的首要要素是

    A. 人群要素　　　B. 地域要素　　C. 同质性要素　　D. 互动要素　　E. 管理要素

2. 社区护理的特点是

    A. 强调群体健康　　　　　　B. 服务是短期行为

    C. 需要单一学科的深入服务　　D. 主要以治疗为主

    E. 服务费用昂贵

3. 社区卫生服务的特点不包括

    A. 广泛性　　　B. 综合性　　　C. 区域性　　　D. 协调性　　　E. 可及性

4. 根据 WHO 的标准，一个有代表性的社区应具备的条件为

    A. 人口在 10 万~30 万　　　　B. 人口在 6 万~8 万人

    C. 人口在 3 万~5 万人　　　　D. 面积在 50~5000 平方公里

    E. 面积在 500~50000 平方公里

5. 以下不是社区护士角色的是

    A. 照顾者　　　B. 咨询者　　　C. 领导者　　　C. 管理者　　　E. 教育者

6. 下列不属于社区卫生服务体系的是

    A. 社区卫生服务指导中心　　　B. 社区卫生服务中心

    C. 社区卫生服务站　　　　　　D. 老年康复服务机构

    E. 三级医院

7. 某社区无菜市场，社区居民觉得生活特别不方便，这属于哪一项社区功能不健全

    A. 社会控制   B. 社会参与   C. 社会化

    D. 福利功能   E. 经济生活功能

8. 社区护士对社区产妇和新生儿家庭进行家庭访视，这属于社区卫生服务工作中的

    A. 社区预防   B. 社区医疗   C. 社区保健

    D. 社区健康教育   E. 社区慢病管理

二、思考题

    某社区李护士值班时，接诊一位车祸急诊患者。李护士为患者检查发现体温 37.2℃，脉搏 110 次/分，呼吸 24 次/分，血压 80/50mmHg，腹部有明显压痛。李护士立即为患者建立静脉通道，给予氧气吸入后，通知社区医生为患者检查，并联系救护车转送上级医院。

请回答：

（1）该护士对患者所做处理是否正确？

（2）根据该案例说明社区卫生服务中心的工作任务有哪些？

                             （左凤林）   扫码"练一练"

第二章　社区常用工作方法

社区常用工作方法是指社区工作中与医护管理有关的常用工作方法。社区护理工作方法是社区护士对社区中个人、家庭和社区提供健康护理服务时使用的方法。本章着重介绍护理程序、健康教育与健康促进、社区流行病学与卫生统计方法以及健康档案。

第一节　护理程序在社区护理工作中的应用

故事点睛

旁白：某社区北邻一条河流，2016年暑假期间发生过小学生溺水事件3起，小学生溺亡2人。某社区护士于2017年3月对社区内3所小学进行了调查，结果3所学校均未开展过防溺水安全知识教育，63%的小学生防溺水安全知识测试不合格，58%的家长未曾给孩子讲过防溺水知识。

人物：由3名同学分别扮演社区护士、小学校长和家长。

请问：

1. 请社区护士分别为校长和家长解释该社区存在什么社区护理问题。
2. 请社区护士运用护理程序与校长和家长共同制订社区护理计划。

社区护理基本工作方法之一就是社区护士通过运用护理程序对社区、家庭和个人进行评估，发现主要护理问题并进行护理诊断，制订护理计划，组织实施和不断进行评价的过程，即社区护理程序包括社区护理评估、社区护理诊断/问题、制订社区护理计划、社区护理计划实施和社区护理评价五个步骤。

一、社区护理评估

社区护理评估是社区护理程序的第一步，是系统地收集、整理和分析社区护理对象

（社区、家庭和个人）资料、评估社区健康管理能力、发现主要健康问题及其影响因素的过程，为下一步社区护理诊断打下基础。社区护理评估主要包括社区评估、家庭评估和个人评估三个层面。

（一）社区评估

1. 社区评估内容　主要评估社区环境、人群和资源状况。

（1）社区环境状况　包括自然环境和人文环境。如社区所处位置、类型、大小、住宅和设施分布、气候、地理环境、生态环境、空气、水、环境污染等。

（2）社区人群状况　包括社区人口状况和人群健康水平。

1）社区人口状况　评估社区人口数量、家庭数量、人口密度、人口构成（如性别、年龄、民族、文化程度、婚姻状况、职业等构成）、人口自然增长率、人口流动速度和状态、人口就业与失业、经济收入等。

2）社区人群健康水平　可以配合社区人口状况指标，评估不同特征人群的健康水平。包括：①社区疾病特征，如发病率、患病率等；②社区死亡特征，如平均期望寿命、婴儿死亡率等；③社区潜在健康问题，指社区居民的健康信念、健康行为、求医与遵医行为，以及易感人群、高危人群的数量和分布情况等，如吸烟率、卫生机构利用率等。

（3）社区资源状况　包括社会政治、经济、文化发展水平，社会稳定程度，法律保障体系，医疗保险，医疗机构的数量、分布、服务范围、医疗费用、医疗设备、病床数，医务人员数量、技术水平、服务态度，社会福利机构等。

2. 社区评估方法　可根据评估目的、评估对象、评估内容等选择不同的评估方法。

（1）实地考察　指社区护士深入社区，通过自己的感官和实际体验了解社区的真实情况，如社区人群的生活状况、生活环境、服务机构和设施配备、环境污染、粪便、垃圾、污水处理、健康需求等情况。

（2）关键人物访谈　以访问、座谈、讨论会等形式向社区各层次人员（包括社区居民、工作人员等）了解社区情况，发现社区主要问题和需求等。

（3）调查　针对某个专题内容，通过设计好的调查问卷，以面对面、电话、网络、信件等方式详细了解被调查者的情况，可选择普查或抽样调查方法。

（4）文献研究　查阅图书馆资料、人口普查资料、统计年鉴、统计报表、居民档案、社区医院相关记录、户口资料等，可在短时间内获得大量信息，但文献资料有一定的局限性，如相对陈旧、准确性和完整性差等，需结合其他方式获得的资料共同分析。

（5）参与式观察　社区护士以社区成员的角色直接参与社区活动，边参与边观察社区及居民情况，获得第一手资料。

（二）家庭评估

家庭成员的健康与家庭密切相关，而家庭的健康又直接影响社区的整体健康。家庭评估内容及方法详见第三章社区家庭护理。

（三）个人评估

个人评估内容根据评估对象的年龄、健康状况而有所不同，主要包括生理健康、心理健康和社会适应能力及有关特殊健康问题的评估。可采用询问、量表、观察、查阅资料、体检等方法收集个人资料。

二、社区护理诊断/问题

社区护理诊断是指社区护士通过社区护理评估，在对社区资料进行收集、整理和分析的基础上，对社区健康问题及其影响因素做出的判断，为制订社区护理计划提供依据。

社区护理诊断可采用北美护理诊断协会（NANDA）提出的护理诊断分类方法和专用于社区护理实践的 OMAHA 系统护理诊断分类方法，但后者在我国使用不多。NANDA 护理诊断分类系统将护理诊断名称分为三类：现存的、危险的或潜在的和健康的护理诊断。采用 PES 三要素来表述。但不是所有的社区护理诊断都具备 PES 三要素，P、E、S 三部分陈述方法适用于现存的社区护理诊断，如某社区小学生防溺水安全知识测试成绩不合格（S），与学校未提供防溺水安全知识教育，以及家长不够重视、未告知孩子防溺水知识有关（E），社区护理诊断是某社区小学生防溺水安全知识缺乏（P）；P、E 两部分陈述方法适用于还没有发生的、危险的或潜在的社区护理诊断，如有农药中毒的危险（P），与某农村社区农药使用不规范有关（E）；P 一部分陈述方法适用于健康的社区护理诊断，如社区卫生服务利用率高（P）。

社区、家庭和个人护理诊断只是针对的对象不同，如社区护理诊断，P：社区老年人糖尿病患病率高于全国平均水平；家庭护理诊断，P：家庭就医困难；个人护理诊断，P：活动无耐力。

三、制订社区护理计划

社区护理计划是社区护士在确定社区健康问题及其影响因素并做出正确的社区护理诊断的基础上，制订的具体解决问题的方案，它是社区护理程序的中心环节。包括确定社区护理问题优先顺序、制订社区护理目标、拟定社区护理措施和书写社区护理计划书。

（一）确定社区护理问题优先顺序

社区护士面对的社区护理问题可能有多个，但不可能同时解决所有问题，应该确定社区护理问题的优先顺序。目前社区多采用默克（Muecke）提出的 8 项筛选原则（表 2-1），将 8 项得分依次相加，算出综合得分，得分越高的社区护理问题，越应优先解决，但还要结合社区服务对象的意见，权衡后确定优先解决的社区护理问题。

表 2-1　默克的社区护理问题优选原则赋分表

优选原则	不太重要，不需优先处理 （0分）	有些重要，可以处理 （1分）	非常重要，必须优先处理 （2分）
了解问题的程度			
解决问题的动机			
问题的严重性			
可利用资源			
预防效果			
解决问题的能力			
政策与目标			
解决时间与效果			
综合得分			

（二）制订社区护理目标

社区护理目标是针对已确定的需优先解决的社区护理问题采取各种护理措施后期望达到的结果。分为总体目标和具体目标。总体目标是社区护理计划实施后达到的理想结果，比较宏观和抽象；具体目标是实现总体目标所要达到的具体结果，它更加具体、明确且可测量。书写护理目标时，可以将总体目标和具体目标相结合，将一个大的总体目标拆分成几个小的具体目标，可以阶段性地达到不同具体目标，时间分配更明确，实施起来更有针对性。具体目标一般包括 4 个 W 和 2 个 H。

Who：谁？即参与者或实施者，包括社区护理对象及社区护士。

What：实现什么变化？即护理干预内容。

When：在多长时间内实现这种变化？即期限，或开始时间和结束时间。

Where：在什么范围内实现这种变化？即地点、场所或范围。

How much：变化程度多大？即变化的量，或开始状态和结束状态。

How to measure：如何测量这种变化？即评价方法。

例如：某社区小学生防溺水安全知识教育目标

社区护理诊断：P：某社区小学生防溺水安全知识缺乏。

S：防溺水安全知识测试成绩不合格。

E：与学校未提供防溺水安全知识教育，以及家长不够重视、未告知孩子防溺水知识有关。

总体目标：3 个月内某社区 90% 的小学生熟练掌握防溺水安全知识。

具体目标：①2018 年 4 月 1 日至 5 月 31 日某社区所有小学对小学生进行 3 次防溺水安全教育；②2018 年 6 月 15 日前某社区所有小学召开 1 次小学生防溺水安全教育家长会；③2018 年 6 月 30 日前某社区 90% 的小学生防溺水安全知识测试成绩为优。

（三）拟定社区护理措施

社区护理目标确定后，社区护士应与社区护理对象及相关人员共同制订切实可行的护理措施。社区护理措施要针对社区护理诊断和制订的社区护理目标之间的差距选择可行性强、成本效益高、实施效果好、服务对象易于接受、可持续性的干预措施，如健康教育、预防接种、家庭护理等。

（四）书写社区护理计划书

为了保证社区护理计划的顺利实施，社区护士需要拟定一份社区护理计划书，见表 2-2。

表 2-2　社区护理计划书

计划书项目	计划书内容		
1. 社区护理诊断	P：	E：	S：
2. 总体目标			
3. 具体目标			
4. 参与人员及分工	护理对象：	社区护士：	其他人员：
5. 社区护理内容			
6. 社区护理方法			
7. 进程安排	开始时间：	结束时间：	地点或场所：
	实施人员：	任务安排：	

续表

计划书项目	计划书内容			
8. 预算	经费:	材料和工具:		
9. 社区护理评价计划	时间:	地点:	评价内容:	评价方法:
	评价指标:	评价标准:	评价工具:	评价人员:

四、社区护理计划的实施

社区护理计划的实施是社区护士按照社区护理计划，具体落实护理措施，按预期目标实际解决社区健康问题的过程。

（一）社区护理计划的实施过程

1. 准备 除突发事件外，社区护理计划实施前都要做好充分的准备工作，保证计划的顺利实施。

（1）社区护士准备 社区护士应熟悉社区护理计划的详细内容，明确社区各种可利用的资源，协调好各方面人员，团结协作，做好心理、知识与技能的充分准备。

（2）服务对象准备 社区护士要做好宣传和动员工作，争取各级领导的支持，同时让服务对象提前了解社区护理计划的详细内容和实施计划的意义，做好沟通工作，使服务对象知情同意，积极配合。

（3）仪器设备准备 社区护士要提前准备好计划实施过程中需要的各种仪器设备和易耗品，并提前仔细检查和调试，确保正常使用，尽量使用灵敏度和特异度高的简易便携式仪器设备。

2. 执行 按社区护理计划执行社区护理措施的过程。在计划执行过程中，社区护士应随时监督和评价计划执行情况，并根据实际情况不断调整社区护理计划，使其最终达到社区护理目标。

3. 记录 社区护士应及时、准确、真实地记录社区护理计划执行情况，包括护理服务时间、内容、服务效果和服务对象的反应等。可采用以问题为中心的记录方式，即 PIO 格式——问题（P）+护理措施（I）+结果（O）的书写方式，也可采用以护理对象为中心的记录方式。

（二）社区、家庭和个人社区护理计划的实施特点

1. 社区护理计划的实施特点

（1）实施方式 主要是社区群体健康教育和社区健康管理。

（2）实施者 社区健康管理部门，由社区护士、全科医生牵头。

（3）实施内容 与社区多部门的联络和协调、社区健康的基础资料调研、具有共性健康问题群体的教育及保健指导、社区健康档案的管理、向政府提案和社区整体环境规划等。

2. 家庭护理计划的实施特点

（1）实施方式 主要通过家庭访视。

（2）实施者 主要是患者和其家属，社区护士起到指导、协调和帮助的作用。

（3）实施内容 主要有家庭成员间关系的协调，与其他各部门间的协调，相关的保健指导与护理指导等。

3. 个人护理计划的实施特点

（1）实施方式　主要是居家护理。

（2）实施者　社区护士。

（3）实施内容　主要有遵医嘱进行护理技术操作、日常生活护理、服药指导和保健指导等。

五、社区护理评价

社区护理评价是根据已制订的社区护理目标，对所提供的社区护理服务进行对比、总结和修改的过程，是总结经验、吸取教训、改进工作的系统化措施。社区护理评价是社区护理程序的最后一个步骤，也是下一个社区护理程序的开始，周而复始，不断循环。可采用调查法、观察法、分析法、交谈法、标准检查等方法进行评价。分为过程评价和效果评价。

（一）过程评价

过程评价贯穿于护理程序的整个过程中，自护理活动开始便不断收集反馈信息，评价各步骤的情况，如评价社区护理评估和诊断是否准确，计划是否科学合理，目标是否明确，措施是否得当，是否按计划实施，时间安排是否合理，记录是否及时、准确等，从而对各步骤进行及时修改和完善，以确保护理质量。

（二）效果评价

效果评价是护理计划实施后达到预期目标的程度，与总体目标和具体目标相比较，判断目标是完全达到、部分达到，还是未达到。如果目标完全达到，说明护理措施有效；如果目标部分达到或未达到，需分析原因，调整护理计划，或重新实施新一轮的护理程序。效果评价可分为近期、中期和远期效果评价。评价指标有服务对象健康状况改善情况、成本效益、护理服务对象满意度等。

> **考点提示**
>
> 社区护理程序的步骤。

第二节　社区健康教育与健康促进

故事点睛

旁白： 某社区全科医师团队在讨论下一年度健康教育工作计划，作为健康教育活动主要实施者的护理小刘向团队汇报自己承担的分工完成情况，小刘负责的是计划中健康教育内容的部分。

人物： 由 1 名任课老师扮演全科医师，3~5 名学生分别担任故事人物，进行即兴表演，一名学生汇报，其他同学可以进行补充。

请问：

1. 一个完整的健康教育计划应包括哪些部分？

2. 社区健康教育的流程是什么？

3. 社区健康教育的主要内容包括哪些？

2015 年十八届五中全会将建设"健康中国"上升为国家战略，2016 年第九届全球健康促进大会发布的《上海宣言》提出在未来一段时间内，健康教育将作为护理事业发展的一项主要工作任务，社区健康教育和健康促进已经成为促进居民健康、落实基层卫生服务、实现社区资源有效利用、提高社区人群健康素养的重要内容。

一、社区健康教育

（一）基本概念

1. 健康教育 健康教育是通过健康信息传播和行为干预，帮助个体或群体掌握卫生保健知识，使人们自觉地采纳有益于健康的行为和生活方式的教育活动与过程。其实质是一种有计划、有组织、有系统的社会教育活动；核心是教育人们树立健康意识、促使人们改变不健康的行为生活方式，养成良好的行为生活方式；最终目的是消除或减轻影响健康的危险因素，预防疾病，促进健康，提高生活质量以及对教育效果做出预评价。通过健康教育，能帮助人们了解哪些是影响健康的行为，并能自觉地选择有益于健康的行为生活方式。

2. 社区健康教育 社区健康教育是以社区为单位，以社区人群为教育对象，以促进社区居民健康为目标，有目的、有组织、有计划及有评价的健康教育活动过程。社区健康教育的目的是：①促进社区居民提高健康意识；②培养健康责任感，并关心自身、家庭和社区的健康问题；③促使居民养成良好的卫生行为和生活方式，提高自我保健能力和群体健康水平；④学会并合理利用社区的卫生服务资源；⑤降低和消除健康危险因素。

（二）健康教育的相关理论

目前在国外健康教育与健康相关行为研究中运用较多也比较成熟的行为理论包括认知理论、健康信念模式、行为改变阶段理论与自我效能理论等。

1. 认知理论 认知是指人们获得和利用信息的全部活动及过程，包括接收到外部信息并做出解释，对信息做出反应并采取适当行动。认识理论应用于健康教育，即为"知-信-行"模式，也称为 KAP 或 KABP 模式。

该模式认为：知识和信息是建立积极、正确的信念与态度，进而改变相关行为的基础，而信念和态度则是行为改变的动力。只有当人们了解了有关的健康知识，建立起积极、正确的信念与态度，才有可能主动地形成有益于健康的行为，改变危害健康的行为。

"知-信-行"理论将人们行为的改变分为获取知识、产生信念及形成行为三个连续过程（图 2-1）。

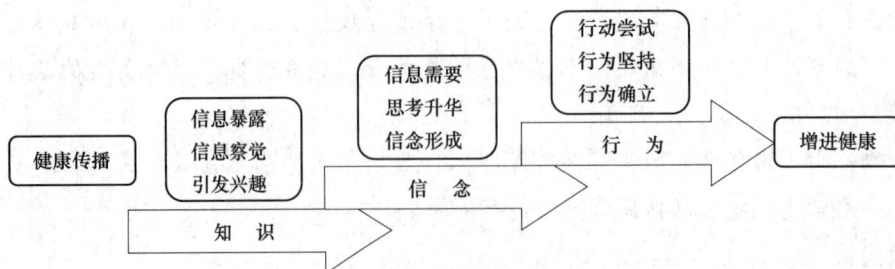

图 2-1 知-信-行模式

"知"是知识和学习，"信"是正确的信念和积极的态度，"行"指行动。该模式认为：知识是基础；信念是动力；行为改变是目标。知识是行为改变的必要条件，只有对知识进行积极的思考，才有可能逐步上升为信念，进而产生行为动机。在健康教育实践中，常遇到"知而不信、信而不行"的情况。知而不信的原因可能是：所传播的可信性和权威性受到质疑，或感染力不强，不足以激发信念；信而不行的原因可能是：人们在形成行为或改变行为中存在一些不易克服的障碍，或者需要付出较大的代价，这些情况抵消了行为益处，因此不能产生行动。只有全面掌握"知-信-行"转变的复杂过程，才能及时有效地消除或削弱不利因素的影响，促进形成有利环境，以达到改变行为的目的。

2. 健康信念模式 健康信念模式（HBM）是目前用于解释和指导干预健康相关行为的重要理论模式，至今为止，该模式被成功地应用于遵医行为和健康筛查等方面的健康教育工作。

健康信念模式是运用社会心理学方法解释健康相关行为的理论模式，强调感知在行为决策中的重要性。该模式在运用和发展过程中加入了自我效能因素。该理论认为信念是人们采纳有利于健康的行为的动因，强调个体的主观心理过程对行为的主导作用，即通过期望、思维、推理、信念等思维过程，来决定是否采纳某健康行为（图2-2）。

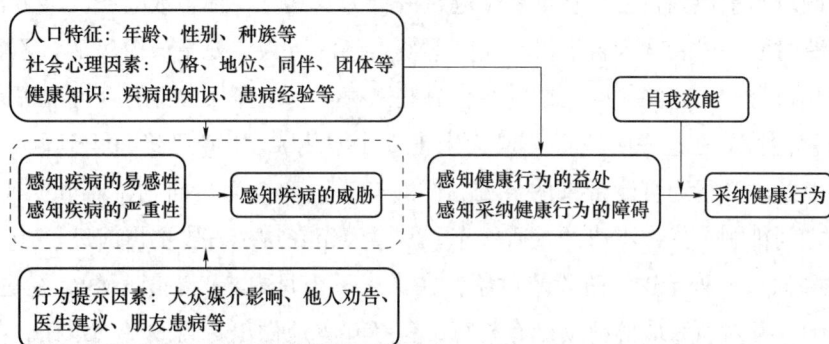

图 2-2　健康信念模式示意图

在健康信念模式中，健康的行为形成与下列因素有关。

（1）感知疾病的威胁　对疾病威胁的感知包括对疾病易感性的感知和对疾病严重性的感知两方面。促使人们产生行为动机的直接原因是对疾病易感性和严重性的高感知度；感知疾病的易感性指个体对自身出现某种健康问题或患某种疾病可能性的判断。个体对自己患某疾病的可能性的感知越大，越有可能采取行动避免疾病的发生；感知疾病的严重性：疾病的严重性包括疾病对躯体健康的不良影响及疾病引起的心理、社会后果。如感知到疾病会导致疼痛、伤残和死亡，以及疾病会影响到家庭生活、工作、人际关系等，人们就更有可能采纳健康行为，防止严重健康问题的发生。

（2）感知健康行为的益处和采纳健康行为的障碍　感知健康行为的益处指个体对采纳健康行为后可能带来的益处的主观判断，包括对保护和改善健康状况的益处和其他益处。当人们认识到采纳健康行为的益处越多，则越有可能采纳该行为；感知健康行为的障碍指个体对采纳健康行为面临的障碍的主观判断。主要障碍有：健康行为复杂、花费时间、经济负担等，即感觉到障碍越多，越会阻碍个体采纳健康的行为。

（3）自我效能　自我效能是个体对是否相信自己有能力控制自身与外在因素而成功采纳健康行为并取得期望结果的评价和判断。自我效能越高，越有可能采纳所建议的有益于健康的行为。

（4）社会人口学因素　包括如年龄、性别、民族、人格特点、社会阶层、同伴影响等个体特征，以及个体所具有的疾病与健康知识等。具有卫生保健知识的人更容易采纳健康行为。性别、年龄、个性特征不同的个体对不同类型的健康行为采纳的可能性不同。

（5）提示因素　指诱发健康行为发生的因素，如大众媒介疾病预防与控制、采纳健康行为的医生建议、家人或朋友患有此种疾病等都有可能作为提示因素诱发个体采纳健康行为，提示因素越多，个体采纳健康行为的可能性越大。

3. 行为改变阶段理论　行为改变阶段理论由美国两位心理学家于1982年提出，旨在描述和解释吸烟者在戒烟过程中行为变化的不同阶段以及在每个阶段主要的变化过程。其理论依据是人的行为变化是一个过程，而不是一个事件，而每个改变行为的人都有不同的动机和需要，只有针对不同阶段的需要和动机提供不同的干预和帮助，才能促使教育对象下一阶段的行为转变并最终采纳有益于健康的行为。行为改变阶段理论将行为的转变划分为5个阶段，对于成瘾的行为还有第6个阶段，即终止阶段。

（1）无打算阶段　在未来一定时期（一般为6个月内），没有自己行为改变的考虑。对象不知道或没有意识到自己存在不利于健康的行为及其危害性，或对行为转变没有兴趣，或者感觉浪费时间，或者认为自己没有能力改变自己的行为。处于该阶段的人不喜欢阅读、谈论或考虑与自身行为相关的问题或内容，有些人甚至有诸多为自身的行为辩解的理由。

（2）打算阶段　在这一阶段（一般为未来6个月内），对象已经意识到问题的存在及其严重性，以及改变行为可能带来的益处，同时知道改变行为会面临困难和阻碍，处于在益处和困难之间徘徊、犹豫不决的矛盾状态，常常停留在这个阶段不再前进。

（3）准备阶段　处于这一阶段的对象，在未来一个月内将改变其行为，在过去一年中已经有所行动，并对所采取的行动已有打算，包括郑重地做出行为改变的承诺，如向亲属、朋友等宣布自己要改变某种行为，并向他人咨询有关行为改变的事宜，购买所需要资料，制定行为改变计划等。

（4）行动阶段　进行到这一阶段（一般在过去6个月内），人们已经开始采取行动并有所改变，但行动并不等于行为改变，该行动应该是以前不良行为的终止。以吸烟为例，减少吸烟量并非处于此阶段，完全不吸烟才是处于此阶段。

（5）维持阶段　行为改变已经维持6个月以上，已经取得行为转变的成果并加以巩固。许多人在取得了行为改变的初步成果后，由于经不起外界的诱惑、自身的松懈等原因造成复发。

（6）终止阶段　对于成瘾的行为，可能有这个阶段。在此阶段中，人们不再受到诱惑，对行为改变的维持有高度的自信。可能有过如沮丧、无聊、孤独、愤怒等情绪的出现，但能坚持、确保不再回到过去的行为习惯上去。研究表明，一般20%的人达到这个阶段。经过这个阶段便不会再复发。

4. 自我效能理论　自我效能理论于1977年由美国心理学家班杜拉提出。指个体对自己组织、执行某特定行为并达到预期结果的能力的主观判断，即个体对自己控制内、外因素而成功采纳健康行为并取得期望结果的自信心、自我控制能力。自我效能是决定人们能否产生行为动机，进而产生行为的一个重要因素，只有人们相信他们的行动能够导致预期结果，才愿意付出行动，否则人们在面对困难时就不会有太强的动机，也不愿长期坚持。自我效能高的人，更有可能采纳所建议的有益于健康的行为。自我效能通过4种途径产生和提高。

（1）亲身成功完成过某行为　一次成功能帮助个体增加其熟练掌握某一行为的期望值，是表明自己有能力执行某行为的最有力的证据。

（2）间接经验　看到他人成功完成了某行为并收到良好效果，而增强了个体通过努力和坚持也能完成该行为的自信心。

（3）口头劝说　通过他人的劝说和成功经历的介绍，增加了对自己执行某行为的自信心。

（4）情感激发　不良情绪如紧张、焦虑、情绪低落等会影响人们对自己能力的判断。通过一些方法消除不良情绪，激发积极的情感，可提高人们对自己能力的自信心。

> **考点提示**
> 社区健康教育的基本理论和具体内容。

（三）社区健康教育服务对象和服务内容

根据《国家基本公共卫生服务规范（第三版）》的要求，社区健康教育的服务对象和服务内容如下。

1. 健康教育服务对象　辖区内常住居民，可将社区居民分为四类。

（1）健康人群　健康人群在社区占的比例最大，由各个年龄段的人群组成。这类人群往往缺乏自我保健意识，不重视健康教育，甚至认为健康教育是多余的。针对这类人群，健康教育主要侧重于卫生保健知识，提高对常见疾病的警惕，定期体检，目的是帮助他们保持健康，远离疾病。

（2）高危人群　高危人群主要是指那些目前尚健康，但本身存在某些致病的生物因素或不良行为及生活习惯的人群。如高血压、糖尿病、乳腺癌家族史的人群和有吸烟、酗酒、高脂饮食、长期不锻炼及其他药物依赖的人群。针对这类人群，健康教育应侧重于预防性健康教育，帮助他们掌握一些疾病的自我检查与监测方法以及自我保健的技能，或帮助他们自觉地纠正不良的行为及生活习惯，消除致病隐患。

（3）患病人群　患病人群包括各种急、慢性疾病的患者，根据其疾病的分期分为四种患者，即临床期患者、恢复期患者、残障期患者及临终患者。临床期患者、恢复期患者及残障期患者，一般都不同程度地渴望早日摆脱疾病、恢复健康。针对这三种患者，健康教育应侧重于疾病康复知识的教育，帮助提高他们的遵医行为，自觉地进行康复锻炼，从而减少残障，促进康复。对于临终患者的健康教育实质是死亡教育，其目的是帮助他们正确面对死亡，尽可能安详地、有尊严地度过人生的最后阶段。

（4）患者家属及照顾者　患者家属及照顾者与患者接触时间最长，他们中部分人往往因长期护理而产生心理和躯体上的疲惫，甚至厌倦。因此，健康教育应侧重于疾病知识、自我监测技能及家庭护理技能的教育。其目的是提高他们对家庭护理重要性的认识，指导他们掌握家庭护理的基本技能，从而科学地护理、照顾患者；指导他们掌握自我保健的知识和技能，以在照顾患者的同时维持和促进自身的身心健康。

2. 健康教育内容

（1）宣传普及《中国公民健康素养——基本知识与技能（2015 年版）》。配合有关部门开展公民健康素养促进行动。

（2）对青少年、妇女、老年人、残疾人、0~6 岁儿童家长等人群进行健康教育。

（3）开展合理膳食、控制体重、适当运动、心理平衡、改善睡眠、限盐、控烟、限酒、科学就医、合理用药、戒毒等健康生活方式和可干预危险因素的健康教育。

（4）开展心脑血管、呼吸系统、内分泌系统、肿瘤、精神疾病等重点慢性非传染性疾病和结核病、肝炎、艾滋病等重点传染性疾病的健康教育。

（5）开展食品卫生、职业卫生、放射卫生、环境卫生、饮水卫生、学校卫生和计划生育等公共卫生问题的健康教育。

（6）开展突发公共卫生事件应急处置、防灾减灾、家庭急救等健康教育。

（7）宣传普及医疗卫生法律法规及相关政策。

3. 服务形式及要求

（1）提供健康教育资料　发放印刷资料：印刷资料包括健康教育折页、健康教育处方和健康手册等。放置在乡镇卫生院、村卫生室、社区卫生服务中心（站）的候诊区、诊室、咨询台等处。每个机构每年提供不少于12种内容的印刷资料，并及时更新补充，保障使用。播放音像资料：音像资料为视听传播资料，如VCD、DVD等各种影音视频资料。机构正常应诊的时间内，在乡镇卫生院、社区卫生服务中心门诊候诊区、观察室、健教室等场所或宣传活动现场播放。每个机构每年播放音像资料不少于6种。

（2）设置健康教育宣传栏　乡镇卫生院和社区卫生服务中心宣传栏不少于2个，村卫生室和社区卫生服务站宣传栏不少于1个，每个宣传栏的面积不少于 $2m^2$。宣传栏一般设置在机构的户外、健康教育室、候诊室、输液室或收费大厅的明显位置，宣传栏中心位置距地面 1.5~1.6m 高。每个机构每2个月最少更换1次健康教育宣传栏内容。

（3）开展公众健康咨询活动　利用各种健康主题日或针对辖区重点健康问题，开展健康咨询活动并发放宣传资料。每个乡镇卫生院、社区卫生服务中心每年至少开展9次公众健康咨询活动。

（4）举办健康知识讲座　定期举办健康知识讲座，引导居民学习、掌握健康知识及必要的健康技能，促进辖区内居民的身心健康。每个乡镇卫生院和社区卫生服务中心每月至少举办1次健康知识讲座，村卫生室和社区卫生服务站每两个月至少举办1次健康知识讲座。

（5）开展个体化健康教育　乡镇卫生院、村卫生室和社区卫生服务中心（站）的医务人员在提供门诊医疗、上门访视等医疗卫生服务时，要开展有针对性的个体化健康知识和健康技能的教育。

> **考点提示**
> 社区健康教育的基本内容和服务对象。

4. 服务流程　详见图2-3。

（四）社区健康教育策略与方法

1. 健康教育的策略　社区健康教育是社区护理的重要工作方法之一，核心是促使个体和群体树立健康意识、改变对健康不利的行为和生活方式，要实现这一目标，首先要使健康教育对象掌握健康相关知识，以提高健康认知水平，建立追求健康的理念和以健康为中的价值观。健康知识的普及与健康信息的传播可采取以下策略。

（1）健康传播策略　健康传播是指以"人人健康"为出发点，运用多种传播媒介、渠道和方法，以维护和促进人类健康为目的的获取、制作、传递、交流和分享健康信息的过程。健康传播是传播学的一个分支，是传播学在医学领域的具体体现和深化，是健康教育的重

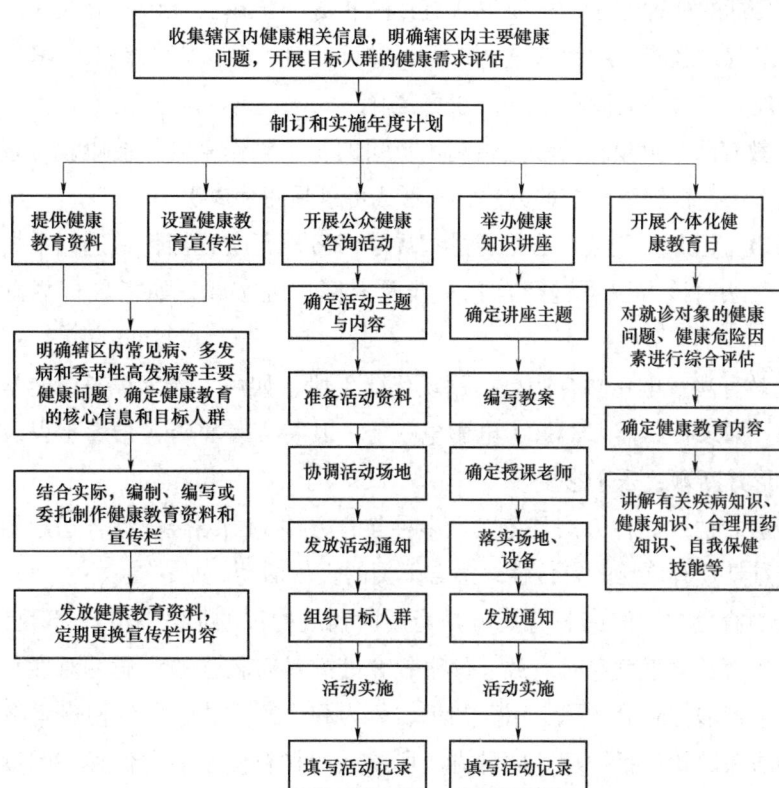

图 2-3　健康教育服务流程图

要策略，有其独特的特点和规律。

（2）环境策略　环境策略指向的对象是影响行为形成的重要因素，即创造必要的物质环境、条件，促使人们改变行为的意愿得以实现。例如，在青少年控烟的健康教育项目活动中，不但要对青少年传播烟草对青少年群体的健康危害，还应保证校园范围全区禁烟，学校周边不设立烟草出售商铺，学校办公环境中无烟灰缸。同时，青少年家庭无吸烟成员或吸烟者已戒烟等。

（3）政策策略　在健康教育工作中，政策策略一般有两个主要方面。一是政策能够促使健康行为的实现，如禁止向未成年人出售烟酒政策。二是利用政策策略影响资源配置和改善环境，以促进健康行为的维持。

（4）社区动员　社区健康教育是以社区参与为原则，以社区居民的健康需求为基础，以自我完善为手段，使个体、家庭、社区广泛参与、依靠自身的力量，实现特定社会发展目标的群众性运动。

（5）团队协作　社区的健康教育工作需要各类专业人员发挥特长，各尽所能，共同参与，因此，协调各方面的力量，使其充分发挥健康教育专长，共同努力，促进社区健康教育效果的实现。

2. 健康教育方法

（1）语言教育法　语言教育法是通过口头的沟通与交流，讲解和宣传健康和护理知识的方法。具体形式包括讲授、座谈、咨询、谈话等。特点是简便易行，不受一般客观条件的限制，更不需要特殊的设备，可随时随地开展，具有较强的灵活性。

（2）文字教育法　文字教育法是指通过一定的文字传播媒介，利用学习者的阅读能力达到健康教育目标的一种方法。主要形式有读书指导、传单、标语、墙报等。特点是不受时间空间条件限制，既能针对大众进行传播，又可针对个体进行教育，学习者可以对宣传教育内容进行反复多次的阅读和学习，方便实用。

（3）形象教育法　形象教育法是指利用形象的艺术创作来制作健康教育宣传材料，通过视觉等直观作用进行健康教育的方法，其形式可以是图片或摄影、模型、卡通等。

（4）实践教育法　实践教育法是通过指导学习者进行实践操作，达到掌握相关健康护理技能的一种方法，该方法可进行自我实践及家庭护理实践，如指导自测血糖、自测血压等。

（5）电化教育法　电化教育法是指用现代化手段，如声、光等设备，向学习者传播信息的教育方法。如录音广播、幻灯、电影电视等。其特点是将音、形、字以及语言、艺术等有机结合，形式新颖，乐于接受。

（6）综合教育法　此种方法是将以上多种教育方法适当结合、综合运用的一种健康教育方法，其特点是具有广泛的宣传性，适合大型的宣传活动。

（7）健康教育处方　健康教育处方是指用医嘱或护嘱的形式提供健康教育文字材料，供医护人员在随诊及健康教育时发放。健康教育处方具有较强的疾病针对性，可针对某疾病的特点，对患者进行防治知识、用药知识、行为和生活方式指导，使患者在药物治疗的同时多注重预防保健和自我护理。此种方法所提供的材料便于患者保存和阅读，是指导患者进行自我保健和家庭护理的有效手段之一。

3. 社区健康教育的程序　一个完整的健康教育过程包括计划设计、实施和评价三个阶段。三者之间是相互联系、相互制约的有机整体。一个健康教育项目，首先通过健康教育诊断明确影响社区或人群生活质量的疾病或健康问题，以及影响这些疾病或健康问题的行为因素、导致这些行为因素发生发展的倾向因素，以及目标社区或目标人群的基本状况与社区可利用资源状况等，紧接着进行计划的制订、实施和评价。

（1）计划的设计　健康教育具体内容虽然各不相同，但制定计划的步骤基本一样，可遵循以下流程：确定优先项目和优先干预的行为因素→计划实施机构及组织能力评估→确定计划目标→确定健康教育干预框架→确定项目活动内容、方法、日程→制定设计监测与评价方案→项目预算。

1）确定优先项目和优先干预的行为因素：在众多的健康教育需求中，必须选择优先项目以做到用最少的投入获取最大的效益。一般选择对目标人群生活质量影响最大，最迫切需要解决而又有较大的解决可能性的健康问题。

2）计划实施机构及组织能力评估：此项问题是项目实施成功与否的关键之一，对项目实施机构和组织能力评估，找出计划实施的有利条件和不利因素，这是健康教育计划的第二个环节，主要内容包括计划执行的可行性、资源是否充足、群众参与度及干扰因素分析。

3）确定计划目标：计划目标是计划存在和效果评价的依据，计划目标分为总体目标和具体目标。

4）确定健康教育干预框架：即确定健康教育的大体方案。在目标确定之后，就要确定达到目标的方法和途径。根据健康教育项目的目标、人群特征、环境条件和可利用资源等情况选择最佳的干预途径、干预方法及其时间、空间和人群组合，即各个要素具体化，综合归纳成一个可操作的活动方案。

5）确定项目活动内容、方法、日程：包括材料制作和预实验、人员培训、资源筹集分配、物质材料准备等，科学合理地安排项目的活动日程，是保证健康教育计划顺利实施的重要条件。

6）制度设计监测与评价方案：监测与评价贯穿于健康教育项目的全过程，是控制项目进展，保证实现项目目标的基本措施。在计划的设计阶段，就必须考虑监测与评价问题，对设计、内容、方法、工具、时间、执行人员等确定严密的监测与评价方案。

7）项目预算：项目预算是项目经费资源的分配方案。根据项目的活动，分别测算出每项活动的开支类别及所需费用，然后汇总，得出总的项目预算。项目预算应细致认真、科学合理，并遵循低成本、高效益的原则，结合当地实际尽可能节省开支。

（2）计划的实施　计划的实施是在健康教育活动的设计完成之后，通过一系列步骤和方法使计划中的预期目标得以实现。SCOPE 模式将实施工作归纳为五大环节：制定实施工作时间表，控制实施质量，建立实施的组织机构，组织和培训实施工作人员，配备所需的材料与物品。这五个环节与实施过程紧密相连，同时五个环节之间又互相密切关联。

1）制定实施工作时间表　为了使健康教育工作有较强的计划性，先要制定一个科学的时间进度表，各项工作时间表可制成"甘特图"式（表2-3）。在项目工作启动以后，各项措施和任务都应以时间表为指导有条不紊地进行，逐渐实现项目目标。在过程评价时，时间表是一个重要的依据，评估人员首先要依据时间表检查每项工作是否按计划执行，有多少项工作滞后于时间表所计划的时间。

表2-3　"甘特图"式工作时间表（示例）

编号	任务	2017 年 3 月 1 日						2017 年 3 月 10 日							2017 年 3 月 20 日							2017 年 4 月 1 日						2017 年 4 月 9 日					
		S	M	T	W	T	F	S	S	M	T	W	T	F	S	S	M	T	W	T	F	S	S	M	T	W	T	F	S	S	M	T	W	T	F	S
1	任务 1																																			
2	任务 2																																			
……	……																																			

实施计划的时间表是以时间为主线而排列出各项实施工作的内容、具体负责人、检测指标、经费预算、特殊需求等内容的一个综合执行计划表（表2-4）。

表2-4　项目实施进度表（示例）

实施时间（2017 年 3-12 月）										工作内容	负责人	地点	预算	设备物品	……
3	4	5	6	7	8	9	10	11	12						
										成立领导小组	＊＊	＊＊社区	500	相机	……
										＊＊	＊＊	＊＊	＊＊	＊＊	……
										＊＊	＊＊	＊＊	＊＊	＊＊	……

2）实施的组织机构　计划实施的组织机构常与健康教育机构不同，它通常包括社区内多种组织部门。在健康教育计划实施前，首要的任务是建立实施工作的领导机构和具体承担实施任务的执行机构，并确定协作单位。其组织机构内容一般包括：领导机构、执行机构、组织协调与合作、政策支持等。

3）实施工作人员培训　健康教育计划能否顺利实施，与项目组成员的专业、能力、素质等有密切关系。在人员选定上要把握至少三个方面：管理知识、专业知识、专业技能。健康教育项目培训除了对健康教育专业及相关人员进行系统的培训和训练外，还包括选用工作人员、组织工作队伍以及协调组织监督机制等，以促使他们能够具有胜任健康教育任务所需的知识和技能。

4）培训方法　健康教育项目的目的非常明确，为完成特定任务、开展某项工作、解决某个现实问题而开展的。这种培训活动多采用参与式教学方法，主要有：①"头脑风暴"法；②小组讨论法；③角色扮演法；④案例分析法等。

（3）效果评价　健康教育评价是采用科学可行的方法，系统地收集、分析信息，对健康教育活动的计划、措施、方法、活动效果进行评估，并与某种标准进行比较，描述和解释活动的规划、执行过程和成效，为改善活动的决策提供依据。

根据评价时间点、内容、指标和研究方法的不同，可分为形成性评价和过程评价。形成性评价，又称为诊断评价或需求评估，是在规划执行前或执行早期对规划内容所做的评价。评估现行规划目标是否明确合理，指标是否恰当；执行人员是否具备完成该项目的能力；资料收集的可行性等。过程评价是根据项目目标和计划设计，系统地考察项目的执行过程，并与项目计划进行比较，对项目的执行情况做出结论，过程评价贯穿计划执行的全过程。过程评价侧重评价项目活动的质量与效率，而非评估项目的结果和行为效应，其目的主要在于控制计划的质量，因此又称为质量控制或计划质量保证审查。

（4）效应评价　效应评价是要评估健康教育活动导致的目标人群健康相关行为及其影响因素的变化，焦点在于活动对目标人群知识、态度、行为的直接影响。

（5）结局评价　着眼于评价健康教育项目实施后导致的目标人群健康状况乃至生活质量的变化。对于不同的健康问题，从行为改变到出现健康状况改善所需的时间各异，但均在行为改变之后才可观察到，故结局评价也常被称为远期效果评价。

（6）总结评价　将形成评价、过程评价、效应评价和结局评价进行综合以及对各方面资料做出总结性的概括。它能全面反映健康教育项目的结果，为今后的健康教育计划制订和项目决策提供依据。

二、社区健康促进

（一）健康促进

2000 年，世界卫生组织前总干事布伦特兰在第五届全球健康促进大会上对健康促进做了十分清晰的诠释："健康促进就是要使人们尽一切可能让他们的精神和身体保持在最优状态，宗旨是使人们知道如何保持健康，在健康的生活方式下生活，并有能力做出健康的选择。"健康促进包含三个方面的内容：①预防性健康保护：以政策、立法等社会措施保护个体免受环境因素伤害的措施；②预防性卫生服务：提供预防疾病、保护健康的各种支持和服务；③健康教育。

（二）社区健康促进

社区健康促进是指通过健康教育和环境支持，改变行为和生活方式对个体和群体的影响，降低当地发病率和死亡率，以提高社区居民生活质量和健康素养。社区健康促进包含范围广泛，包括健康教育以及一切能促进行为、环境等有益于健康改变的政策、组织、经济等支持系统。

（三）健康促进的理论

格林模式（Green Model）即社区诊断，由美国人 Green 于 19 世纪 70 年代提出，该模式认为科学地制订健康促进计划，是保证健康促进活动系统地、目标明确地进行的基础，是当前最广泛的健康促进诊断与评价模式，对健康教育与健康促进全程都具有重要的指导意义。实际工作中格林模式将健康促进分为两个阶段，共 9 个步骤（图 2-4）。

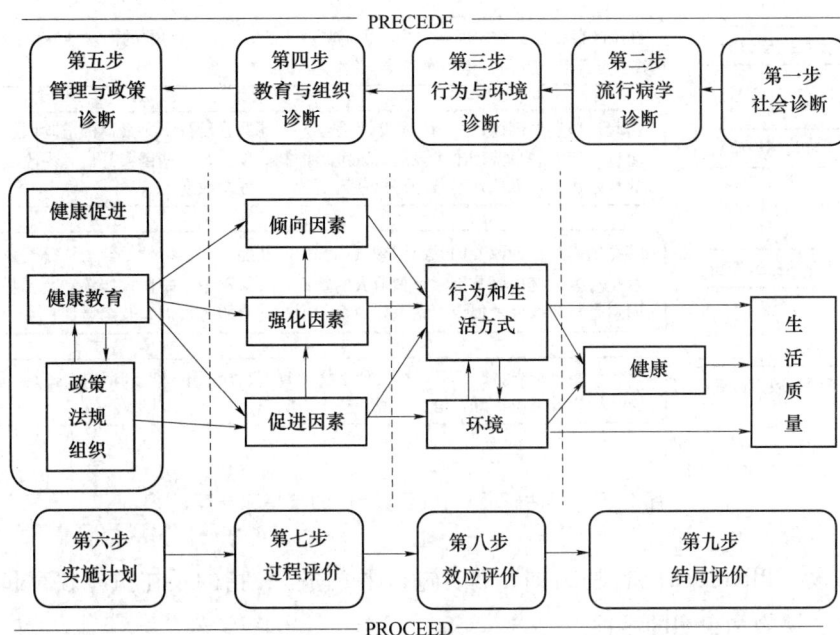

图 2-4　格林模式（PRECEDE-PROCEED 模式）

第一阶段（PRECEDE 阶段）即评估阶段，指的是在教育/环境诊断和评价中的倾向因素、促成因素及强化因素。健康教育与健康促进工作要解决一个人群、一个地区和一个行业的健康问题，首先要对其进行诊断评估，找出引起这些健康问题的主要因素，然后制定有效的干预策略、方案和措施。其诊断方法要用社会学、流行病学、卫生统计学的基本技术和方法，如专题小组讨论、深度访谈等定性调查方法，文献调查法、问卷调查法、抽样调查法等。一个完整的社区诊断过程包括社会学诊断、流行病学诊断、行为与环境诊断、教育与组织诊断、管理与政策诊断五个步骤（图 2-5）。

（1）社会学诊断　主要是要对社区人群的特点，如社会人口学特征、经济、文化、健康需求、人们的主观感受等进行综合的分析，从而找出开展健康教育与健康促进活动或项目的必要性。

（2）流行病学诊断　主要是要找出影响社区成员的主要健康问题。

（3）行为与环境诊断　主要是要找出引起这些健康问题的行为危险因素和影响人们行为改变的环境因素。

（4）教育与组织诊断　主要是要找出促使人们的行为发生改变的前置因素（如人们的知识、态度、观念、偏好、信念、技能、改变行为自信心等）、强化因素（如同事或同伴的鼓励、媒体的宣传、公众舆论）和促成因素（如为了提高促使行为改变的便利性而提供的服务、政策的出台、社区提供的资源等）。因为健康教育与健康促进项目或活动的主要目标是要促使人们的行为和生活方式发生改变，所以教育和组织诊断也是格式模式的核心。

（5）管理与政策诊断　是要找出社区中有哪些政策是支持该项活动的、还可以进一步开发哪些支持性政策、社区中存在哪些可以利用的人财物和组织机构资源等。

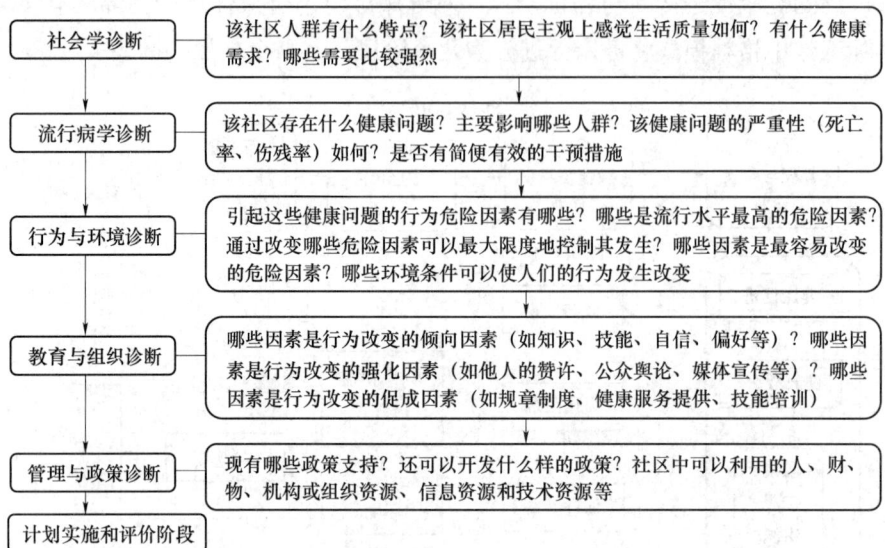

图 2-5　评估阶段（社区诊断）的步骤和内容

第二阶段（PROCEED 阶段），即计划实施和评价阶段，指的是在执行教育和环境干预中运用政策、法规和组织的手段。

（6）实施健康促进计划　按照已制订的计划实施健康促进各项活动，包括制订工作时间表、成立项目实施组织机构、组织和培训工作人员、全程质量控制、健康教育设备和材料的配置等。

（7）过程评价　在健康促进实施过程中，全程进行评价，评价内容包括各项活动执行的情况，教育对象的参与情况，资源消耗情况，组织沟通情况，项目工作记录情况等，及时发现问题并对计划进行调整，使健康促进项目顺利完成。

（8）效应评价　主要对健康促进所产生的短期影响进行及时评价，评价内容主要为干预对象的"知、信、行"等转变情况。

（9）结局评价　当健康促进活动结束时，按照计划检查是否达到长、短期目标，重点是长期目标。评价健康促进是否促进了身心健康，生活质量是否得到改善，评价指标有发病率、伤残率和死亡率等。

（四）社区健康促进常用的工作方法

流行病学、医学统计学等方法学在社区健康促进工作中具有重要的意义，社区健康促进工作常用的方法贯穿在整个健康促进的各个环节中，包括健康状况、健康需求和健康教育干预。

1. 健康状况与健康需求评估

（1）社区基本卫生服务状况　了解社区卫生服务中心开展门诊、社区义诊等医疗服务活动情况，包括社区人群定期体格检查，社区人群健康信息收集，社区人口健康现况及健康需求。通过建立社区居民健康档案，进行重点人群的健康管理，以电话随访及家庭访视等工作形式，动态评估和记录社区人群健康状况的发展变化。

（2）调查研究方法 常用的社区健康调查方法包括定性调查和定量调查，定量调查是开展健康相关研究最为常用的研究方法。

2. 健康教育干预 常用的健康教育干预方法有自我学习导向法、同伴教育法、演讲法、综合健康管理等方法。

（1）自我学习导向法 该法是以个人对健康的责任为出发点，主动寻找自己的健康需求，形成学习目标，利用社区资源来选择、安排和执行适合自身的学习计划，并评估自己的学习成果，以实现自我健康管理的学习方法。自我导向学习法强调学习者自发性，本着对自己健康负责的态度进行主动学习，社区卫生服务人员可以在必要时进行协助。此法适用于社区开展常见病、多发病、慢性病、职业病等的健康促进教育活动。

（2）同伴教育法 这里指的同伴是由于疾病或健康等原因有共同语言的人，在年龄、性别、背景、生活状况、经历经验等方面可能有共同之处，也可以是具有相同生理特点或行为的人。同伴教育是以同伴关系为基础开展的健康信息交流与分享活动。通过同伴间自身经历、健康体会等分享，唤起共鸣，从而互相影响健康态度、观念，乃至行为。同伴在做社区健康促进工作时可以弥补卫生专业技术人员的不足，利用同伴教育可大大减少人际沟通的障碍，创造平等交流与信息传递的机会。同伴教育被广泛应用于学校、社区、工作场所的健康促进及社会教育领域。

（3）演讲法 演讲是信息传播的常用方法，方法简便易行，对场地、设备要求不高，可面对个体或群体听众进行，通过准确传递信息、传播健康知识，引起听众共鸣，从而激发听众的行动。演讲者通常为健康领域的专家，公信力高，通过对社区人群普及健康知识、健康行为、倡导健康生活方式、进行慢性病与传染病的健康教育，提高全民健康水平，达到健康促进的目的。

（4）综合健康管理 综合健康管理是对个体或群体进行全面信息收集、监测、分析、评估，提供健康咨询和指导，并对健康危险因素进行干预的全过程。其宗旨是调动个体或群体的积极性，有效利用资源达到最大的健康效果。具体做法是健康管理人员（包括全科医师、护士、健康管理师、社会工作者等）面向全社会各个行业内的个体和群体提供有针对性的科学健康信息并创造条件采取行动来改善健康。

> **考点提示**
> 健康教育与健康促进的内容和方法。

第三节 社区健康档案

我国居民健康档案管理服务已经纳入《国家基本公共卫生服务规范》，是居民享受均等化公共卫生服务的记录。健康档案是对社区居民身心健康有信息的规范、科学记录，记录内容包括正常的健康状况、亚健康状态的疾病预防与健康保护促进、疾病治疗等。健康档案的建立过程是以居民个人健康为中心，进行信息多渠道动态收集，涵盖各种健康相关因素、贯穿整个生命过程。科学规范、系统完整的健康档案是社区卫生服务机构为居民提供高质量医疗卫生服务的保证，是卫生行政部门制定卫生政策的重要参考依据。

知识拓展

我国健康档案制度发展时间表

2009年卫生部印发了《关于规范城乡居民健康档案管理的指导意见》，开始积极推进建立城乡居民健康档案工作，在随后颁布的《国家基本公共卫生服务规范（2011年版）》中，对城乡居民健康档案管理服务规范和健康档案管理流程做出了明确规定，对健康档案的建立、管理和使用各个环节做出了具体要求。

2013年国家卫生计生委提出将扩大建立居民电子健康档案作为当年新增基本公共卫生服务经费重点强化的项目之一。

2015年国家卫生计生委和国家中医药管理局联合发布《关于进一步规范社区卫生服务管理和提升服务质量的指导意见》中提出：到2020年力争实现让每个居民有一份电子化健康档案的目标。

2017年，国家卫生计生委颁布的《国家基本公共卫生服务规范（第三版）》中进一步修改和完善了健康档案的内容。

一、建立社区居民健康档案的目的与作用

（一）目的

建立完善的社区健康档案可以使社区全科医师团队全面认识社区居民健康状况、社区家庭健康状况和社区卫生资源利用情况，帮助社区医护人员掌握社区居民疾病与健康问题的动态资料，以便有针对性地进行健康干预。

（二）作用

1. 为发现并解决社区居民健康需求和健康问题提供科学依据 通过建立健康档案，全科医师团队能够全面系统地了解社区居民的健康需求和健康问题，并掌握其发生和发展的背景，以便合理地利用社区卫生服务资源，使辖区内分散居住的居民获得持续的、科学的、便利的卫生服务，并最终为社区居民提供高质量、连续的医疗保健服务，满足居民对社区卫生服务的需求。电子健康档案的应用使社区卫生服务管理更加科学、方便，社区护士可根据需要对其进行分类管理，以便为社区提供更方便、优质、科学的社区卫生服务，使社区卫生服务走向系统化、程序化、制度化的科学管理轨道。

2. 为社区全科医学的发展提供重要资料 社区健康档案涵盖了社区居民个人和家庭的基本资料、健康普及和健康管理等全面、系统的健康信息，可用于全科医疗、社区护理等教学中，有利于培养医护员的临床思维能力；也可用于社区卫生服务人员的继续教育和培训，提高社区医护人员的业务能力。另外，随着电子健康档案的不断建立，结合当前大数据环境，可以实现对健康信息的大数据分析，为全科医学和社区护理学的科研工作提供科学有效的数据资源。

3. 为卫生规划和卫生决策提供依据 完整的健康档案不仅记载了居民个人及家庭有关健康状况的详实信息，还包含了有关社区卫生机构基本情况、卫生人力、物力和财力等社区资源的信息。健康档案可以为社区卫生服务机构和上级主管部门提供基层医疗、预防、保健、康复、健康教育、计划生育等信息，以分析居民健康需求及满足情况；同时，还可以通过对基层健康档案数据的整理分析，为政府对公共卫生的投入提供依据，并为社区卫

生政策的制定提供参考。

4. 为社区卫生服务质量和技术水平评价提供依据 系统的健康档案能反映居民获取卫生服务的数量和质量，可以作为基层医护人员及社区卫生机构服务评价或绩效考核的数据来源。

5. 为处理法律纠纷提供依据 健康档案记录的信息详实，其原始记录具有公正、客观、系统和完整等特点，是基层卫生服务领域重要的医疗法律文书，出现法律纠纷及相关法律问题，可以作为重要的法律依据。

二、社区居民健康档案的类别与内容

（一）健康档案的类别

根据健康档案的主体，可分为个人（居民）健康档案、家庭健康档案、社区健康档案3种，根据记录形式，健康档案可以分为纸质健康档案和电子健康档案。个人健康档案在全科医疗中应用十分频繁，使用价值也最高；家庭健康档案则根据实际情况，建立和使用的形式不一；社区健康档案在全科医疗服务中没有被给予更多的统一要求，主要用于考核医师对其所在社区的居民健康状况与社区资源状况的了解程度，考查全科医师在患者照顾中的群体观点。

（二）健康档案的内容

根据《国家基本卫生服务规范（第三版）》的要求，社区居民健康档案内容包括：个人基本情况、健康体检、重点人群健康管理记录和其他医疗卫生服务记录。①个人基本情况，包括姓名、性别等基础信息和既往史、家族史等基本健康信息。②健康体检，包括一般健康检查、生活方式、健康状况及其疾病用药情况、健康评价等。③重点人群健康管理记录，包括国家基本公共卫生服务项目要求的0~6岁儿童、孕产妇、老年人、慢性病、严重精神障碍和肺结核患者等各类重点人群的健康管理记录。④其他医疗卫生服务记录，包括上述记录之外的其他接诊、转诊、会诊记录等。详见附录。

三、社区居民健康档案的建立与管理

根据《国家基本卫生服务规范（第三版）》的要求，社区居民健康档案的建立与管理过程如下：

（一）居民健康档案的建立

1. 辖区居民到乡镇卫生院、村卫生室、社区卫生服务中心（站）接受服务时，由医务人员负责为其建立居民健康档案，并根据其主要健康问题和服务提供情况填写相应记录，同时为服务对象填写并发放居民健康档案信息卡。建立电子健康档案的地区，逐步为服务对象制作发放居民健康卡，替代居民健康档案信息卡，作为电子健康档案进行身份识别和调阅更新的凭证。

2. 通过入户服务（调查）、疾病筛查、健康体检等多种方式，由乡镇卫生院、村卫生室、社区卫生服务中心（站）组织医务人员为居民建立健康档案，并根据其主要健康问题和服务提供情况填写相应记录。

3. 已建立居民电子健康档案信息系统的地区应由乡镇卫生院、村卫生室、社区卫生服务中心（站）通过上述方式为个人建立居民电子健康档案。并按照标准规范上传区域人口健康卫生信息平台，实现电子健康档案数据的规范上报。

4. 将医疗卫生服务过程中填写的健康档案相关记录表单，装入居民健康档案袋统一存放。居民电子健康档案的数据存放在电子健康档案数据中心。

（二）居民健康档案的使用

1. 已建档居民到乡镇卫生院、村卫生室、社区卫生服务中心（站）复诊时，在调取其健康档案后，由接诊医师根据复诊情况，及时更新、补充相应记录内容。

2. 入户开展医疗卫生服务时，应事先查阅服务对象的健康档案并携带相应表单，在服务过程中记录、补充相应内容。已建立电子健康档案信息系统的机构应同时更新电子健康档案。

3. 对于需要转诊、会诊的服务对象，由接诊医师填写转诊、会诊记录。

4. 所有的服务记录由责任医务人员或档案管理人员统一汇总、及时归档。

（三）居民健康档案的终止和保存

1. 居民健康档案的终止缘由包括死亡、迁出、失访等，均需记录日期。对于迁出辖区的还要记录迁往地点的基本情况、档案交接记录等。

2. 纸质健康档案应逐步过渡到电子健康档案，纸质和电子健康档案，由健康档案管理单位（即居民死亡或失访前管理其健康档案的单位）参照现有规定中的 病历的保存年限、方式负责保存。

> **考点提示**
> 1. 健康档案的作用。
> 2. 健康档案的类别及其内容。

（四）健康档案建立服务流程

居民健康档案管理流程详见图2-6。

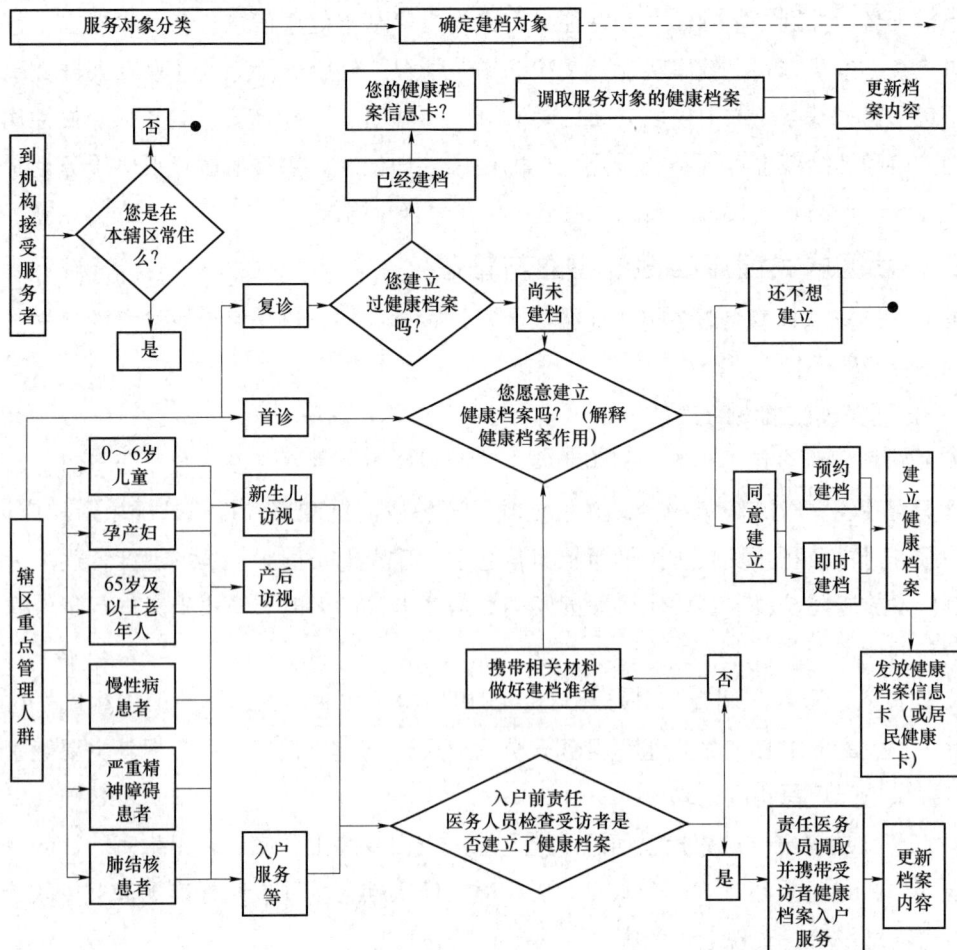

图2-6　居民健康档案管理流程

第四节　社区流行病学与统计学方法

流行病学与卫生统计是方法学，可用于研究和评定社区人群健康水平，指导社区疾病，尤其是慢性病及传染病的管理。当前，人类健康正面临双重挑战，但从全球范围来看，很多传染病的发生得到了有效的控制，一些老牌传染病如结核病等近年又有抬头趋势，新的传染病如艾滋病的发病率正在全球范围内快速增长，部分地区还依然会受到新的传染病如SARS、H1N1、H7N9、手足口病、丙型病毒性肝炎、无形体病和布尼亚病毒感染（由蜱虫叮咬传染）等。本节介绍的方法学，有助于社区护士掌握社区疾病的流行病学特征，以便采取有针对性的措施防治社区传染病。

一、流行病学与卫生统计方法在社区护理中的应用

流行病学是人类在与多种流行性疾病，特别是传染病作斗争的实践中逐渐形成和发展起来的。近些年来，流行病学的作用已广泛受到医学界人士的认识和关注。它既是一门实用、独立的学科，又被作为方法学而广泛应用于许多医学领域之中，对现代医学的发展正在发挥着积极的作用。

统计学则是一门处理数据中变异性的科学与艺术，内容包括收集、分析、解释和表达数据，目的是求得可靠的结果。现在的生物医学实验、临床实验、流行病学调查、公共卫生管理以及基层基本公共卫生服务等都离不开统计工作，统计学思维和方法已经渗透到医疗卫生服务的各个领域。

（一）流行病学与卫生统计方法的主要功能

1. 利用流行病学与卫生统计方法可以描述疾病与健康事件的频率在不同人群、不同地区以及不同时间的分布特点。

2. 利用流行病学与卫生统计方法可以分析各种不同分布的原因，以探讨疾病的病因，提供因果关系的证据。

3. 根据当前掌握的疾病与健康的信息，通过统计分析，可以提出有针对性的预防疾病发生发展的干预策略和措施，减少疾病的发生，促进人群的健康水平。

4. 通过疾病的监测，收集有关暴露与疾病的资料，预防疾病的发生情况，为预防疾病的发生和流行提供信息。

5. 采用各种抽样统计技术精心设计群体调查，可以掌握人群的卫生状况和需求。

6. 采用统计描述的各种手段，可以反映疾病和卫生资源的分布特征，采用统计推断的技术在偶然性的背景中识别危险因素、评价卫生措施、进行科学决策。

（二）流行病学与卫生统计方法的应用

流行病学与卫生统计方法在社区主要应用目的之一是为制定预防和控制疾病、促进健康的对策和措施提供科学依据和方法。尽管社区医疗护理工作中制定和实施某些对策和措施需要根据当地人力、物力及卫生保健设施的情况，同时要应用许多医学和非医学领域的知识和方法，但流行病学和卫生统计方法在预防疾病和促进健康的策略及防治效果评价上起主导和方法学的作用，具体应用体现在以下几个方面。

1. 研究人群健康、疾病的发展变化规律　流行病学与卫生统计对于疾病或健康事件发

生的描述有助于发现疾病的时间、人群和地域分布特点，为认识疾病和健康提供基本资料和数据基础。

2. 对社区人群健康做出诊断 利用流行病学指标及相应的统计学方法，衡量疾病和健康的分布规律，对社区人群的健康做出诊断，有助于社区护士发现需要进行社区干预的健康问题。

3. 揭示疾病自然史 利用流行病学与卫生统计方法可以获得疾病在社区的自然史资料，如病程，不同年龄、性别、地区各种疾病结局的概率等。在了解疾病的规律和转归之后，研究疾病的自然史可以早期预防和发现疾病，以便及时采取有效措施促进康复。

4. 探讨原因不明疾病的病因 流行病学主要的研究内容之一是探讨当前病因未明的疾病的病因。历史上曾利用流行病学的研究方法进行各类传染病与非传染性疾病的病因探讨，如吸烟与肺癌、输血与乙型肝炎、胎儿先天畸形与妊娠期吸烟等均是通过流行病学研究逐步明确了病因。流行病学对当前社区重大疾病如心血管疾病、脑血管疾病、恶性肿瘤、糖尿病等的病因探索和疾病预防也发挥越来越重要的作用。

5. 用于卫生决策和评价 社区护士作为基层医疗卫生服务团队的重要成员及卫生行政业务的管理者之一，应了解流行病学与卫生统计主要知识与简单技能，能从群体和社区的角度来思考和处理所负责范围的疾病和健康问题。掌握人群疾病频率和知识有助于进行卫生管理，对某些特定疾病如高血压、糖尿病、慢性炎症等的频率和自然史或特殊人群中的所有疾病资料的了解，有助于估计该患者或特殊人群所需要的家庭病床情况；对不同人群疾病的相对频率等指标的掌握有助于合理分配筛检资源，确定防治的重点疾病和重点人群；卫生决策的正确性及各种卫生服务的效益和利用效率如何也需要应用流行病学与卫生统计方法。

二、社区护理中常用的流行病学研究方法

（一）流行病学的定义及相关概念

1. 流行病学 是研究人类疾病频率分布及其决定因素的科学。我国学者经多年实践，提炼出来的流行病学定义为：流行病学是研究疾病和健康状态在人群中的分布及其影响因素，以及制订和评价预防、控制和消灭疾病及促进健康的策略和措施的科学。该定义阐述了四个方面的内容：研究对象是人群；研究内容包括健康状态和各种疾病；重点是研究疾病和健康状态的分布及其影响因素；最终目的是为控制和消灭疾病及促进健康提供科学的决策和依据。

2. 相关概念 流行病学描述疾病的术语包括四个方面：疾病流行强度、地区分布、时间分布和人群分布。

（1）疾病流行强度的描述 疾病流行强度是指某病在某地区人群中一定时期内的发病数量多少，以及各病例之间的联系强度。描述疾病流行强度的术语有散发、暴发和流行。

1）散发 指某病在某地区人群中呈历年的一般发病率水平，病例在人群中散在出现，病例之间无明显联系。散发用于描述较大范围人群（如区、县以上）的某病流行强度。确定是否散发，一般与同一地区同一疾病前三年的发病率水平进行比较，如果当年某病的发病率未超过历年一般发病率水平时则为散发。

2）暴发 指在一个局部地区或集体单位的人群中，短时间内突然出现许多临床症状相

似的患者。形成暴发的原因主要是有共同的传播途径或者传染源，大多数患者的症状出现在该病的最长潜伏期内，如集体食物中毒、幼托机构麻疹暴发等。

3）流行 指某地区、某病在某时间的发病率显著超过历年该病的散发的发病率水平。流行和散发是相对比较的流行强度指标，只能用于同一种疾病在同一个地区不同时间的历年发病率之间的比较。如果某病的流行在短期内迅速跨越省界，波及全国甚至跨越国界和洲界，则行成世界大流行，如流感、霍乱曾多次形成世界性大流行。

（2）疾病时间分布的描述

1）短期波动 又称为暴发或时点流行，是指在一个集体或固定人群中，短时间内某病发病数量突然增多的现象。

2）长期趋势 又称长期变异。是指在一个相当长的时间内（通常为几年、十几年或几十年），疾病的发病率、死亡率、临床表现、病原体种类及宿主等随着人类生活条件的改变、医疗技术的进步、自然条件的变化而发生变化。

3）季节性 是指疾病在一定的季节内发病频率升高的现象。不同的疾病可表现出不同的季节分布特点，如严格的季节性、季节性升高或无季节性，这与各种气象因素、动物的生长繁殖、媒介昆虫、卫生条件等因素的影响有关。

4）周期性 指疾病的流行具有规律性的时间间隔。大多数呼吸道传染病均可表现出周期性流行的特点。如在未实施麻疹疫苗接种前，在大中城市几乎每隔一年就会发生一次麻疹流行。甲型流感每隔3~4年有一次小流行，每间隔10~15年会出现一次世界性大流行。

（3）疾病地域分布的描述

1）地方性 受自然环境和社会因素的影响，一些疾病（包括传染病和非传染性疾病）常在某一地区呈现发病率高或只在该地区存在，这种现象称为疾病的地方性。地方性疾病主要有3类：与自然条件有关的自然性地方疾病；自然疫源性疾病（在某地区长期存在的人畜共患传染病）；与社会风俗习惯和卫生条件等有关的地方性疾病。

2）地方病：是指局限在某些特定地区发生或流行的疾病，或是在某些特定地区经常发生并长期相对稳定的疾病，如地方性碘缺乏病、地方性甲状腺肿等。

3）输入性疾病：凡是本国或本地区不存在或已经消灭的疾病，从国外或外地传入时，称输入性疾病或外来性疾病。如2016年2月我国大陆发现的第一例"寨卡"病毒感染，即是由国外传入的，属于输入性疾病。

（4）病因与暴露病因 是指使疾病发生概率升高的因素，流行病学中的病因一般称作危险因素。危险因素一般分为三大类：行为生活方式、环境因素、个体的先天因素。暴露是指能影响结局的各种因素，即研究对象所具有的与结局有关的特征或状态（如性别、年龄、职业、遗传、行为、生活方式等）或曾接触与结局有关的某种因素（如重金属、X射线、环境因素等）。

（二）常用流行病学研究方法

流行病学是逻辑性很强的科学研究方法，它以医学为主的多学科知识为依据，利用观察和询问等手段来调查社会人群中的疾病和健康状况，描述频率和分布，通过归纳、综合分析提出假说，进而采用分析性研究对假说进行检验，最终通过实验研究来证实。其研究采用观察法、实验法和数理法，观察法按是否有事先设立的对照组又可以分为描述性研究和分析性研究。因此，流行病学研究按设计类型可分为描述性研究、分析性研究、实验研究和理论研究四类。

1. 描述性研究的概念和种类　描述性研究是指利用常规监测记录或通过专门调查获得的数据资料（包括实验室检查结果），按不同地区、不同时间和不同人群特征进行分组，描述人群中有关疾病或健康状态以及有关特征和暴露因素的分布状况，在此基础上进行比较分析，进而获得病因线索，提出病因假设。描述性研究是社区护理评估和诊断常用的方法之一，实际应用中主要有现况研究和筛查两种。

（1）**现况研究**　是通过对特定时点和特定范围内人群中的疾病或健康状况及有关因素的分布状况的资料收集、描述，从而为进一步的研究提供病因线索。从观察的时间上来看，其所收集的资料是在特定时间内发生的情况，因此又称为横断面研究。该研究得到的频率指标一般为患病率，又称为患病率研究。

现况研究的优点是获取的调查资料丰富，可以描述疾病或健康状态在某一时点上的流行病学分布特点，包括人群分布和地点分布。缺点是无法判断疾病和暴露之间的先后顺序，因此无法确定因果关系，仅能进行相关性分析，为病因研究提供线索。现况研究主要包括普查和抽样调查。

1）**普查**　又称全面调查，是指对特定时点或时期内、特定范围内的全部人群（总体）作为研究对象的调查。这个特定时点应该比较短，即在短时间内完成全部成员的调查工作。其优点为确定调查简单，不存在抽样误差，缺点是不适用于对患病率、诊断技术复杂的疾病调查，调查质量较难保证，耗费的人力、物力较大，费用往往较高。社区常用此方法进行如宫颈癌普查，慢性病普查，急性传染病的疫情分析，膳食与营养状况调查以及身高体重等生理生化指标的测量等。

2）**抽样调查**　是相对于普查的一种常用的现况研究方法，指通过随机抽样的方法，对特定时点、特定范围内人群的一个代表性样本进行调查，以样本的指标（统计量）来估计总体指标（参数）所在范围，即用样本来推论总体的情况。因样本所涉及的观察单位较少，便于执行，有利于更加深入细致地开展调查工作，在实际工作中应用广泛。使用时应注意抽样严格执行随机化原则，样本量要足够。

常用的抽样方法有单纯随机抽样、系统抽样、分层抽样、整群抽样和多阶段抽样。

（2）**筛查**　也属于描述性研究，是指通过快速的检验或检查等措施，将可能患病但表面健康的人与可能无病的人进行区分的方法。筛查的目的一是早期发现发病患者或高危人群，以便开展早期防治；二是估计疾病流行情况并进行描述性分析。需要注意，筛查只是初步检查，如果筛查试验阳性和可疑阳性的人，必须做进一步确诊。

2. 分析性研究　是探索导致疾病或健康问题在人群中分布存在差异的原因或影响因素的方法。描述性研究提出病因假设，分析性研究则是对病因假设进行验证，最常用的验证病因假设的方法有队列研究和病例对照研究两种。

（1）**队列研究**　又叫前瞻性研究、发生率研究、随访研究等。是将人群按是否暴露于某可疑因素及其暴露程度分为不同的亚组，追踪其各自的结局，比较不同亚组之间结局频率的差异，从而判定暴露与结局之间有无因果关联及关联大小的一种观察性研究。如研究吸烟与肿瘤及呼吸道疾病的发病率与死亡率的差异，将被选定的研究对象按照不同的吸烟量分组，追踪观察 1 年、5 年、10 年，然后用相对危险度（RR 值）、归因危险度（AR 值）

等指标进行效应的估计。

从时间上来看，队列研究是由因及果的研究，原因发生在前，结局发生在后，因此其检验病因假说的能力较强；有助于了解人群疾病的自然史，有时还可能获得多种预期以外的疾病的结局资料，进行一因多果的研究。缺点是该研究需要长期随访，人力及物力支出较大，失访率较高，不适于发病率很低的疾病的病因研究。

（2）病例对照研究　基本原理是以当前已经确诊的患有某特定疾病的一组患者作为病例组，以不患有该病但具有可比性的一组个体作为对照组，搜集各种可能的危险因素的暴露史，测量并比较病例组与对照组中各因素的暴露比例，经统计学检验，如果两组差别有意义，则可认为因素与疾病之间存在统计学上的关联。反映关联强度的指标是比值比（OR值）。

病例对照研究是由果及因的研究，容易因回顾性收集资料产生回忆偏倚。不适用于暴露比例很低的因素的研究，因为需要很大的样本量。

3. 实验研究　又称干预研究，主要用于验证研究假设和考核干预措施的效果。操作上首先将研究对象随机分为实验组和对照组，然后对实验组实施某种干预措施，对照组则空白对照（不加干预）或给予标准化的干预措施，之后随访比较两组的结局，如发病率、死亡率、治愈率等，对比两组的差异，判断干预措施的效果。

在医学研究中，可以根据研究对象的属性把实验性研究分为基础性实验、动物实验和人群实验。以人群为研究对象，如开展的医院、社区、学校、工厂等现场实验性研究叫作流行病学实验。流行病学实验可根据研究目的和研究对象分为临床实验、现场实验和社区实验三种。

（1）临床实验　以患者为研究对象，干预措施主要是新疗法或者新的预防方法，主要用于评价药物或治疗方案的效果，也可用于观察药物的不良反应，临床实验应遵循随机化、对照和双盲的原则。

（2）现场实验和社区实验　二者都是在现场环境下进行的干预研究，一般用于对某种预防措施的效果进行评价。前者是在某一特定的环境下，以未患病的人即自然人为研究对象的试验研究，干预措施的基本单位是个体；后者也称为社区干预实验，是以社区人群作为整体进行干预实验观察，常用于评价不易落实到个体的干预措施的效果。

4. 理论研究　又称数理学流行病学研究，是在流行病学调查、分析所得资料的基础上，用数学模型定量地阐述流行过程的特征，模拟流行过程，并按实际流行过程进行检验和修正，进而建立流行过程的理论。同时，用该数学模型在计算机上预测各种可能发生的流行趋势，提出防治措施并加以筛选，以推进防治理论研究。

> **考点提示**
> 1. 描述疾病流行强度的指标。
> 2. 流行病学常用的研究方法。

三、社区护理中常用的卫生统计方法

（一）卫生统计的定义及相关概念

1. 卫生统计学的定义　卫生统计学是用统计学的原理和方法研究医药卫生领域中数据的搜集、整理与分析的一门应用性学科。

其研究的主要内容有：卫生统计学的基本原理和方法，包括研究设计和数据处理的理论和方法；健康统计、医学人口统计、疾病统计和生长发育统计；卫生服务统计等。

卫生统计工作的步骤包括：统计研究的设计、资料的搜集、资料的整理和分析。统计研究设计阶段需要对资料搜集、整理和分析的全过程进行设计，资料来源包括卫生统计报表、经常性工作记录、专题调查或实验研究；资料的整理阶段是规范净化原始数据的过程，使其系统化、条理化；资料的分析阶段即通过计算统计指标，反映数据的综合特征，统计分析包括统计描述和统计推断两个部分。

2. 统计学中的基本概念

（1）观察单位　是获得数据的最小单位，观察单位可以是人、标本、家庭、国家等。

（2）总体　是根据研究目的确定的同质观察单位某种变量值的集合体。如 Doll 和 Hill 关于吸烟与肺癌关系的研究以英国全部注册医师为研究总体。

（3）样本　是从总体内随机抽取一部分具有代表性的个体组成的研究对象集合。抽取样本时必须遵循随机化原则，这样样本才具有代表性。

（4）同质与变异　同质是指被研究总体中的众多个体间存在的共性，实际工作中只有相对的同质，如研究儿童的身高时要求性别、年龄、民族、地区等影响身高指标较大的、易控制的因素要相同。而同一总体内的个体间存在差异是绝对的，这种现象称为变异，如同性别、同年龄、同民族、同地区儿童的身高有高有低，称为身高的变异。

（5）变量和变量值　变量是观察单位的某项特征，变量的取值范围称为变量值。

（6）变量类型　根据观察值的性质不同，可以把变量分为数值变量和分类变量。数值变量（又称定量变量）：是以计量方式得到的观察结果，一般带有度量衡单位。如身高（cm）、体重（kg）、血压（mmHg）等。分类变量（又称定性变量或字符变量）：分类变量的变量值是代表互不相容的类别或属性的字符或数字。

（7）概率　是事件发生的可能性大小的量度。通常用符号 P 表示，取值范围为 $0 \leqslant P \leqslant 1$，越接近于 1，说明发生的可能性越大，越接近于 0，说明发生的可能性越小，当某事件肯定发生时称为必然事件，其概率 $P=1$；当某事件不可能发生时称为不可能事件，其概率 $P=0$。

统计学中的许多结论是带有概率性质的，通常一个事件的发生概率小于 5%，即 $P<0.05$ 时，叫小概率事件。在实际工作中，当观察单位的数量足够多时，可以用频率来代替概率，频率是概率的估计值。

（8）误差　指测量值与真实值之差或样本指标与总体指标之差。从误差的性质来看，可以分为随机误差和系统误差。随机误差（又称偶然误差）：包括抽样误差和随机测量误差。抽样误差是指由于抽样造成样本指标与总体指标之差，是由总体内各观察单位存在个体差异导致，样本含量的增加可以缩小抽样误差。系统误差是指由确定的原因（如仪器未经很好校准等）引起的观察值与真值之间或样本指标与总体指标之间的偏差。

（9）参数和统计量　总体的指标称为参数（如总体均数 μ、总体标准差 δ），样本的指标称为统计量（如样本均数 $\overline{X}$、样本标准差 S）。

（10）统计推断　根据样本资料所提供的信息对总体的特征进行推断，称为统计推断。统计推断包括两个方面。

1）参数估计　参数估计是根据样本数据所提供的信息，对总体指标的大小或所在范围做出估计。分为点估计和区间估计两种，①点估计：是对总体指标做出一个定值的估计，能给出明确的数量概念，但只是一个近似值，常常不能满足实际工作的需要。②区间估计：是估计总体参数所在的范围以及在这个范围内包含总体参数的可能性的大小。

2）假设检验　先对所估计的总体指标做出一个假设，然后根据样本数据所提供的信息及有关统计量分布理论，对这个假设做出拒绝或不拒绝的判断。

假设检验方法有许多种，根据其所计算的统计量不同分为：t 检验、U 检验、F 检验（方差分析）、$\chi 2$ 检验等。

（二）计量资料的统计描述

如抽样调查某地区 90 名 7 岁男童的坐高值（cm），数据如下，对其进行统计描述：

68.0	68.3	70.0	69.5	71.1	69.7	63.2	63.2	64.4
70.8	68.2	69.6	67.5	70.1	62.5	61.1	64.6	63.8
65.3	63.2	64.7	62.4	64.9	64.3	65.0	64.8	64.5
64.2	64.6	65.8	62.6	66.1	66.3	65.0	66.2	66.8
68.0	64.2	64.2	66.5	67.3	66.6	66.4	68.0	66.5
66.7	64.5	67.3	67.2	66.8	67.8	69.1	66.7	66.3
65.6	65.9	65.0	64.5	65.0	65.9	66.8	67.4	68.3
66.8	66.6	65.0	65.7	65.7	67.9	66.4	68.6	67.2
67.9	69.2	67.2	67.0	68.4	65.9	67.5	66.9	68.0
67.6	71.2	70.2	65.1	67.6	69.8	68.1	66.8	67.9

1. 频数表

（1）计算极差 R（range，R）　也称全距，是数据的最大值与最小值之差。
$$R = 71.2 - 61.1 = 10.1(\text{cm})$$

（2）确定组数与组距　组数（k）确定应以能够显示数据的分布特征和规律为目的，一般设 5~15 组，通常当数据个数小于 50，可分 5~6 组，数据个数为 100 左右时，可分 6~10 组，本例大致可分 8 组。组距（d）指每组的上限与下限之差，一般进行等距分组，取整数。实际分组时要保证数据最小值和最大值包含在两端的组内，本例最终分 11 组。
$$d = R/k = 10.1 \div 8 \approx 1$$

（3）计算频数　列频数分布表，详见表 2-5。

表 2-5　90 名男童坐高频数分布表

组段	频数	频率	累计频数	累计频率
61-	1	0.011	1	0.011
62-	3	0.033	4	0.044
63-	4	0.044	8	0.089
64-	13	0.144	21	0.233
65-	14	0.156	35	0.389
66-	18	0.200	53	0.589
67-	15	0.167	68	0.756
68-	10	0.111	78	0.867
69-	6	0.067	84	0.933

组段	频数	频率	累计频数	累计频率
70-	4	0.044	88	0.978
71~72	2	0.022	90	1.000
合计	90	1.00	–	–

（4）绘制直方图　可手工绘制、利用 Excel 或 SPSS 等相关软件均可绘制。

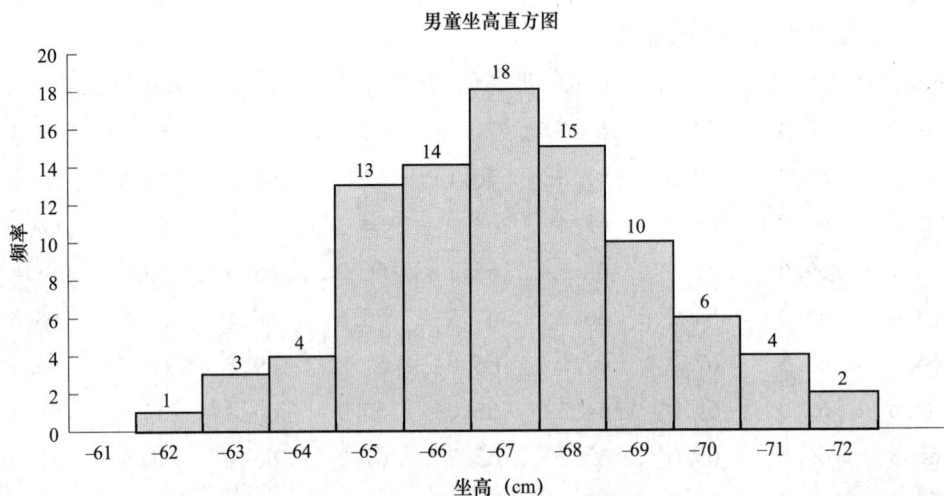

图 2-7　90 例男童坐高分布直方图

根据频数分布表和直方图，我们可以看出在"66-"这一组，即在 66.5cm 处的人数最多，说明坐高值围绕在 66.5 左右最多。

2. 集中趋势描述指标　集中趋势指标反映了观察值的集中位置或平均水平，是观察值的典型水平或代表值。常用的集中趋势指标有算术均数（均数）、几何均数和中位数等。

3. 离散趋势描述指标　离散程度指标又称变异程度指标，它反映观察值之间参差不齐的程度。常用的离散程度指标有极差、标准差和变异系数等。

（三）计数资料的统计描述

1. 相对数的常用指标

（1）相对数的概念　两个有联系的指标之比称之为相对数。

（2）常用相对数的各类指标和计算方法

1）率　表示在一定条件下，某种现象实际发生的例数与可能发生这种现象的总数之比。

$$率 = \frac{某现象实际发生的观察单位数}{该现象可能发生的观察单位数} \times K$$

K 为比例基数，可为 100%、$1000‰$。

2）构成比　表示某一事物，各个组成部分所占的比重或分布。

$$构成比 = \frac{事物内部某一构成部分观察单位数}{事物内部各构成部分观察单位数总和} \times 100\%$$

3）相对比　表示两个有关指标之比，常以倍数或百分比表示。

$$相对比 = \frac{甲指标}{乙指标}（或 \times 100\%）$$

2. 应用相对数时应注意的一些问题 反映一个地区或社区人群健康的常用指标就是相对数，计算时首先要注意资料是否具有可比性，并且要求分母不能太小，同时要注意构成比和率不能混淆，注意合计率或是平均率指标的计算方法。计算样本率或构成比并进行比较时应做假设检验。

（四）统计表和统计图

1. 统计表 在研究报告或是论文中，常将统计分析的指标及其结果用表格的形式列出，称为统计表。一个编制合理的统计表可以使数据表达简单明了、层次清楚，便于对指标进行计算、分析和对比。统计表的基本结构及制表要求：统计表的基本结构包括标题、标目（横标目、纵标目）、线条和数字。编制统计表的原则为结构简单、主题突出、层次清楚、主宾分明、数字准确。编制统计表的具体要求如下：

（1）标题 标题是统计表的名称，写在表的上方，应简明扼要说明表的内容，必要时注明资料产生的时间和地点。

（2）线条 线条不宜过多，一般只需顶线、纵标目分隔线和底线三条线，因此也叫作"三线表"，若纵栏数字有合计，则合计数之上再加一条隔线，其余线条均不应有，特别不应有左上角的斜线。

（3）标目 标目是表格内的项目，有纵标目与横标目之分。横标目列于表的左侧，用于说明横行数字的含义；纵标目列于表的上端，一般用于说明横标目的各个统计指标。

（4）数字 表内数字一律用阿拉伯数字，填写数字要准确，同一指标小数的位数要一致，位次要对齐。暂缺或未记录用"…"表示，无数字可用"–"表示，数字若是零则写"0"。

（5）其他 表内不列备注栏，不用文字说明，特殊情况需说明，可用"＊"标出，注释写在表体下面。

2. 统计图 是用来表达统计分析结果的一种图形。它利用高低不等的线条、大小不同的面积，将事物的数量特征、内部构成、变化趋势、强度对比、时间或地域分布等情况形象而生动地表现出来，使人们一目了然、印象清晰。常用统计图有条图、百分条图、圆图、线图、散点图、直方图等，绘制统计图的基本要求如下：

（1）选图 根据资料的性质和分析的目的选择所需绘制的适当图形。

（2）标题 图的标题应简明扼要地说明资料的内容，必要时注明资料产生的时间和地点，一般写在图的下方。

（3）标目 纵、横两轴应有标目和标目单位。

（4）图线 图线粗细要适当，定点要准确。

（5）图例 同一图中有两种以上的线条或图案表示不同的事物或现象，应用图例说明。图例一般放在图内适当位置，或图的下方、标题的上方。

（6）图形 图形要准确、美观，给人以清晰印象。图形的纵横轴比例一般以5：7为宜，不同比例给人的印象不同，不可用调整图形纵横比例的办法，来夸大或缩小事物变化趋势和对比强度。统计图绘完之后总体感觉要好。

（7）数据 统计图对数量的表达较为粗糙，故一般都附有含绝对数的统计表。

> **考点提示**
>
> 1. 计量资料的统计描述。
>
> 2. 计量资料集中趋势和离散趋势的指标。

四、常用的生命统计指标和方法

社区人群生命健康的统计指标包括辖区内描述人口学特征的指标、生育和人口死亡的常用指标和疾病统计常用指标等几个方面。

（一）描述人口学特征的常用指标

1. 人口总数　一般指一个国家或地区在某一特定时间内的人口数。一般采用一年的中点，即7月1日零时为标准时点进行统计。在实际应用中，有时也使用某一期间的平均人口数来代表人口总数，即计算相邻两年年末（12月31日）人口数的平均值。

年平均人口数=（年初人口数+年末人口数)/2=（上年底人口数+本年底人口数)/2

2. 人口金字塔　是将人口的性别和年龄资料结合起来，以图形的方式表达人口的性别和年龄结构。一般是以年龄为纵轴，人口百分比为横轴，左侧为男，左侧为女绘制的两个相对应的直方图（图2-8）。利用SPSS等统计软件均可绘制。

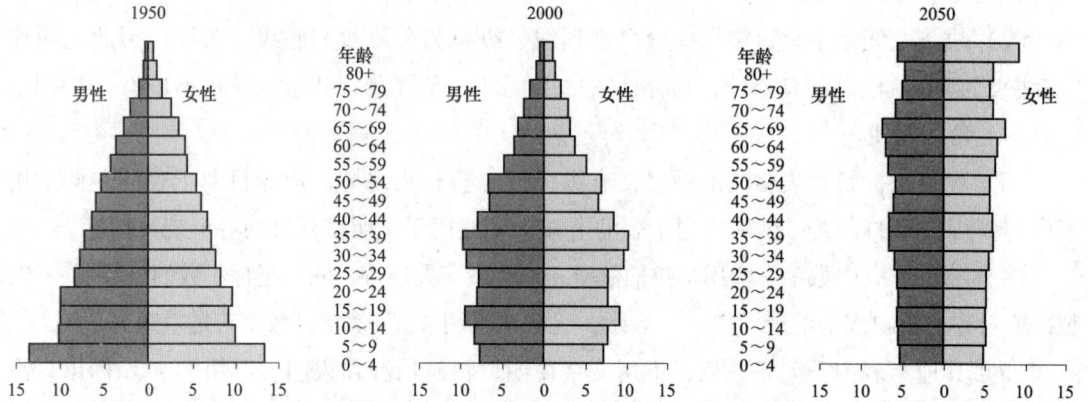

图2-8　中国人口金字塔

（引自：World Population Prospects：The 2004 Revision）

3. 老年人口系数　指老年人口占总人口的比重，是反映人口老龄化程度的指标。一般把65岁及以上的人口称为老年人口，其比例超过7%即为人口老龄化。

老年人口比重=（65岁以上的人口数/人口总数）×100%

4. 少年儿童人口系数　是指14岁及以下少年儿童在总人口中所占的比重。

5. 负担系数　又称抚养比，是指人口中非劳动年龄人数与劳动年龄人数之比。

抚养比=［(0~14岁人数+65岁以上人数)/(15~64岁人数)]×100%

（二）生育和人口死亡的常用指标

1. 出生人数　指活产数。

2. 粗出生率　指某年某地平均每千人口的活产数。

出生率=（某地某年活产总数/同期该地平均人口数）×1000‰

3. 自然增长率（NIR）　是粗出生率（CBR）与粗死亡率（CDR）之差，即NIR=CBR-CDR。

4. 期望寿命　指某年某地区新生的婴儿预期存活的平均年数，又称预期寿命，一般用"岁"表示。

5. 粗死亡率（CDR）　简称死亡率，指某地某年平均每千人口中的死亡数，是反映当地居民总的死亡水平的指标。死亡率按照不同年龄、性别、疾病等特征可分别计算死亡专率。

$$死亡率 = (同期内死亡总数/某年平均人口数) \times 1000‰$$

6. 婴儿死亡率（IMR） 指某年活产儿中未满 1 周岁婴儿的死亡频率。是反映社会卫生工作状况、婴儿保健工作以及人群健康状况的重要指标。包括新生儿死亡率（未满 28 天的新生儿死亡频率）和新生儿后期（满 28 天但未满 1 周岁）死亡率。

$$婴儿死亡率 = (同年不满 1 岁婴儿死亡数/某年活产总数) \times 1000‰$$

7. 5 岁以下儿童死亡率 指规定年份出生的儿童在年满 5 岁前死亡的概率。

$$5 岁以下儿童死亡率 = 同年 5 岁以下儿童死亡数/同年活产儿总数 \times 1000‰$$

8. 孕产妇死亡率 指一年内孕产妇死亡数与当年出生人数之比，是评价妇女保健工作和间接反映一个国家的卫生文化水平的重要指标。

$$孕产妇死亡率 = (同年孕产妇死亡数/某年活产总数) \times 1000‰$$

9. 死因构成或相对死亡比 死因构成是指某类死因的死亡数占总死亡数的比例。

$$某类死因占总死亡数的构成比 = (因某类死因死亡人数/总死亡人数) \times 100\%$$

（三）疾病统计常用指标

疾病统计不仅可以反映人群健康状况和健康水平，更重要的是可以为疾病防治、卫生保健计划和决策提供科学依据，同时也是评价卫生工作及卫生措施执行情况的重要依据。常用指标包括反映疾病发生水平的指标、防治效果的指标、严重程度指标和反映残疾统计的指标。

1. 发病率 表示在某一时期可能发生某病的一定人群中新发生的某病病例数。

某病发病率 = （该期间内新发生的某病病例数/一定时期内可能发生某病的平均人口数） $\times K$（$K = 100\%$、$1000‰$或 $100000/10$ 万）。

需要注意："期间"指观察所包括的时间范围，可以年、月、旬或周为观察期间，通常用年或月。一定人群可以是一个地区或一个单位的全部人口，也可以是某一特定的人群，如某一年龄组或不同职业人群的人口等。平均人口数 = （期初人口数+期末人口数）/2，也可以用期中人口数来代替。

发病率的分子为新发病例数，新发病例确定依据是发病时间，对一些发病时间不易确定的疾病，如高血压、糖尿病、恶性肿瘤等，一般以初次诊断时间为发病时间。如果在观察期内，一个人多次发生同种疾病，如观察期内几次感冒，应分别计算几个新病例。

按疾病种类、年龄、性别、职业、地区等不同特征进行计算的发病率称为发病专率。

用途：发病率是表示发病危险的直接指标，对于描述死亡率极低或不致死的疾病更为重要，常用于描述疾病的分布、探讨发病因素、提出病因假设和评价防治措施的效果。

2. 罹患率 是测量新发病例的频率的指标，与患病率计算方法相同，不同之处是一般多用于衡量小范围、短时间的发病频率，观察期间为月、周、日或一个流行期，多用于食物中毒、职业中毒及传染病的暴发流行等。

3. 患病率 又称现患率，是指在一定时期内，一定人群中某病新旧病例数所占的比例。

患病率 = 特定时间内某人群中了生某病新旧病例数/同期观察人口数 $\times K$（$K = 100\%$、$1000‰$或 $100000/10$ 万）。

需要注意：患病率分子为特定时间内所调查人群中某病新旧病例的总和，而发病率的分子则为一定时期内暴露人群中某病新发病例数；患病率是横断面调查获得的疾病频率指标，是一个静态指标。

用途：患病率对于统计病程长的一些疾病，如慢性病等的流行状况意义更大，可反映某地区人群中某病的疾病负担程度，依据患病率可进行合理地规划卫生设施、人力物力等卫生资源，研究疾病流行因素以及监测慢性病的控制效果等。

4. 感染率　是指在受检查的人群中某病现有感染者人数所占的比率，通常用百分比表示。

$$感染率 = (受检者中阳性人数/受检人数) \times 100\%$$

感染率与患病率相似，分子为感染者人数。某些传染病感染后不一定发病，可通过病原学、血清学等检测方法获知是否感染。该指标用途广泛，特别是在隐性感染的传染病和寄生虫病的流行病学调查中，可为疾病的感染状况和防治效果、估计流行趋势及制定防治措施的研究提供依据。

5. 续发率　又称为家庭二代发病率，是指在一定观察期内，某种传染病在家庭易感接触者中二代病例所占的百分比。家庭中第一病例称"原发病例"，不计算在该指标的分子和分母中，自原发病例出现后，在该病最短和最长潜伏期之间发生的病例称为续发病例，即二代病例。

$$续发率 = (易感接触者中的续发病例/易感接触者总数) \times 100\%$$

续发率的计算需要获得原发病例的发病时间，接触者中易感人数，观察期内发生的二代病例数。该指标常用于家庭、集体单位或幼儿园等发生传染病时的流行病学调查，可分析不同传染病传染力的大小及流行因素，或评价防疫措施等。

6. 生存率　指患有某病的人或接受某种治疗措施的患者经 n 年随访，到随访结束时仍然存活的病例数占观察病例总数的比例。

$$n \text{ 年生存率} = (随访满 n 年仍然存活的病例数/随访满 n 年的病例数) \times 100\%$$

生存率一般用于评价某些慢性病如癌症、心血管疾病等的远期疗效。应用时应先确定随访开始日期和截止日期，开始日期一般为确诊日期、出院日期或者是手术日期等，截止时间通常按 1 年、3 年、5 年或 10 年等计算。如 1 年生存率、3 年生存率、5 年生存率等。

> **考点提示**
> 1. 疾病统计的常用指标。
> 2. 发病率、患病率的计算。

（四）疾病负担指标

在测量疾病对人群健康和寿命造成损失时，还有两个指标，即潜在减寿年数（PYLL）和伤残调整寿命年（DALY）。

第五节　双向转诊与延续护理

双向转诊与延续护理服务是医疗护理服务的一种形式，是延伸和扩大医疗护理服务范畴的重要途径，是使护理服务具有更强穿透力和更持久影响力的重要方法，更是患者的实际需要。

我国在 2011 年将延续性护理服务项目正式纳入卫生部的课题研究领域，2012 年，卫生部关于印发《中国护理事业发展规划纲要（2011-2015 年）》的通知中将延续性护理作为"十二五"时期的重点任务，体现了国家对延续性护理的重视及我国对延续性护理的需求。

2015 年国家发布《国务院办公厅关于推进分级诊疗制度建设的指导意见》明确了双向转诊制度建设要求：坚持科学就医、方便群众、提高效率，完善双向转诊程序，建立健全转诊指导目录，重点畅通慢性期、恢复期患者向下转诊渠道，逐步实现不同级别、不同类别医疗机构之间的有序转诊。

一、双向转诊

（一）双向转诊的概念

1. 双向转诊 是指根据患者的病情发展需要，在上下级医疗机构间、专科医院与综合医院间进行的转院诊治过程。双向转诊包括纵向转诊和横向转诊。

（1）纵向转诊 是指下级医疗机构将超出本机构诊治范围的患者，或在本机构内确诊但治疗有困难的患者转向上级医疗机构治疗；以及经上级医疗机构治疗，对病情控制稳定后的患者，转至下级医疗机构继续治疗直至康复。

（2）横向转诊 是指根据患者疾病和病情发展的诊治需要，综合类医疗机构与同级专科类医疗机构间互转患者，给予合适治疗的过程。

2. 双向转诊制度 是指实施双向转诊所需的政策条件，以及在转诊过程中所遵循的规定和操作规程。双向转诊制度对于优化医疗资源配置、提高利用效率、降低医疗费用、加强各级医疗机构间的技术协作、提高医疗质量和服务水平具有非常重要的意义。

（二）双向转诊的意义

在我国医疗体制改革进程中，双向转诊制度是在社区首诊基础上建立起来的，是扶持社区医疗卫生并解决"看病难、看病贵"的一项重要举措，对于减少由于城市综合性大医院承担大量常见病、多发病的诊疗任务而造成的卫生资源浪费，以及基层医院和社区医疗服务机构需求萎靡、就诊量过少等现象具有重要意义。

"双向转诊"制度的关键是规范化的管理，同时做到区域卫生资源的合理规划，按照"双向转诊"社区人口密度，根据当地发病率及当地的医疗资源条件来定，保证社区医院有相当数量的患者转给对口医院。

（三）转诊流程

1. 社区卫生服务机构上转患者时填写《社区卫生服务双向转诊上转单》，注明初步诊断，由经治医师签字并加盖公章，同时电话通知医院分管社区的工作人员，经认可后转诊。危急重症患者转诊时，需派专人护送，并向接诊医生说明患者病情，同时提供相关的检查、治疗资料。

2. 双向转诊单分存根栏与转诊栏，患者上转时需持《社区卫生服务转诊单》就诊，存根栏由转出社区留存。

3. 医院院接诊后，应认真填写《双向转诊登记表》，并及时安排转诊患者至相应病区或门诊。

4. 医院在接收社区卫生服务机构转诊患者，并进行相应的诊断治疗期间，专业医师有义务接受社区医师的咨询，并将患者的治疗情况反馈社区医师。

5. 当患者诊断明确、病情稳定进入康复期时，医院专业医师应填写《社区卫生服务双向转诊下转单》，说明诊疗过程、继续治疗的建议和注意事项，及时将患者转回社区卫生服务机构，并根据需要指导治疗和康复，必要时接受再次转诊。

6. 实行临床检验及其他大型医疗设备检查资源共享。大型医疗设备检查由社区电话预约检查日期，并告知患者做好相应准备。患者持社区医师开具的检验、检查单，直接到医院相应科室划价、收费后，进行检验、检查（免挂号和诊查费）。

双向转诊流程，详见图2-9。

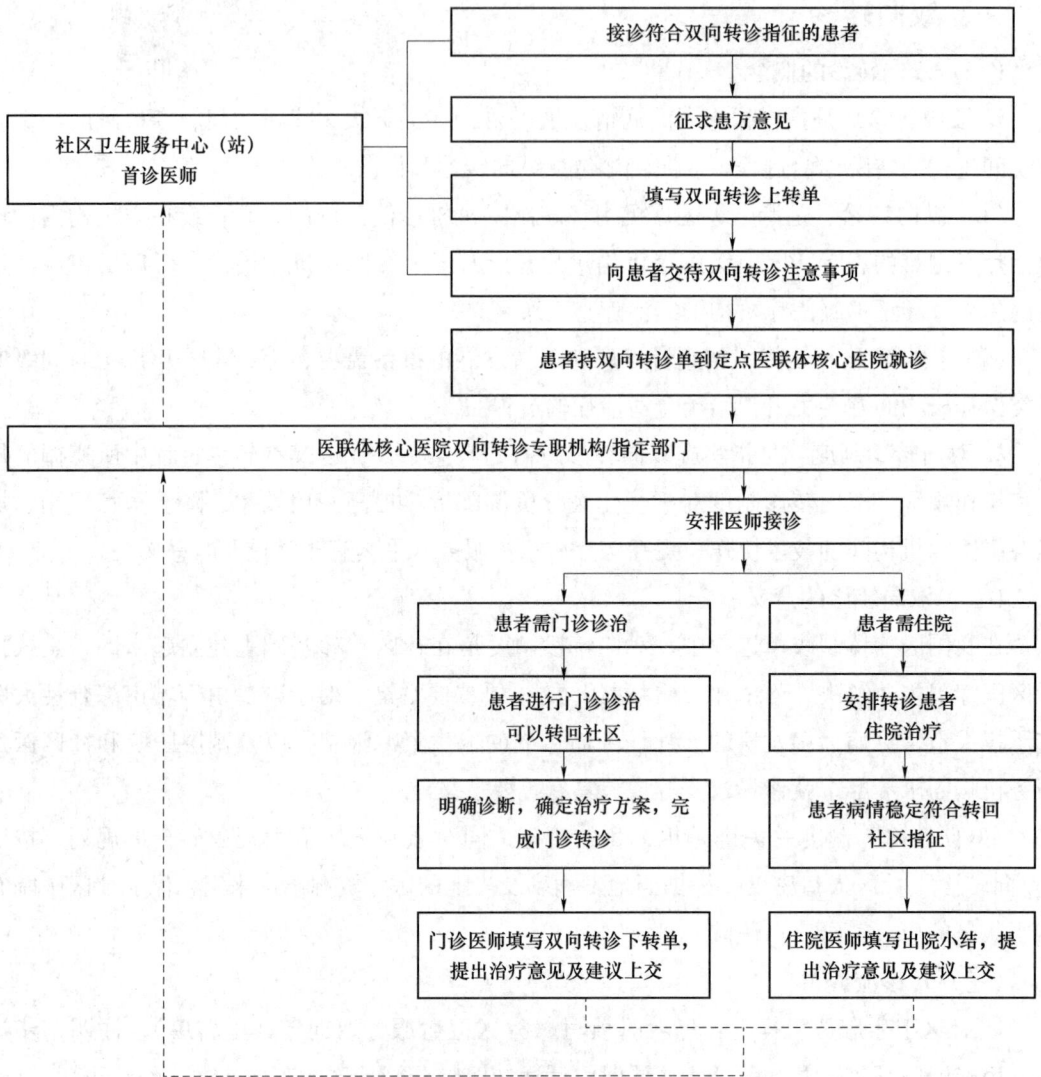

图2-9　双向转诊流程图（以医联体模式为例）

（四）基层医护人员转诊工作职责

1. 对因社区医疗服务站设备技术不足、不能处理的病例，由全科医师负责会诊、转诊。

2. 为上级医院医师提供患者的健康资料：包括病史、临床检查资料等。

3. 对转诊患者进行随访，随时与上级负责医师联系，掌握患者在转诊治疗期间的治疗情况以及病情的发展变化。

4. 患者在上级医院的治疗结束后，要求上级负责医院提供转诊期间治疗及用药情况，并把患者转回到社区医疗服务站，作到双向转诊。

二、延续护理

延续护理是将住院护理服务延伸至社区或家庭的一种新的护理模式，实现在不同的医疗服务机构间无缝隙衔接，为患者提供持续的健康照顾。20世纪80年代美国宾夕法尼亚护理学院率先开始延续护理实践研究，美国科罗拉多大学医学院及我国香港理工大学护理学院随之也开展了构建延续护理方案的研究，延续护理被认为能改善患者生活质量，拓宽护理工作范畴，为患者提供综合的延续护理，是一种必然的发展趋势。

（一）延续护理的概念

美国老年医学会（American Geriatrics Society）将延续护理定义为：通过一系列的护理活动设计，确保患者在不同健康照护场所，或不同层次健康照护机构之间转移时，得到协调性和连续性的健康服务。定义中的照护场所不仅限于医院，还包括亚急性和急性疾病后的护理设置、患者的家庭、基层和专业照护场所和长期护理设置。延续护理包括以下几层含义：

1. 患者信息的延续 患者在不同的医疗场所转诊过程中要确保患者信息的准确性。

2. 医疗护理服务的延续 在整个医疗服务系统中，要确保患者得到延续性的健康照护。

3. 医护患关系的延续 忠诚信任的"医护患"关系要贯穿整个健康照护服务提供过程。

（二）延续护理的服务对象

1. 从年龄来看，适用于从婴儿到老年人的各个年龄段的患者，如再入院率较高或出院后对居家护理依然有较高需求的患者、有反复跌倒史的老年患者。

2. 从疾病类型上看，适用于内科慢性疾病患者，如脑卒中患者、心血管疾病患者、糖尿病患者、慢性阻塞性肺疾病患者、肾衰竭患者、类风湿疾病患者等。

3. 外科疾病及手术后，如器官移植、肿瘤切除术、髋部骨折、周围血管疾病、冠脉搭桥术后等。

4. 妇产科产褥期的产妇、早产儿、儿科慢性病患者以及有特殊且复杂的卫生护理需求的青少年患者。

5. 长期接受放、化疗的肿瘤患者。

6. 其他情况，如大小便失禁、长期置管、需长期换药等患者。

（三）延续护理的服务内容

延续性护理并不强调为出院后的患者直接提供长期护理，而是帮助患者及家属提高自我护理能力，对患者的指导内容以循证为依据，服务内容通常包括：

1. 药物指导 药名、药物的不良反应、服药方法、协调用药等。

2. 饮食指导 根据患者的病情、饮食习惯、支付能力等提供个性化指导。

3. 症状管理与识别 出院后病情恶化症状识别及应对。

4. 居家环境评估及提供相应建议 侧重于防止老年人跌倒的案例知识指导。

5. 活动、锻炼指导 活动方式、时间、活动强度等。

6. 康复指导 辅助器具的使用、康复的训练等。

7. 社会支持 充分利用社区资源，对有需要的患者及家属帮助联系居家护理及社工服务等。

8. 心理指导 提供心理支持、情绪疏导等。

（四）延续护理的方法

延续护理包括制定出院计划、转诊、患者回归社区和家庭后的持续随访、指导等。延续护理的方法有：

1. 出院前健康教育　患者在出院前 1 天，由责任护士对其进行相关康复训练、饮食、活动、服药、复诊随访等方面的指导。

2. 电话随访　电话随访一般在出院后 3 天进行，通过电话随访确定延续护理服务方式、登记建立延续护理档案，如患者出院出现特殊情况应及时向主管医师反馈。

3. 门诊随访　患者定期到门诊随访，由门诊护士为其提供基础护理、专科护理、健康指导、心理疏导、检查治疗、疾病监测，如伤口、造口的护理等。

4. 家庭访视　社区护士走入服务对象家庭为其提供护理服务，如产妇及婴幼儿护理、慢性病护理、伤口护理、抽血、拆线、管道护理、更换鼻饲管和导尿管、监测体温、脉搏、呼吸、血压、血糖、健康指导、康复训练等。

5. 建立延续护理互联网　以医院或科室为单位建立延续护理局域网，如患者 QQ 群、微信群等，指定专人负责与患者互动，提供相关健康指导。患者可通过密码查阅延续护理档案，与护士、主治医师互通信息，查阅延续护理历史记录和健康教育资料。

6. 成立延续护理中心　由医务部和护理部联合成立医院延续护理中心，根据具体情况派高年资医师和专业知识全面、沟通能力强、护师以上的护士担任延续护理工作，为出院后的患者提供持续的健康指导。

7. 患者俱乐部　医院或科室可成立患者俱乐部，由医护人员、患者、家属、志愿者组成，定期开展诊治、康复、自我护理小组讨论、经验分享、知识竞赛等活动。

（五）延续护理对护士的素质要求

延续护理对护士的素质要求较高，只有具备过硬的业务素质，才能保证延续护理取得良好的效果，一般需要以下素质和能力：

1. 5 年以上临床工作经验，熟练掌握各种常见病和多发性疾病的护理措施。

2. 要有丰富的专科知识并接受过相关专业技能的培训。

3. 有良好的沟通互动能力，能与患者进行有效的沟通和交流。

本章小结

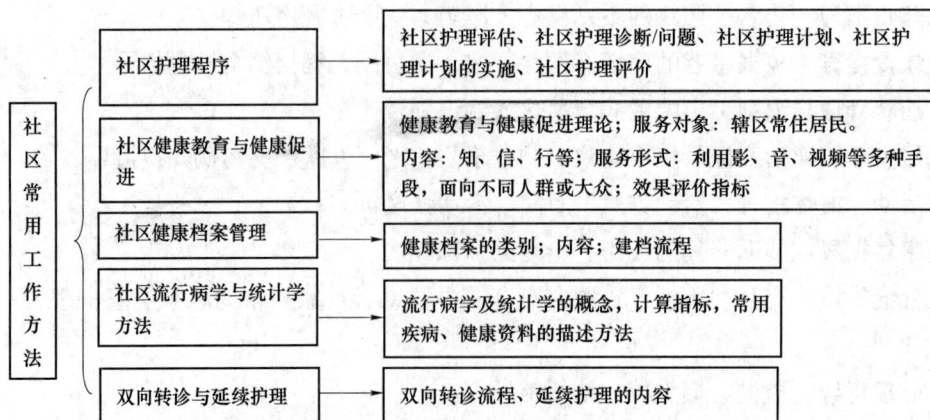

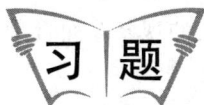

习题

一、选择题

【A1/A2 型题】

1. 社区护理程序的中心环节是

　　A. 社区护理评估　　　　　　　B. 社区护理诊断

　　C. 社区护理计划　　　　　　　D. 社区护理实施

　　E. 社区护理评价

2. 护理诊断的陈述包括三个要素，其中 P 代表

　　A. 症状　　　　　B. 体征　　　　　C. 护理问题　　　D. 相关因素　　　E. 危险因素

3. 健康教育具体目标中可以不明确回答的问题是

　　A. 对谁　　　　　　　　　B. 实现什么变化　　　　　　　　C. 变化程度多大

　　D. 由谁测量这种变化　　　　E. 在多长时间内实现这种变化

4. 社区护理程序中的哪一步，是系统地收集、整理和分析社区护理对象资料、发现主要健康问题及其影响因素的过程

　　A. 社区护理评估　　　　　　　B. 社区护理诊断

　　C. 制订社区护理计划　　　　　D. 社区护理计划的实施

　　E. 社区护理评价

5. 下列不属于健康行为的是

　　A. 少粗多精　　B. 少衣多浴　　C. 少言多行　　D. 少烦多眠　　E. 少糖多果

6. 生活方式病的主要表现有

　　A. 身体瘦弱，站立时，头、肩、臂位等无需讲究协调

　　B. 头发有光泽，允许有少量头屑

　　C. 生活习惯及卫生差，容易染上胃肠道传染病

　　D. 吃霉、腐败、烟熏、腌制等污染的食物，不仅可引起食物中毒，并可诱发癌症

　　E. 以上都不是

7. 世界无烟日是

　　A. 3 月 24 日　　B. 4 月 25 日　　C. 5 月 9 日　　D. 5 月 31 日　　E. 5 月 30 日

8. 以下不是预防肿瘤的是

　　A. 少吃油炸、熏制食物

　　B. 冬季注意保暖，避免寒冷刺激

　　C. 厨房要安装抽油烟机，减少油烟吸入

　　D. 慎用激素类药物，预防乙肝，推广乙肝疫苗接种工作

　　E. 注意心理卫生，保持良好心态

9. WHO 关于健康的定义是

　　A. 健康是指人的生命活动正常

　　B. 健康是指身体的结构完好和功能正常，心理处于完好状态

C. 健康是指身体的结构完好和功能正常，社会适应方面正常

D. 健康不仅是没有疾病和虚弱的现象，而且是一种身体上、心理上和社会适应方面的完好状态

E. 以上都不是

10. 健康教育要提供人们行为改变所必需的

    A. 诊断技术　　　　　　B. 医疗技术　　　　　　C. 救护技术

    D. 生化检测技术　　　　E. 知识、技术与服务

11. 健康促进的基本内涵包括

    A. 个人行为改变　　　　B. 集体行为改变

    C. 政府行为改变　　　　D. 个人及政府行为改变

    E. 某一特征人群的行为改变

12. 健康教育的核心问题是改变个体和群体的

    A. 知识　　B. 态度　　C. 行为　　D. 信念　　E. 价值观

13. 从健康传播效果的层次看，以下表述属于健康信念认同的是

    A. 相信低钠盐有利于健康　　B. 经常参加健身活动

    C. 能指出酗酒对健康的危害　　D. 反对家人在旁边吸烟

    E. 不能经常吃新鲜的蔬菜、水果

14. 疾病的三间分布是指

    A. 人群分布、地区分布和季节分布

    B. 时间分布、年龄分布和职业分布

    C. 时间分布、人群分布、地区分布

    D. 短期波动、长期趋势和周期性

    E. 职业分布、年龄分布和性别分布

15. 队列研究最常见的偏倚是

    A. 混杂偏倚　　B. 信息偏倚　　C. 失访偏倚　　D. 选择偏倚　　E. 入院率偏倚

16. 反映疾病流行强度的指标有

    A. 散发、流行和暴发　　　　　　　　B. 季节性、散发和周期性

    C. 长期趋势、短期波动和周期性　　　D. 长期趋势、流行和暴发

    E. 散发、暴发和长期趋势

17. 疫苗的预防效果的评价用下列哪种方法

    A. 病例对照研究　　　　　B. 队列研究　　　　　C. 现况调查

    D. 实验流行病学研究　　　E. 以上方法均不行

二、思考题

1. 某市机关单位的一位领导一贯工作认真负责，近日患抑郁症突然沉默寡言、喃喃自语，无人注意到，他也没去治疗。某日上班，上午10时，手捧文件从窗口跳下自杀，死亡时年仅40岁。

请回答：

该案例反映了什么问题？

2. 一位患者，女性，55 岁，患高血压，吃各种药 5 年均未稳定，社区医师深入家庭了解到：她家婆媳矛盾严重，常因家庭琐事如做菜和带孩子等问题吵架。医师劝她与儿媳们分开住，购房分居后，老夫妻生活融洽，婆媳矛盾解决了，患者血压也稳定了。

请回答：

该案例反映了什么问题？

（王春鹏　张　华）

扫码"练一练"

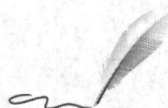

第三章 社区家庭护理

第一节 家庭与家庭健康

扫码"看一看"

故事点睛

旁白：一天，42岁的王阿姨来社区卫生服务站测量血压，社区张护士为王阿姨测得血压为145/92mmHg，询问王阿姨近况时得知，王阿姨与其17岁上高三的女儿李晓因早恋问题正闹矛盾，王阿姨夫妻俩担心女儿早恋会影响高考，非常焦虑。

人物：由两名学生分别扮演社区张护士和王阿姨。

请问：

1. 社区张护士对该家庭进行评估，并分析该家庭属于哪种类型？处于Duvall家庭生活周期的哪个阶段？

2. 该家庭的护理保健要点是什么？如何对王阿姨提供健康帮助？

一、家庭概述

家庭作为社会的基本组成单位，是个人生活的场所，也是社区护理服务的基本单位。家庭健康关系到个人和社区的整体健康。社区护士作为社区居民健康的守护者，需要掌握社区每个家庭的特点，充分利用家庭资源，通过适当的家庭健康护理方法，维护和促进家庭的整体健康。

（一）家庭的概念

由于受到不同历史环境和不同文化思想的影响，在不同的社会发展阶段，人们对家庭的界定有所不同。总体可分为传统意义的家庭和现代意义的家庭。传统意义的家庭是指由婚姻、血缘或收养关系联系在一起的，两个或多个人所组成的社会生活基本单位。随着社会的发展，出现了许多新的家庭类型，如同居家庭、同性恋家庭、群居家庭等，超出了传统意义的家庭界定。因此，现代意义的家庭是家庭成员共同生活和彼此依赖的场所，通过婚姻、血缘、供养、情感或承诺关系联系在一起，家庭成员共同努力达到生活目标和满足需要，是构成社会的基本单位。包括一个人组成的特殊家庭，如单身家庭，也包括多个朋友组成的具有家庭功能的家庭，如群居家庭。情感关系是家庭关系的本质和核心。

（二）家庭结构

家庭结构是指家庭的组成及家庭成员之间的相互关系，包括家庭外部结构和家庭内部结构。家庭外部结构是指家庭的人口结构，即家庭类型，分为婚姻家庭、单亲家庭和非婚姻家庭3类；家庭内部结构是指家庭成员间的互动行为，包括家庭角色、家庭权力、家庭沟通方式和家庭价值观。

1. 家庭外部结构——家庭类型　家庭类型按婚姻状况分为三类。

（1）婚姻家庭　指被法律认可的存在至少一对婚姻关系的家庭，主要包括核心家庭、主干家庭、联合家庭和其他婚姻家庭四种类型。

1）核心家庭　指由一对父母及其未婚子女组成的家庭，也包括养父母与养子女组成的家庭，以及无子女的夫妇家庭。现代社会中核心家庭已成为主要类型，如常见的三口之家等。核心家庭的特点是：规模小、人数少、结构简单、关系单纯而稳定，但可利用的家庭资源较少，具有亲密和脆弱的双重性；核心家庭内部通常只有一个权力和活动中心，便于决策和迁移。

2）主干家庭　指由一对夫妻同其父母、未婚子女（或无子女）或未婚兄弟姐妹所构成的家庭。即纵向至少有两对或两对以上的夫妻。主干家庭的特点是：人数多、结构复杂、关系繁多，家庭功能受多重关系影响，可利用的家庭内外资源多，当家庭遇到危机时，有利于克服危机；主干家庭通常有一个核心的权力和活动中心，另有一个次中心共存。

3）联合家庭　指由至少两对或两对以上同代夫妇及其未婚或已婚子女组成的家庭，包括由父母及其两对以上已婚子女、孙子女居住在一起的家庭，或者由两对以上的已婚兄弟姐妹及其子女组成的家庭。即横向至少有两对或两对以上的夫妻。联合家庭的特点与主干家庭基本相同，有时关系更复杂，联合家庭同时存在几个权力和活动中心，因此其结构相对松散且不稳定，当各个权力和活动中心持不同看法和观点的时候，较难达成一致的决定。

主干家庭与联合家庭又合称为扩展家庭。

4）其他婚姻家庭　指虽为婚姻家庭，但家庭正处于某些特殊时期或分类的侧重点不同，包括双职工家庭、夫妻分居家庭、丈夫或妻子离家家庭、重组家庭、领养家庭、抚养家庭、断代跨代家庭、空巢家庭、丁克家庭（DINK, Double Income No Kids）等。

（2）单亲家庭　指由父母任意一方和至少一个孩子组成的家庭。例如：离婚后父母任意一方养育孩子的家庭、父母任意一方亡故后另一方养育孩子的家庭、父母分居后任意一方养育孩子的家庭、自愿单身领养孩子的家庭、非自愿单身有孩子的家庭等。

（3）非婚姻家庭　指家庭成员间不存在婚姻关系的家庭。例如：单身家庭、同居家庭、同性恋家庭、享用同一居室的人组成的家庭（如无父母的未婚子女共同居住的家庭），以及其他非亲属关系的人组成的家庭（如群居家庭）等。

2. 家庭内部结构　家庭内部结构反映家庭成员之间的相互作用及相互关系，包括四个方面。

（1）**家庭角色**　指家庭成员在家庭中的特定身份、相对位置和相互关系。家庭成员根据社会规范、道德伦理自动形成或自行分配家庭角色，执行角色行为，承担角色责任和履行角色义务。在家庭中，各成员同时扮演不同的角色，各种角色形成不同的关系，相互配合，完成家庭的整体功能。家庭成员所承担的家庭角色成功与否，是影响家庭健康的重要因素。

（2）**家庭权力**　指家庭成员对家庭的影响力、控制权和支配权。根据家庭权力中心的不同分为四种类型：传统权威型、情况权威型、分享权威型和情感权威型。每个家庭可以有多种权力结构并存，同时家庭权力结构会随着家庭生活周期、家庭事件以及社会变迁而变化。社区护士在进行家庭评估的时候，应该注意确认家庭的决策者，通过与家庭决策者的合作与协商，使其影响整个家庭，从而使家庭健康护理干预更有效地实施。

（3）**家庭沟通方式**　家庭沟通是信息在家庭成员间的传递过程。好的沟通方式能够促成家庭成员完成家庭的正常功能，不良的沟通方式则阻碍家庭功能的发挥。家庭沟通方式从内容上可分为情感性沟通和机械性沟通。

（4）**家庭价值观**　指家庭成员在价值观念方面所特有的思想、态度和信念，是家庭成员共有的判断是非的标准以及对某些事物的看法与态度。家庭价值观的形成受传统、文化、宗教和社会价值观的影响，同时也影响到家庭成员的态度和行为。家庭价值观中的疾病观和健康观等健康信念模式，会直接影响家庭成员的就医与遵医行为、不良生活方式的改变和预防保健措施的执行等，因此，社区护士在家庭健康护理中需要了解家庭的价值观，特别是疾病观和健康观，帮助家庭解决健康问题。

> **考点提示**
> 家庭的结构。

（三）家庭功能

家庭功能指家庭本身所固有的性能及功用。家庭功能决定是否满足家庭成员在生理、心理及社会各个层面的最基本需要。每个家庭都有其功能，以维护家庭的完整，满足家庭成员的需要，并使家庭成员的行为符合社会的期待。

1. 情感功能　家庭成员以血缘和情感为纽带，通过彼此的关爱和支持满足爱与被爱的需求。家庭情感包括夫妻情感、父母与子女情感、上辈与下辈情感、兄弟姐妹情感等。情感功能是形成和维系家庭的重要基础，可以使家庭成员获得归属感和安全感，它是家庭生活幸福的基础。

2. 生殖功能　家庭是生育子女、繁衍后代的基本单位，同时家庭也成为满足两性生活需求的基本单位。

3. 经济功能　家庭是社会经济分配与消费的最基本单位。家庭只有具备充分的经济资源，才能满足家庭成员对衣、食、住、行、教育、医疗、娱乐等各方面的需求。

4. 社会化功能　家庭具有将其成员培养成合格的社会成员的功能，包括传授社会知识和技巧，发展建立人际关系的能力，学会与人相处，胜任社会角色，使其树立正确的人生观和价值观等。家庭是完成社会化功能的第一和最重要的场所。

5. 健康照顾功能　具体表现为家庭成员间的相互照顾，抚养子女，赡养老人，在成员患病时提供各种照顾和支持，维护促进家庭成员的健康。

（四）家庭生活周期与护理

家庭生活周期指家庭遵循社会与自然的规律所经历的产生、发展与消亡的过程。通常从夫妻组成家庭开始，到孩子出生、成长、工作、结婚、独立组成家庭，夫妻又回到二人世界，最终夫妻相继去世。在旧的家庭终结的同时，会有新的家庭诞生，如此周而复始，维持人类家庭一代又一代的繁衍生息。根据杜瓦尔（Duvall）的家庭发展理论，以核心家庭为例将家庭生活周期分为 8 个阶段（表 3-1），家庭在每个发展阶段面临不同的家庭发展任务。所谓家庭发展任务是指家庭在各个发展阶段所面临的、普遍出现的、正常变化所致的家庭有关问题。健康的家庭会妥善处理各阶段的发展任务，使家庭逐渐成熟；问题家庭会在各发展阶段出现矛盾和危机，在家庭成员中产生相应的健康问题。社区护士应熟悉家庭各阶段的发展任务，明确家庭护理要点，帮助家庭和家庭成员预防和克服各发展阶段的健康问题，促进家庭完成发展任务，引导家庭向成熟健康的方向发展。

📖 **考点提示**
家庭生活周期各阶段的主要发展任务及护理保健要点。

　　大多数家庭都将经历一定的生活周期，但在特殊情况下，有些家庭并不经历生活周期的所有阶段，可在任何一个阶段开始或结束，如离婚和再婚，这种家庭往往存在更多的问题。

表 3-1　Duvall 家庭生活周期表

阶段	定义	主要发展任务	护理保健要点
新婚期	结婚、妻子怀孕	双方适应与沟通 性生活协调 计划生育 适应新的社会关系 孕前准备 孕中健康问题	婚前健康检查 性生活指导 计划生育指导 心理咨询 孕前体检 孕期保健
婴幼儿期	第一个孩子出生，最大孩子介于 0~30 个月	父母角色适应 经济压力 幼儿照顾 母亲产后恢复 计划免疫	母乳喂养 哺乳期性生活指导 新生儿喂养 婴幼儿保健 产后保健 预防接种
学龄前期	最大孩子介于 30 个月~6 岁	儿童的身心发育 孩子与父母部分分离（上幼儿园）	父母和儿童的心理指导 合理营养 监测和促进生长发育 疾病防治 培养良好习惯 防止意外事故
学龄期	最大孩子介于 6~13 岁	儿童的身心发育 性教育问题 孩子适应上学 逐步社会化	学龄期儿童保健 正确应对学习压力 合理社会化 防止意外事故
青少年期	最大孩子介于 13~20 岁	青少年的教育与沟通 与父母代沟 青少年与异性交往 青少年性教育 社会化问题	亲子沟通 健康生活指导 青春期教育与性教育 防止早恋早婚 防止意外事故
青年期	最大孩子离家至最小孩子离家	父母与孩子关系 孩子进入社会 父母逐渐有孤独感 疾病开始增多 重新适应婚姻关系 照顾高龄父母	心理咨询 消除孤独感 定期体检 更年期保健 婚姻关系调试

续表

阶段	定义	主要发展任务	护理保健要点
空巢期	所有孩子离家至家长退休	重新适应两人生活 计划退休后生活 疾病问题 适应与新家庭成员关系	稳固婚姻关系 防止药物成瘾 意外事故防范 定期体检 改变不良生活方式 培养休闲兴趣
老年期	退休至死亡	适应退休生活 经济及生活的依赖性高 面临病患和衰老 面临丧偶和死亡的打击	退休后角色改变 收入减少的调适 慢性病防治 孤独心理照顾 提高生活自理能力 提高社会生活能力 丧偶期照顾 临终关怀

二、家庭健康

（一）健康家庭的概念

健康家庭是指家庭中每一个成员都能感受到家庭的凝聚力，能够提供满足身心健康需要的内部和外部资源的家庭。家庭内部资源有情感支持、经济支持、维护支持、健康管理、信息和教育、结构支持等；家庭外部资源有社会资源、经济资源、文化资源、教育资源、宗教资源、医疗资源和环境资源等。

健康家庭是针对家庭整体而言，不等于家庭成员没有疾病，而是一个复杂的、各方面健全的动态平衡状态。

（二）健康家庭应具备的条件

健康家庭应具备以下五个条件：

1. 良好的交流氛围 健康家庭中的成员能够在良好的氛围中通过语言或非语言方式彼此交流，增进了解，分享理想、感觉、观念等，并相互关心。

2. 促进家庭成员的发展 健康家庭给成员足够的自由空间和情感支持，使成员有更多的成长机会。

3. 能积极面对和解决问题 健康家庭面对各种问题时，会主动承担责任，寻求解决问题的方法，即使遇到困难也不会选择逃避，而是寻求家庭内、外部资源共同解决。

4. 有健康的居住环境和生活方式 健康家庭为成员提供安全而卫生的生活环境，建立健康的生活方式，戒除和抵制不良生活方式。

5. 与社区保持联系 健康家庭能融入社区和社会，积极参加各种社会活动，充分利用社区资源满足各种需要。

（三）家庭对健康的影响

社区护士需要了解家庭与个人健康之间的关系，才能为家庭提供合适的预防保健指导，帮助家庭成员正确地处理健康问题。家庭对其个体成员健康的影响表现在六个方面。

1. 对遗传的影响 每个人的健康都会受到家族遗传因素或母亲孕期各种因素的影响，如血友病、先天性心脏病、糖尿病、高血压等。当今，先进的医学知识和技术使其中的很多健康问题和疾病可以得到预防。

2. 对生长发育及社会化的影响　家庭能为儿童的身心发育提供必要的物质条件和精神条件，对其社会化起着重要的作用。研究表明，专制、放任、严厉和溺爱型的家庭往往导致许多儿童心理问题，如：依赖、冷酷、任性、攻击性强等；而民主型的家庭能够尊重和平等地对待孩子，父母和孩子之间有充分的交流，孩子能变得独立、自主、开朗、直率、亲切、懂得与人合作和分享等。

3. 对生活方式的影响　家庭成员的健康观和生活方式往往相互影响，良好的生活方式可以促进家庭成员的健康，不良的生活方式可能成为所有家庭成员的健康隐患。常见的不良生活方式有：久坐不动，长时间使用手机或电脑，很少参加体育锻炼，三餐无规律，不吃早点，高脂，高热量，高盐饮食，熬夜，不定期体检，家庭交流不足等。

4. 对疾病发病、传播、死亡的影响　同一家庭内的成员在疾病发病、传播、死亡等方面会相互影响，甚至具有相似性，与遗传、家庭环境、家庭支持度、家庭成员间相似的健康观、疾病观、求医和遵医行为、生活方式与习惯等均有关。如高血压的发病与遗传有关，也与受家人影响产生的不良生活方式和习惯有关，如吸烟、高盐饮食、过量饮酒、缺乏体育锻炼等；家庭成员不良的健康观、疾病观、求医和遵医行为会影响高血压的诊治；家庭成员对高血压患者的关心、照顾程度，以及能否按时监督服药对高血压及其并发症的治疗和控制至关重要。

疾病在家庭中的传播多见于感染（如流行性感冒、沙眼、肝炎、性传播疾病等）和神经症。不完整的家庭，如丧偶者、离婚者和独居者的死亡率均比婚姻关系正常者高。家庭关系不和睦，往往是一些家庭成员选择自杀的诱因。

5. 对求医和遵医行为的影响　家庭成员的求医和遵医行为受到家庭的健康观和疾病观的影响。童年时期家庭中成年人对待疾病的态度和观念会潜移默化地影响到个体成年后的疾病观，进而影响求医和遵医行为。个别家庭成员的频繁就医和对医护人员的过分依赖，往往暗示家庭功能的障碍，提示家庭照顾与支持的不足。

6. 对康复的影响　家庭支持对慢性疾病患者或残疾人群的康复影响较大。慢性疾病患者和残疾人群面临终身的带病生存状态，疾病和残疾给个人带来身体上的不适、心理和情感上的痛苦以及社会孤立感或自卑感，家庭支持能够提供物质上的保障、情感上的安慰、精神上的鼓励，协助个体参与社会活动。足够的家庭支持能对个体的康复带来积极的影响。

三、家庭健康护理

（一）家庭健康护理概念

家庭健康护理是以家庭为单位，以家庭理论为指导思想，以护理程序为工作方法，护士与家庭共同参与，确保家庭健康的一系列护理活动。家庭健康护理通过家庭访视和居家护理得以实现。

（二）家庭健康护理目的

社区护士通过开展家庭健康护理，充分发挥家庭的健康潜能，帮助家庭和家庭成员解决各种家庭健康问题，目的是维护和提高家庭的健康水平及自我保健功能。家庭健康护理的核心是家庭健康。

（三）家庭健康护理内容

1. 家庭各成员的健康 通过对家庭各成员提供预防、保健、康复、健康教育和健康指导等服务内容，维护和促进家庭各成员的健康，包括提高家庭成员自我保健、自我照顾和自我康复的能力。

2. 家庭成员间的相互作用关系 通过促进家庭成员间的沟通、交流、角色适应、分工协作等，完善家庭结构和功能，特别是家庭的整体健康出现问题时，如家庭成员患病、意外死亡等。

3. 家庭整体的健康与社会之间的关系 即家庭与社会的沟通，家庭利用社会资源和社会援助系统的情况。

（四）家庭健康护理程序

家庭健康护理程序是以家庭为单位的整体护理模式，是家庭健康护理的主要工作方法，包括评估、诊断、计划、实施和评价。社区护士广泛收集有关家庭结构、功能、发展阶段和健康状态的资料，评估判断家庭健康问题，提出家庭健康护理诊断，结合家庭的需要和现有的资源拟定家庭护理计划，通过提供必要的指导与支持，确保计划的实施，最后，评价家庭健康问题是否得到解决，由此决定是修改计划还是终止计划。

1. 家庭健康护理评估 是为确定家庭存在或潜在的健康问题而收集主客观资料的过程，其目的是为进行有针对性的援助提供有效依据。资料来源主要是对家庭直接的观察与面对面的交谈，以及既往的病历记录、体检、实验室检查或相关人员的介绍。

（1）评估内容 收集与家庭健康相关的资料，明确健康问题给家庭带来的影响，家庭自身应对问题的能力及方式、方法。

1）弗里德曼（Friedman）家庭评估模式 包括 7 个方面的内容——家庭一般资料、家庭中患病成员的状况、家庭发展阶段及其发展任务、家庭结构、家庭功能、家庭与社会的关系、家庭应对和处理问题的能力与方法。

2）萨洛佩克（Salopek）以健康家庭六大特点为基础的评估模式 包括 6 个模块——家庭互动、积极应对、个人发展、家庭环境、角色关系和联系社区。

（2）常用评估工具 常用的家庭健康护理评估工具有：Friedman 家庭评估表和 Salopek 家庭评估表、家系图、家庭圈、家庭关怀度指数和家庭社会关系图。

1）Friedman 家庭评估表 包括 7 个方面共计 34 项内容（表 3-2）。使用时应根据家庭具体情况选择评估内容，并不需要覆盖所有内容。

表 3-2　Friedman 家庭评估表

评估项目	评估具体内容
家庭一般资料	1. 家庭住址及类型
	2. 家庭成员职业、年龄、教育程度
	3. 家庭成员生活习惯（饮食、睡眠、家务、育婴、休假）
	4. 家庭经济（主要的收入来源、医疗保险等）
	5. 家庭成员健康状况及家族史
	6. 家庭健康管理状况
	7. 住宅环境（对家庭成员的健康有无危险）
	8. 社区环境（与邻居和友人的交往、社会保健设施有无）
	9. 家庭文化背景、宗教信仰、社会阶层

评估项目	评估具体内容
家庭中患病成员的状况	1. 疾病的种类和日常生活受影响的程度 2. 预后状况的推测 3. 日常生活能力 4. 家庭角色履行情况 5. 疾病带来的经济负担
家庭发展阶段及其发展任务	1. 家庭目前的发展阶段及发展任务 2. 家庭履行发展任务的情况
家庭结构	1. 家庭成员间的关系（患者与家庭成员间、家庭成员间） 2. 沟通与交流（思想交流、情感交流、语言交流） 3. 家庭角色（原有角色和变化后角色） 4. 家庭权力 5. 家庭与社会的交流（收集和利用社会资源的能力） 6. 价值观与信仰
家庭功能	1. 家庭成员间的情感 2. 培养子女社会化的情况 3. 家庭的自我保健行动
家庭与社会的关系	1. 家庭与亲属、社区、社会的关系 2. 家庭利用社会资源的能力
家庭应对和处理问题的能力与方法	1. 家庭成员对健康问题的认识（疾病的理解和认识等） 2. 家庭成员间情绪上的变化（不安、动摇、压力反应） 3. 家庭战胜疾病的决心（家庭成员参与护理情况等） 4. 应对健康问题的方式（接受、逃避、角色转变与调整等） 5. 生活调整（饮食、睡眠、作息时间） 6. 对家庭成员健康状况的影响（疲劳、失眠、精神压力性疾病） 7. 经济影响

2）Salopek 家庭评估表　该表依据健康家庭六大特点设计，包括两个部分：第一部分为家庭成员人口学信息，包括出生日期、性别、婚姻状态、教育、职业、社区参与和经济状态；第二部分包括 6 个类别共 26 个条目（表 3-3），每个条目根据发生频率为从不、很少、偶尔、经常、大多数时间分别赋予 0 到 4 分，未被观察记为"N"。

表 3-3　Salopek 家庭评估表

评估项目	评估条目
家庭成员间保持有效的交流与互动	1. 所有家庭成员之间有频繁的沟通吗 2. 冲突得到解决了吗 3. 家庭成员之间的关系是支持性的吗 4. 爱和照顾在家庭成员之间表现出来了吗 5. 家庭成员合作性地工作吗
积极应对问题	6. 家庭知道什么时候需要做出改变吗 7. 家庭以接受性的态度对待新思想吗 8. 家庭积极寻找资源吗 9. 家庭很好地利用资源吗 10. 家庭创造性地解决问题吗
增进个人成长与发展	11. 家庭对其成员发展性需要做出恰当反应了吗 12. 家庭包容不一致的意见吗 13. 家庭接纳每一个成员吗 14. 家庭促进成员的自主性吗

续表

评估项目	评估条目
健康的家庭环境和生活方式	15. 家庭生活方式是促进健康的吗
	16. 生活条件是安全和卫生的吗
	17. 情感氛围有利于健康吗
	18. 家庭成员实践好的健康促进措施了吗
建立有效的角色关系	19. 决策任务分派给恰当的人选了吗
	20. 家庭成员的角色分派满足家庭需要吗
	21. 任务的分配是灵活的吗
	22. 对于家庭发展阶段的控制是恰当的吗
保持与社区的联系	23. 家庭有规律的参与社区活动吗
	24. 家庭选择和使用外部资源吗
	25. 家庭知道外部世界发生的事件吗
	26. 家庭试图了解外部的问题吗

知识拓展

家庭生活压力事件

Holmes 和 Rahe（1967）让被调查者将 43 个最常见的生活事件按压力感的大小和调适的难易程度排出顺序，结果发现，15 个最具压力感的事件中有 10 个是来自家庭生活事件，说明家庭成员绝大多数的压力来自于其家庭内部。1985 年张明园等人以上海、江苏等 10 个省市正常人为常模，编制了适合我国的正常中国人生活事件量表，通过 LCU 值（life change units）对 65 个常见生活事件对生活的影响进行了测量，其中丧偶的 LCU 值最高为 110，其次是子女死亡，为 102。一个人如果在一年内生活变化单位（LCU）超过 200 单位，则发生身心疾病的可能性增高，如果超过 300 单位，第二年发病的概率达 70%。社区护士应评估重要生活事件对服务对象及其家庭的影响。

3）家系图　又称为家庭结构图。通过符号描述家庭人口学信息、家庭结构、家庭重要事件、家庭成员之间的关系、健康状况及遗传史等。家系图的特点是综合性强、简单明了、直观，能帮助社区护士迅速了解和评估家庭，识别家庭中的危险因素，进而确定家庭健康护理的重点服务对象，并给予健康指导。

家系图可作为家庭健康档案的基本资料，一般可在 10~15 分钟内完成，其内容可不断积累和完善。标准的家系图一般由 3 代或 3 代以上的家人组成，包括夫妇双方的所有家庭成员。具体的绘制原则有：①一般包含至少 3 代人；②可以从最年轻的一代人开始向上追溯，也可以从本次的护理对象这一代开始分别向上、向下延伸；③长辈在上，晚辈在下，同辈中，长者在左，幼者在右，夫妻中，男在左，女在右；④在每个人的符号旁边标注年龄、出生或死亡日期、主要健康问题（如患有的遗传病、慢性病、传染病等），还可根据需要标注家庭成员的基本情况（如职业、文化程度等）、家庭决策者、重大生活事件发生的时间（如结婚、离婚、生产等）；⑤用虚线圈出与护理对象在同一处居住的家庭成员；⑥使用简明扼要的符号，并说明所使用的所有符号。

家系图绘制中常用的符号详见图 3-1。完整的家系图绘制范例见图 3-2。

男　　女　　　　　　　死亡　　　　　家庭护理特定对象

1983
结婚及年代

1990
同居及年代

1993
分居及年代

1995
离婚及年代

血亲通婚

婚姻关系不和谐

婚姻关系亲密谐

婚姻关系过度亲密

婚姻关系既亲密又有冲突

支配关系

哥哥　妹妹
孩子出生顺序

领养的孩子

异卵双生

同卵双生

怀孕

人工流产

自然流产

死产

已婚男人与其他女人同居

两次婚姻，女孩归前妻

虚线内的人共同居住

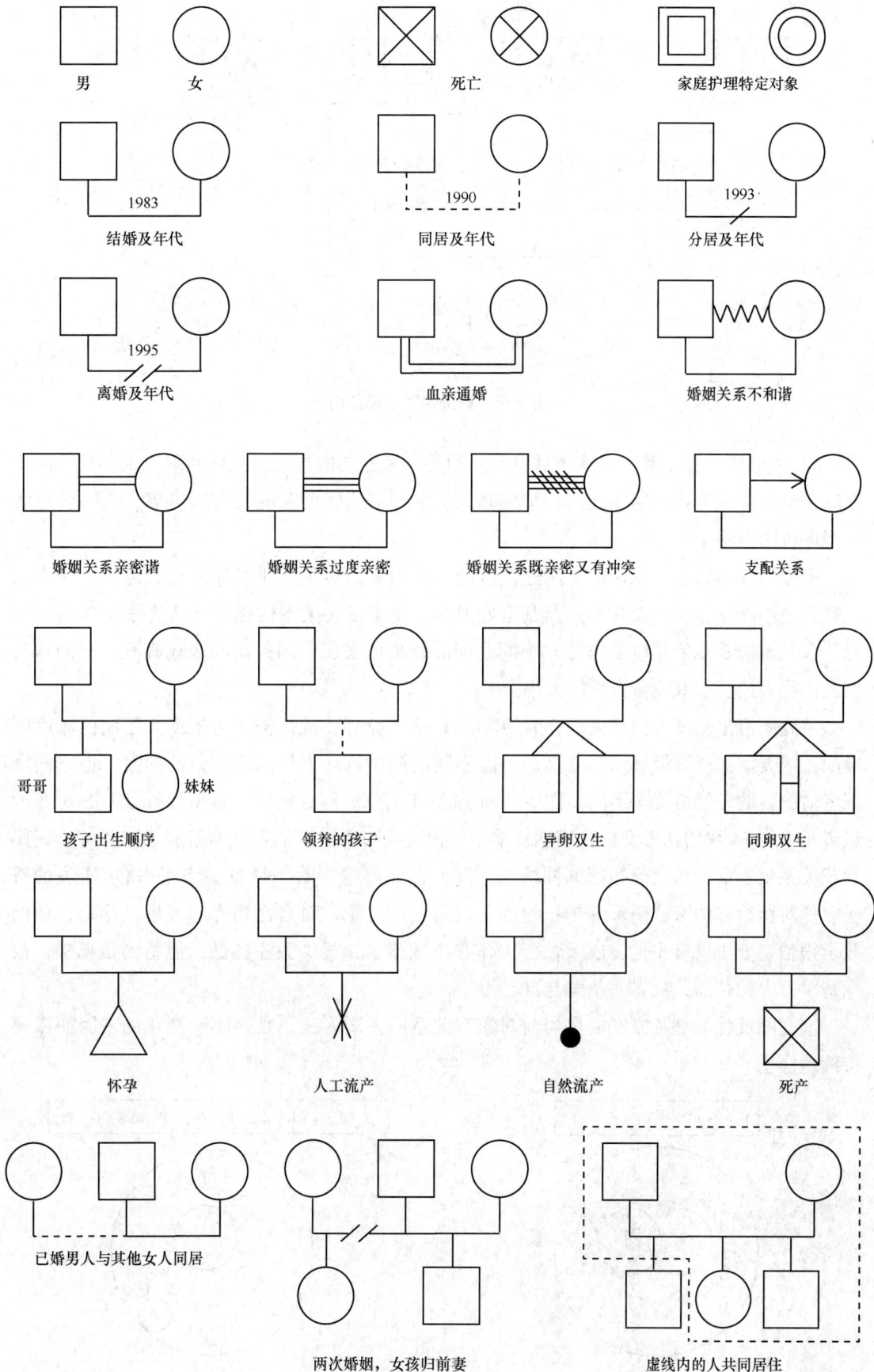

图 3-1　绘制家系图的常用符号

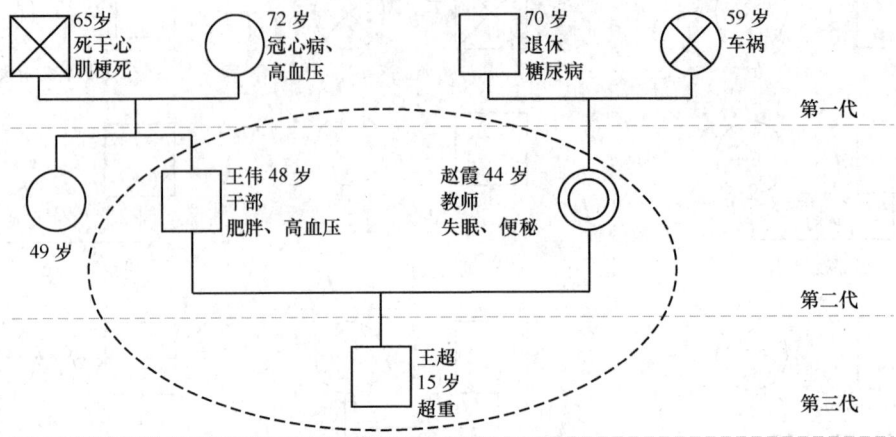

图 3-2　完整的家系图范例

4）家庭圈：是由某一家庭成员自己画的关于家庭结构与家庭关系的图，主要反映一个家庭成员对家庭关系的感性认识、情感倾向、家庭成员间关系的亲疏程度等，是一种患者主观评价的方法。

家庭圈具体做法：先让某个家庭成员画一个大圈，表示其所在的家庭，再在大圈内画上若干个小圈，分别代表其本人及其家庭成员，也可以在大圈内画出他认为很重要的"家庭"其他部分，如家里的宠物等。小圈之间的距离代表成员间关系的亲疏程度，小圈本身的大小代表成员权威或重要性的大小。

家庭圈可由测试者独立完成，大约需要 10～15 分钟，社区护士可根据其绘制的家庭圈提问，或要求测试者解释图的含义。可能不同的测试者画出相同或类似的图案，但不同测试者对图案的解释可能会不同。图 3-3 和图 3-4 的家庭圈分别由两名患者所绘，图 3-3 的患者是一位 14 岁的初中女孩，因感冒前来就诊，她对所绘制的家庭圈解释为：爸爸、妈妈和我关系很融洽，遇到问题能共同协商，我们彼此尊重。图 3-4 的患者是一位 74 岁的爷爷，他对所绘制的家庭圈解释为：他的儿媳是一家之主，对自己嫌弃、疏远又冷落，他的儿子很怕媳妇也没有主见，成天忙于工作和照顾孩子，很少关注自己，他感到很孤独，极少请求家人的帮助，只有一条狗与自己为伴。

家庭圈反映的是某家庭成员当前对家庭关系的主观看法，是会不断变化的，因而需要持续地修正。

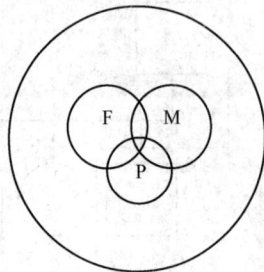

图 3-3　14 岁初中女孩所绘家庭圈

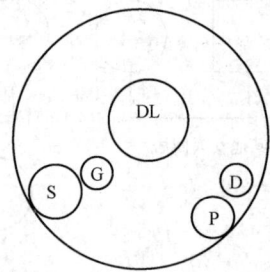

图 3-4　74 岁爷爷所绘家庭圈

5）家庭关怀度指数：由 Smilkstein 设计的家庭关怀度指数量表（APGAR 量表）常用于快速了解和评价家庭功能。主要反映家庭中的个体对家庭功能的主观满意程度，不能完全反映家庭作为一个整体的功能状况。由于量表问题较少，易于回答，评分简单，可以粗略、快速地评价家庭功能，是最为常用的家庭功能评估方法。

APGAR 量表共有两个部分。第一部分测量个人对家庭功能的整体满意度，包括 5 个维度（其名称和含义详见表 3-4），共 5 个题目，分为经常这样、有时这样、几乎很少三种程度，分别赋予 2、1、0 分（表 3-5）。评分标准为：总分 7~10 分表示家庭功能良好，4~6 分表示家庭功能中度障碍，0~3 分表示家庭功能严重障碍。第二部分用于了解个人与家庭其他成员间的关系，分为好、一般、不好三种程度（表 3-6）。

表 3-4　APGAR 量表中各指标的名称和含义

名称	含义
A 适应度（adaptation）	家庭遭遇危机或压力时，利用家庭内外资源解决问题的能力
P 合作度（partnership）	家庭成员分担责任和共同做出决定的程度
G 成熟度（growth）	家庭成员通过互相支持所达到的身心成熟程度和自我实现程度
A 情感度（affection）	家庭成员间相互关爱的程度
R 亲密度（resolve）	家庭成员间共享相聚时光、经济资源和空间的程度

表 3-5　APGAR 量表（第一部分）

维度	评估问题	经常这样	有时这样	几乎很少
适应度	当我遇到问题时，可以从家人处得到满意的帮助	□	□	□
合作度	我很满意家人与我讨论各种事情及分担问题的方式	□	□	□
成熟度	当我希望从事新的活动或发展时，家人都能接受且给予支持	□	□	□
情感度	我很满意家人对我表达情感的方式以及对我情绪（如愤怒、悲伤、爱）的反应	□	□	□
亲密度	我很满意家人与我共度时光的方式	□		□

表 3-6　APGAR 量表（第二部分）

按密切程度将与您住在一起的人（配偶、子女、重要的人、朋友）排序			跟这些人相处的关系（配偶、子女、重要的人、朋友）		
关系	年龄	性别	好	一般	不好

如果您和家人不住在一起，您经常求助的人（家庭成员、朋友、同事或邻居）			跟这些人相处的关系（家庭成员、朋友、同事或邻居）		
关系	年龄	性别	好	一般	不好

6）ECO-MAP 图：用于直观地反映以家庭护理特定对象为中心，家庭内外的相互作用、家庭成员间的亲密程度、家庭主要社会关系和可利用的资源。为社区护士广泛利用家庭内、外资源帮助解决家庭健康问题提供依据。家庭外资源用圈的大小表示资源的多少，用不同的连线表示这些资源与家庭之间的联系程度（图3-5）。

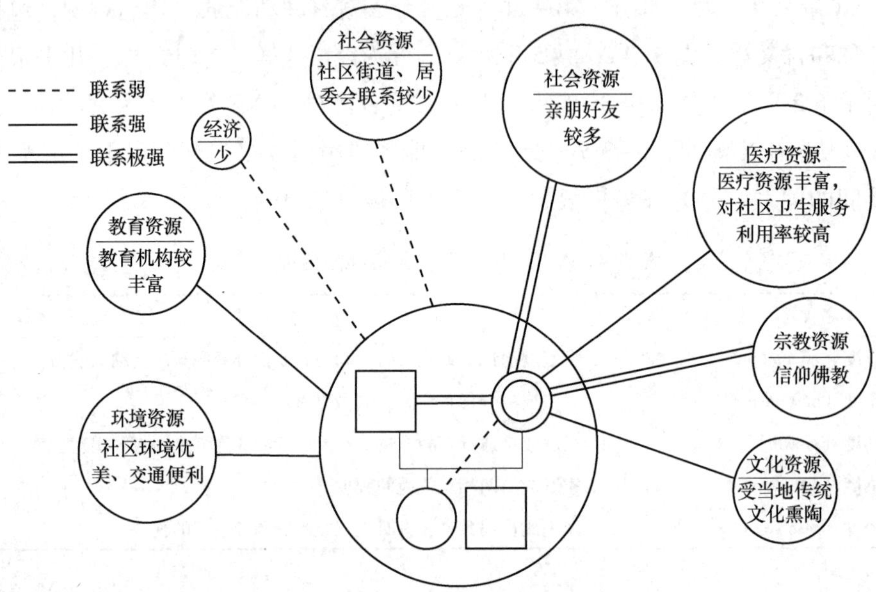

图 3-5　ECO-MAP 图

（3）评估注意事项　①建立信任关系。社区护士应有意识地和家庭建立相互尊重和信任的关系，了解家庭成员的真实想法和感受，有利于社区护士收集到有价值的资料而确定有效的干预措施。②收集资料要全面、有价值。收集资料时除收集家庭中患病成员的资料，还要收集家庭其他成员的资料，同时注意收集与家庭功能、家庭发展阶段、家庭环境及家庭利用资源状况等相关的资料，并能充分利用其他医务工作者收集的资料，如医院的病历记录、社区居民健康档案等。③多样化和动态性。不同的家庭有其各自的特点，同一家庭的健康也是动态变化的，社区护士应掌握家庭的多样性和动态变化，有针对性的开展家庭健康护理。④正确地分析、判断和调整计划。在客观、动态地收集资料的前提下，社区护士应用专业知识，站在对方的立场分析判断家庭存在的健康问题，避免主观判断，并随着家庭健康问题的变化不断调整计划。

2. 家庭健康护理诊断　是社区护士根据评估收集的资料，对家庭目前存在的或潜在的主要健康问题进行判断，确定需要援助项目的过程。

（1）确定家庭健康问题　这些问题可能来自于患病的家庭成员给整个家庭带来的变化、家庭在特定发展阶段未完成的任务、某些方面的家庭功能未正常发挥、家庭遇到突如其来的生活事件等，社区护士需逐一列出这些问题。

（2）分析家庭健康问题之间的关系　家庭健康问题不是孤立出现的，需要社区护士从家庭整体上分析各种健康问题之间的关系及其相互影响，据此掌握家庭整体护理需求，以便对家庭提供护理援助。

（3）形成家庭健康护理诊断　家庭健康问题可能涉及家庭中的个人、某些或所有家庭成员、家庭与社区之间的关系等，社区护士相应地做出家庭健康护理诊断，可采用PES的表述方式（详见第二章）。

（4）确定家庭护理诊断的优先顺序　有些家庭健康问题需要社区护士提供紧急援助，有些问题要求社区护士维持现状、继续观察，待家庭自行解决。当家庭护理诊断不止一个的时候，社区护士需要判断解决每个问题的轻重缓急以及处置的优先次序。

3. 制订家庭健康护理计划　是根据家庭健康护理诊断选择恰当的护理干预措施的过程。

（1）制订护理目标　家庭护理目标是指在实施护理干预后，家庭成员在认知、行为及情感上的改变，以及家庭在角色关系、内部沟通、整体功能发挥、发展任务完成等方面的改变，可分为长期目标和短期目标。目标的确立需要考虑家庭成员的意愿、家庭的特点和实际条件、社区护士自身的能力以及社区可利用的资源等。

（2）制订护理干预计划　护理干预计划应包括 4 个 W 和 1 个 H（when、where、who、what、how）的内容，即：什么时候、在哪里、谁去做、做什么和怎样做的问题。

（3）制订护理评价计划　评价计划可依据家庭护理的目标和行动计划来制订，社区护士应当考虑什么时候评价、评价什么内容、采用什么样的评价方法和评价工具，以了解护理措施的执行情况、是否有效和达到预期目标等，为继续执行、修改或终止行动计划提供依据。

4. 实施家庭健康护理计划　实施家庭健康护理计划是将家庭健康护理计划付诸实践的过程。实施的内容可以概括为 3 个方面：帮助个体家庭成员、促进家庭内部互动、增强家庭与社会的联系。而 Smith 把家庭作为护理对象，将实施内容归纳为以下 5 个方面。

（1）帮助家庭应对疾病　社区护士通过提供信息、实际支持和情感支持，能够帮助家庭顺利地应对危机，如：介绍疾病相关知识、教会患者及家属疾病照顾的技能、提供患者和家属表达情感的机会、联系当地的患者互助组织及一些具体的护理照顾（给氧、静脉输液、伤口换药等）。同时，社区护士应当发掘家庭内部的资源和优势，有意识地引导家庭去思考压力的意义和怎样应对，必要时建议应对的策略。

（2）教会家庭适应发展性改变　当家庭面临发展性的转变时，需要学习新的知识和技能去适应家庭发展阶段的改变。例如，当家庭的第一个孩子出生，父母需要学习正确的育婴知识和必要的技能。社区护士能够预见性地提供教育和指导，帮助家庭提前做好准备，应对即将来临的转变。

（3）帮助家庭获得所需资源和支持　社区护士能够帮助家庭充分利用内外资源和增强可获得的社会支持。首先，社区护士了解家庭内外资源，特别是社区内的互助团体、政府的福利政策、医疗资源等，帮助家庭确认和使用这些资源。其次，社区护士采用推荐转诊、电话随访、入户访视、介绍参加社区自助小组等方式，帮助家庭增强其社会支持网络，包括正式的支持网络（卫生保健专业人员）和非正式的支持网络（朋友、邻居、宗教团体等）。

（4）促进家庭的内部改变　当家庭内部原有的运作模式已经不能够适应家庭发展或环境改变要求时，社区护士帮助家庭成员依据他们的价值观和想法做出决定和选择，促成积极的家庭改变，帮助家庭建立新的运作模式。

（5）帮助家庭维持健康的生活环境　工业化过程中带来的环境改变已经不可避免地影响到了家庭的健康，例如：空气污染、水污染、家装过程中的甲醛污染、食品安全问题等。社区护士通过教会家庭如何调整室内环境、向家庭介绍可能影响健康的环境因素以及防范的方法、向政府部门提出改善环境的建议等方式，促进并维护家庭环境的健康。

5. 评价家庭健康护理效果　家庭健康护理评价是对护理干预措施是否满足家庭健康相关需要和解决家庭健康问题的判断，以确定相应护理措施的价值和有效性。

（1）评价类型　家庭健康护理评价通常包括过程评价和结果评价。

过程评价是对家庭健康护理过程中评估、诊断、计划、实施等不同阶段进行的评价，其目的是指导护理目标和护理措施的调整。结果评价是对家庭健康护理措施是否达到预定目标的总评，从而决定终止、修改或继续家庭健康护理计划。

（2）评价内容　评价的内容概括为三个方面。

1）对家庭中的个体健康的评价　家庭中生病的个体是家庭健康护理的重点对象，评价内容包括：①家庭健康护理措施对患病个体的影响、个体的健康状态和生活质量；②患者及家属对疾病的了解程度；③个体对护理措施的满意程度等。

2）对家庭成员间互动的评价　把家庭看作一个整体来评价，了解家庭是否能够有效发挥其功能和解决自身存在的问题。内容包括：①家庭成员的相互理解情况；②家庭成员间的交流情况；③家庭成员的亲密度和爱心；④家庭成员判断和决策问题的能力；⑤家庭的角色分工。

3）对家庭与社区关系的评价　评价家庭对社区资源的利用情况和家庭成员改善家庭环境的努力情况。

（3）影响评价的因素　主要包括资料的可靠性、可利用的资源、家庭期望值的高低、家庭对社区护士的信任等因素均可以影响评价。

（4）评价结果　通过评价可以发现护理中存在的问题，并对问题进行分析。评价的结果有三种情况。

1）修改计划　当问题出现或实施方法不符合实际情况时，护士应和家属一起修订计划，并付诸实施。

2）继续执行计划　目标定的太高或实施的时间定的太短，到了设定的时间还有尚未实施的措施或未达到的目标，可以继续实施计划。

3）终止计划　问题得到解决并达到预定目标时，护士可以解除对该家庭的援助。

（五）社区护士在家庭健康护理中的作用

社区护士在家庭健康护理中，主要是帮助家庭成员预防和应对各发展阶段的健康问题、适应和完成家庭发展任务、获得健康的生活周期等，以此达到维持和提高家庭的健康水平及自我保健功能的目的。

1. 提供直接的护理服务和保健指导　内容包括评估服务对象的健康问题、执行护理操作和健康指导；拟定家庭护理计划，提供照护并监督照护情形和结果，建立家庭档案；协助其他专业人员对患者进行康复锻炼和日常生活能力的训练。社区护士在提供直接护理的同时，应指导患者和家属，使其达到自我护理的目的。

2. 协助家庭成员心理适应和社会适应　在家庭生活周期的不同发展阶段，或发生某些家庭生活事件时，家庭成员会面临心理和社会适应问题，如果解决不好，会使家庭陷入家庭危机。社区护士应及时帮助家庭成员利用各种资源克服困难，调整心态，提高心理社会适应能力，顺利度过危机。

3. 协助家庭改善和建立有利于健康的环境和生活　社区护士在评估社区和家庭环境后，

发现影响健康的生活环境因素，通过与家庭成员协商，在家庭经济允许范围内，改善其家庭生活环境和生活方式，使家庭成员获得安全而舒适的生活环境。

4. 协助家庭有效利用各种资源　了解家庭资源状况，评估可利用的家庭内、外资源，当家庭资源不足或缺乏时，社区护士应充分发挥其协调作用，帮助居家患者及家庭积极寻找和利用家庭外资源，协调跨专业或行业的与服务对象护理有关的服务（如医疗保险机构、居委会、街道办、老人院、社区卫生服务站、志愿者组织等）；各专业人员如护理人员、医师、康复师、营养师、药剂师、社工人员等协同完成居家患者的照顾工作。

第二节　家庭访视

故事点睛

　　旁白：张先生，男，57岁，来到社区卫生服务站，希望社区护士给予帮助。张先生的母亲李某，女，80岁，半年前意外摔倒瘫痪在床，生活完全依赖于他和妻子的照顾。母亲最近出现发热、咳痰等症状，臀部皮肤破溃，他和妻子王某照顾老人非常辛苦，妻子出现失眠、头晕、耳鸣等症状，张先生腰背疼痛加重，来站请求社区护士的援助。

　　人物：由2名学生扮演社区护士，3名同学分别饰演张先生和其妻子王某、母亲李某。

　　请问：

　　1. 请说出社区护士进行家庭访视前应做哪些工作？

　　2. 第一次访视需要收集的主要资料是什么？

　　3. 针对该家庭的健康问题，社区护士应实施哪些护理措施？

一、家庭访视的概念与目的

　　家庭访视是社区护理的主要服务形式之一，是家庭健康护理的重要方法。社区护士利用家庭访视的机会接触辖区内居民和家庭，了解其健康状况，运用护理专业知识与技能完成对服务对象的家庭护理援助。

（一）家庭访视的概念

　　家庭访视是指在服务对象家庭环境中，为了维持和促进个人、家庭和社区健康而进行的、有目的的护理服务活动。社区护士通过家庭访视，能够深入服务对象家庭中，收集与家庭健康相关的真实资料，发现家庭成员及家庭整体存在的健康问题，为其提供咨询、教育、预防保健等护理服务，从而达到预防疾病和促进健康的目标。

（二）家庭访视的目的

　　1. 收集个人、家庭和社区的信息资料　通过访视实地了解家庭结构与功能、家庭生活环境与经济状况、家庭成员的健康状况及其在家庭环境中的行为等，为发现个人、家庭、社区的健康问题提供真实可靠的一手资料。

　　2. 寻求在家庭内解决问题的方法　通过家访找出影响家庭健康发展的相关因素，了解家庭支持系统的状况，直接与服务对象合作，利用家庭现有的内部、外部资源，针对家庭的特点，为其提供切实可行的家庭健康护理援助计划，解决家庭健康问题。

3. 为居家患者或残疾人提供护理服务 为在家居住的慢性病患者、精神病患者及残疾人等，提供直接、适当、有效的护理服务，减轻患者的病痛，降低就诊率。

4. 促进家庭功能的发挥 为家庭提供有针对性的促进健康和预防疾病的健康教育，提高家庭及成员的自我健康管理能力，促进家庭及成员的成长和发展，协助家庭充分发挥家庭功能，完成各阶段发展任务。

5. 与居民建立良好的信赖关系 由于家访是在访视对象所熟悉的家庭环境中进行，因此能够消除访视对象的紧张情绪，益于彼此间进行充分的交流与合作，增进居民对社区护士的信赖感，有利于社区护理工作的开展。

（三）家庭访视的类型

根据访视的目的，将家庭访视分为四种类型。

1. 评估性家庭访视 对照顾对象的家庭进行评估，为制订护理计划提供依据。常用于有年老体弱者的家庭和可能存在健康问题的家庭。

2. 预防保健性家庭访视 目的是疾病预防和健康促进。主要用于妇幼保健性访视和计划免疫等。

3. 急诊性家庭访视 临时到居民家中处理紧急问题，多为随机性。如意外伤害、家庭暴力等。

4. 连续照顾性家庭访视 为居民提供连续性照顾，常定期进行。主要用于慢性病患者、行动受限者、需康复护理的患者，以及临终患者及其家属等。

二、家庭访视对象、频率与内容

（一）家庭访视对象

社区内所有家庭成员都是家庭访视对象，但由于社区家庭和人口数量较多，社区护士很难对所有家庭进行访视，而是重点对有健康问题或潜在健康问题的家庭开展家庭访视。包括特困家庭、健康问题多发家庭、不完整家庭、具有遗传性危险因素或有残疾者的家庭、功能不完善家庭、具有慢性病患者且缺少支持系统的家庭等。

（二）家庭访视频率

可根据家庭具体情况，即家庭存在的问题和需要支持的程度确定家庭访视频率和次数。同时还需考虑社区护理工作人员数量、护理对象和社区护士的时间、护理对象需要解决问题的轻重缓急程度、国家和地方制订的卫生服务政策以及预算等。

（三）家庭访视的内容

1. 发现健康相关问题 通过评估发现家庭现存和潜在的健康问题，进行有针对性的家庭健康护理援助。

2. 提供直接护理 直接护理是指在访视中实施的实际护理活动，如伤口敷料更换、服药指导等。

3. 健康教育 有针对性的为家庭提供健康教育信息，提高家庭自我健康管理能力。

4. 咨询指导 提供健康保健知识及如何利用社会福利资源的咨询服务。

5. 协调服务 必要时协调联络其他专业人员（如康复治疗师）或相关部门（如医疗保

险机构、街道办事处、医疗机构、福利部门等）解决家庭健康问题。

三、家庭访视程序

（一）访视前准备

访视前准备工作是访视工作成功与否的关键环节，特别是对第一次接受访视的家庭更应提前做好充分的准备。访视前的准备工作主要包括选择访视对象、联络被访家庭、确定访视目的和目标、准备访视用物、安排访视路线。

1. 选择访视对象 当需要访视的对象较多时，社区护士应有计划、有重点地安排访视顺序。在安排访视顺序时，须遵循急、重、波及面广者优先的原则。即群体为先，个体为后；传染性疾病为先，非传染性疾病为后；急性病为先，慢性病为后；生活贫困、教育程度低者为先，有严重健康问题、家庭成员易产生后遗症及不能有效利用卫生资源的家庭优先。在实际工作中，既要参照优先原则安排访视顺序，也应根据具体情况进行适当调整。例如：同一天需访视多个家庭时，应优先访视免疫力差者，再访视有传染性和感染性患者的家庭。

2. 联络被访家庭 安排访视的具体时间应提前与被访家庭预约，如果访视目的是为了探访家庭的某些真实情况，如虐待儿童等特殊情况，则可以安排临时性突击访视。

3. 确定访视目的与目标 社区护士在家访前必须要明确目的，才能产生一定的效果。

（1）初次访视 对某家庭进行第一次访视前，要对被访家庭做较充分的了解，可通过查阅家庭成员健康档案、家庭成员来社区寻求帮助时提出的问题等途径，了解有关家庭的信息，包括家庭成员的健康状况、交流方式等。然后结合收集到的信息和家庭需要帮助和解决的问题，明确访视目的和预期达到的目标，制订访视计划。

（2）连续性访视 对需要连续性访视的家庭，每次访视前需了解以前的家庭护理记录及相关信息，制订明确具体的访视目标，并依据目标评价结果，进而对计划进行调整。

4. 准备访视用物 根据访视目的和家庭的具体情况准备访视用物。访视用物分为两类：一类是基本用物，包括体检工具（体温计、血压计、听诊器、手电筒、量尺）、消毒物品和外科器械（酒精、棉球、纱布、剪刀、止血钳）、隔离用物（消毒手套、塑料围裙、口罩、帽子、工作衣）、常用药物及注射器、输液管、访视记录单及地图等；另一类是根据访视目的增设的物品，如新生儿访视时增加的体重秤、母乳喂养和预防接种宣传材料等。

5. 安排访视路线 社区护士应依据访视顺序的优先原则，结合预访视家庭的预约时间、家庭住址等具体情况，设计一天内的访视路线，没有特殊情况发生则按既定计划进行访视。

（二）访视中的工作

1. 自我介绍 主要适用于初次访视。社区护士与访视对象确认住址和姓名，并向访视对象进行自我介绍，同时说明来访的目的和所需时间等。

2. 护理评估与评价 对访视对象及其家庭进行评估或评价。初次访视的任务以评估为主。评估内容包括个人评估、家庭评估、环境评估、资源评估等。初次访视不一定要求获取全部信息资料；连续性访视则是对上次访视后的护理效果进行评价，同时根据需要进一步收集资料，为调整护理计划和制订下次访视计划提供依据。

3. 计划 根据评估与评价结果，社区护士与护理对象及其家庭共同制订护理计划，以提高访视对象与其家庭的参与意识，使制订的护理计划更适合访视对象。

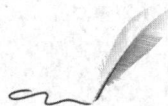

4. 实施护理干预 根据护理计划，实施健康教育、护理操作等干预措施。

5. 记录 在访视时，要对收集到的主、客观资料及进行护理援助和指导的主要内容进行简明扼要的记录。

6. 结束访视 结束访视时需与访视对象一起复习总结，核查访视内容，并确认有无被遗漏的问题，征求家庭对此次访视的意见。如果需要，预约下次访视时间，并给家庭留下访视者的联系方式，以便随时咨询。

（三）访视后的工作

1. 访视用物的处理 检查、消毒、整理使用过的物品，补齐访视的基本用物。

2. 记录和总结 整理和补充访视记录，包括护理对象的反应、检查结果、现存的健康问题、协商内容、家庭的意见和要求及注意事项等，分析和评价护理效果和护理目标达成的情况，必要时做好阶段性总结。

3. 制订或修改护理计划 根据访视收集的资料，确定家庭现存的健康问题，制订或调整原有的护理计划。对已解决的健康问题，应及时终止护理计划。

4. 协调合作 当访视时遇到超出社区护士职权范围，而又不能解决的问题时，可采取个案讨论或汇报等方式，与社区其他工作人员交流访视对象的情况，商讨共同解决的办法。对于社区内现有资源不能解决的问题，在征得访视对象同意的情况下，应与其他卫生服务机构联系，为访视对象提供转诊服务。

> **考点提示**
> 家庭访视程序。

第三节 居家护理

居家护理是慢性病患者、行动不便的老年人和残疾人及临终患者较为适宜的社区卫生服务形式，亦是住院服务形式的补充，它确保了医疗护理活动的连续性，从而达到促进健康、维护健康及疾病的预防与康复的目标。

一、居家护理的概念与目的

（一）居家护理的概念

居家护理是对需要照顾的个人及其家庭，在自己居家环境中，提供定期的专业健康照顾和护理服务，达到预防疾病、促进和维护健康的目的。居家护理是一种适应社会需求的社区护理工作方法，是以患者为核心，家庭为主体，社区护士通过传授有关保健知识给护理对象，以发挥其主观能动性，使服务对象不仅享受到家庭的舒适与温暖，而且还可以在自家内获得有计划的、连续的保健、康复和治疗等服务。

（二）居家护理的目的

随着高龄老人的增多，罹病或行动不便、生活自理能力下降需要得到照顾者日渐增多，社区护士通过居家护理，为居家老年人提供保健、护理服务，提高其生活质量。出院返家的患者，虽然病情稳定，但仍有特定的健康问题，需要在他们居住的地方，得到专业护理人员定期的照顾。居家护理的目的主要体现在以下几个方面。

1. 保持护理连续性 为出院患者提供连续性的治疗和护理，预防并发症。

2. 节约卫生资源 居家护理可以缩短患者住院日数，增加病床周转率，有利于卫生资源的合理分配。

3. 降低费用 减少家属往返医院护理时的路途辛苦,降低患者的医疗费用,减少家庭的经济负担。

4. 环境熟悉便于照护和康复 在熟悉的家中接受护理服务,有利于促进服务对象身心健康,维护患者尊严,便于家人照顾和护理患者。

5. 提高家庭成员的护理技能 提供日常生活护理指导,增加患者及家属的自我(家庭)照顾意识,学会相关的护理知识与技能。

6. 扩展护理专业领域 居家护理丰富了护理专业内涵,扩展了护理专业的工作领域,促进护理专业的发展。

二、居家护理的对象与内容

(一)居家护理服务对象

居家护理的直接对象是指各年龄层的患者,间接对象则包括家属、主要照顾者、亲朋,乃至整个社区。居家护理的直接对象包括无需住院治疗的慢性病患者,如糖尿病患者、高血压患者等;经医院治疗后病情已经稳定,但还需继续治疗或康复的患者,如术后患者;需要康复训练的患者,如截瘫患者;精神障碍患者、临终患者、高龄失能者、老年痴呆者等。

(二)居家护理工作内容

居家护理的工作内容不只局限于技术性的护理措施,也包含疾病的一级、二级、三级预防保健,可以是专业人员提供的专业性服务,也可以是非专业人员提供的日常生活服务。

1. 基础护理服务 包括:①一般伤口护理,如压疮、外伤等伤口的护理;②各种导管更换及护理,如鼻胃管、尿管等;③各种注射,如肌内、皮下、皮内、静脉注射,静脉输液等;④符合个别需求的护理措施,如小量灌肠、会阴冲洗、雾化吸入、体位引流等;⑤一般身体检查,如测量血压、血糖、病情评估等;⑥采集标本并送检,如血液、尿液、粪便及痰标本等。

2. 健康教育

3. 增进患者的心理健康

4. 进行家庭环境适应性改变的指导

5. 促进患者的营养

6. 保持良好的体位及防止压疮

7. 对生活自理有障碍者鼓励和锻炼其自立

8. 对畸形和残障的患者应实施功能康复训练

9. 指导医疗护理器械的使用

10. 发生紧急情况时的处理方法

11. 建立完善的居家护理记录及档案 一般护理记录一式三份,社区卫生服务机构一份,患者保留一份,主要的病案负责人保留一份。

12. 介绍可利用的社会或医疗资源等

三、居家护理的形式

(一)医院延续性护理服务

医院延续性护理服务也称为家庭病床,是我国常用的居家护理形式,是以家庭作为护理场所，选择适宜的病种，让患者在熟悉的环境中接受治疗和护理，既有利于促进患者康复，又可减轻家庭经济和人力负担。其服务的主要方式有：

1. 开设专科护士门诊　专科护士门诊是为高血压、糖尿病、伤口造口、静脉治疗等提供专科护理指导。也可开设免费护士专家门诊，提供出院咨询，开通热线电话，为出院后的患者提供咨询服务，并进行饮食、运动、药物及疾病相关知识的指导。

2. 建立出院患者延续护理服务中心　该中心对出院患者进行家访及电话随访，服务内容包括产妇及新生儿护理指导、慢性病护理、临终关怀，并提供护理技术服务及康复指导。

3. 开通护理网站　延续性护理网站可作为医护人员与患者交流的平台，提供查询信息、网上咨询、预约服务、健康宣教等服务项目。

4. 发放出院护理指导卡　一些患者出院时给其发放出院护理指导卡，包括服药、饮食、运动、功能锻炼、并发症的预防与观察、复诊时间等，对个别患者发放特异性的健康宣教册。

（二）以社区卫生服务中心为基础的居家护理服务

以社区卫生服务中心为基础的居家护理服务是我国目前主要的居家护理服务形式。由社区护士为本社区的服务对象提供相应的护理服务。这种类型是城市社区卫生服务网络的主要组成部分，为患者居家护理提供了服务平台。

（三）独立形态的居家护理机构

在发达国家，独立形态的居家护理机构是其主要的健康服务形式，在美国称为家庭服务中心，在日本称为访问护理中心。多由个人集资合作经营，机构是由社会财团或民间组织等设置，工作人员由医师、护士、护理员和家政服务员、访问介护员、心理咨询员、营养师、康复师及管理人员等组成。从事家庭介护的专职人员都必须持证上岗，有关证件必须经过专门福利学校培训或参加统一考试合格后，再由专门认证机关统一核发。目前在我国，这种独立形态的居家护理机构尚处于尝试阶段，发达国家正积极推广，是居家护理的发展方向。

四、居家护理程序

（一）居家护理评估

1. 评估内容　包括六个方面的内容。

（1）病史、临床表现、体检及治疗情况　包括现病史、既往史、预防接种史、用药情况以及申请居家护理的主要原因；主要临床症状和体征；实验室检查结果；并发症；有无感知觉障碍等。

（2）日常生活情况及心理社会史　包括生活史，如饮食、睡眠、运动等；日常生活能力，如更衣、饮食、清洁、排泄等；性格、兴趣及爱好；个人信仰；认知判断能力；工作性质及内容；疾病对工作影响程度等。

（3）家庭环境情况　家庭成员的构成和数量、年龄、性别、健康状况、成员间的关系等；家庭成员的护理能力；如为单身居住，有无其他支持系统；家庭居住条件及居住环境有无进一步危害服务对象身心健康的因素。

（4）社会经济情况　所在社区卫生医疗组织医疗护理服务是否完善；邻里关系情况；是否有经济困难；能否持续接受居家护理服务等。

（5）资源使用情况　所在社区资源，如卫生、福利、人力等；家庭资源，如人力、物力、支持系统等。

（6）对疾病和居家护理的认识情况　服务对象及其家属对疾病的认识；对居家护理及医务人员的看法等。

2. 评估方法　①交谈法，包括与服务对象、家属、亲友、其他医务人员及居家服务人员交谈；②查阅法，查阅服务对象的医疗护理记录、体检及其他仪器和实验室检查的结果等。

（二）确定居家护理健康问题

健康问题是服务对象生命历程所经历的，能在护理范围内得到解决的生理、精神、心理、社会文化等方面的问题。健康问题可能是现存的，也可能是潜在的，但必须是通过护理手段能解决的。可以从以下几方面考虑解决健康问题的优先顺序。

1. 服务对象感到最困难、最需要援助的问题。

2. 家庭中感到最困难的问题。

3. 服务对象和家属观点有差异的问题。

4. 从护理专业角度考虑到的护理问题。

5. 护士提供的护理与家属和本人需要相一致的问题。

（三）制订居家护理计划

1. 确定居家护理活动的先后顺序　护士收集服务对象资料，认真归纳、整理、分析后，确定其护理需要。当护理需要不止一项时，不可能在同一时间内同时满足，因此，护士应根据服务对象健康问题的轻重缓急及其意愿等，按照人的基本需要理论，结合现有资源，按先后顺序逐一满足护理需要。

2. 制订预期目标　护理目标是对希望达到的护理效果的准确描述。居家护理目标通常分为近期目标和远期目标，近期目标是针对某一护理诊断，服务对象分阶段所能达到的目标；远期目标是对服务对象所能达成的最佳护理效果的描述。制订居家护理目标时，要注意近期目标与远期目标相结合。

3. 选择护理措施　护士应科学而有针对性地选择护理措施，护理措施要具体、有指导性和可行性，护士和服务对象均能正确执行。

（四）实施居家护理计划

1. 准备　居家护理计划实施前护士要做好充分的准备工作，保证计划的顺利实施。护士应熟悉居家护理计划的详细内容，明确护理目标和护理措施，协调各种可利用的资源，提前准备好计划实施过程中需要的各种仪器设备和易耗品，并提前仔细检查和调试，确保正常使用，同时做好心理、知识与技能的充分准备。让服务对象提前了解居家护理计划的详细内容和实施计划的意义，做好沟通工作，使服务对象知情同意，积极配合。

2. 执行　是按居家护理计划执行护理措施的过程。在计划执行过程中，护士应随时监督和评价计划执行情况，并根据实际情况不断调整居家护理计划，使其最终达到护理目标。实施内容主要有遵医嘱进行护理技术操作、日常生活护理、服药指导和保健指导等。

3. 记录　护士应及时、准确、真实地记录居家护理计划执行情况，包括护理服务时间、内容、服务效果和服务对象的反应等。

（五）居家护理评价

1. 随时评价　随时评价是每次进行居家护理时的评价。

2. 定期随访性评价　对接受居家护理者每隔1~2个月进行一次全面评价，评价接受居家护理后的效果，是否实现近期目标。

3. 年度总结性评价 对长期接受居家护理者，至少每年进行一次回顾性总结评价，结合远期目标评价居家护理服务效果。评价内容包括服务对象的病情总结性评价、身心全面回顾与总结、对其他情况的总结评价。

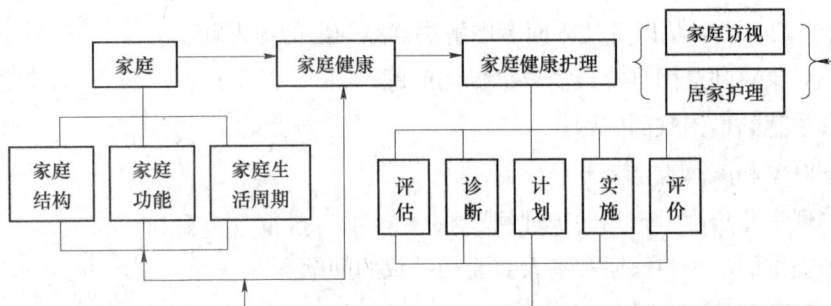

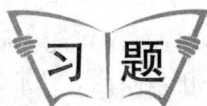

一、选择题

【A1/A2 型题】

1. 家庭关系的本质是

    A. 婚姻关系　　B. 情感关系　　C. 经济关系　　D. 伙伴关系　　E. 亲缘关系

2. 现代社会中家庭的主要类型为

    A. 联合家庭　　B. 主干家庭　　C. 核心家庭　　D. 直系家庭　　E. 复式家庭

3. 从人类社会发展的过程来看，家庭主要类型由古至今的演变次序是

    A. 联合家庭—主干家庭—核心家庭

    B. 主干家庭—联合家庭—核心家庭

    C. 联合家庭—核心家庭—主干家庭

    D. 核心家庭—主干家庭—联合家庭

    E. 主干家庭—核心家庭—联合家庭

4. 关于家庭类型，下面的陈述错误的是

    A. 核心家庭规模小、人数少、结构简单、关系单纯

    B. 核心家庭内部只有一个权力和活动中心，便于作出决定，也便于迁移

    C. 主干家庭往往有一个权力和活动中心，还有一个次中心存在

    D. 单身家庭不具备传统的家庭形式，也不行使着家庭的功能

    E. 联合家庭结构相对松散且不稳定，难以做出一致的决定

5. 下列关于家庭生活周期的说法，错误的是

    A. 根据家庭发展的特征，家庭生活周期包括新婚期、婴幼儿期、学龄前期、学龄

期、青少年期、青年期、空巢期和老年期等八个阶段

    B. 每个家庭都要经历家庭发展的各个阶段

    C. 家庭生活周期中各阶段面临的主要家庭问题是家庭发展的任务

    D. 家庭成员相互协调共同面对，可使家庭发展任务更容易完成

    E. 家庭发展任务给家庭成员带来的挑战常常是相冲突的

6. 不受家庭影响的因素是

    A. 个人的身心发展　　　　　B. 个人的性格形成

    C. 个人的经济收入　　　　　D. 个人的疾病恢复

    E. 个人的生活方式

7. 不属于家庭结构评估内容的是

    A. 沟通与交流　　　　　　　B. 家庭角色

    C. 家庭权力　　　　　　　　D. 家庭成员间的情感

    E. 价值观与信仰

8. 下列关于联合家庭，叙述正确的是

    A. 结构相对松散，家庭难以做出一致决定

    B. 家庭仅有一个权力和活动中心

    C. 是由其父母及其未婚子女组成的家庭

    D. 又称直系家庭或扩展家庭

    E. 可由一对已婚子女同其父母、未婚子女构成的家庭

9. 核心家庭的特点是

    A. 家庭内部有一个权力和活动中心

    B. 家庭内部有一个权力和活动中心，还有一个次中心存在

    C. 家庭内部同时存在几个权力和活动中心

    D. 家庭内部有一个权力中心，几个次权力中心

    E. 家庭内部有一个权力中心，几个活动中心

10. 属于家庭内资源的是

    A. 亲朋提供的经济支持　　　B. 疾病照顾能力

    C. 社会提供的物质支持　　　D. 文化资源

    E. 环境资源

11. 社区护士制订家庭护理计划时应遵循的原则是

    A. 由社区护士制订　　　　　B. 按家庭决策者的意见制订

    C. 让家庭自己制订　　　　　D. 家庭与社区护士共同制订

    E. 由社区卫生服务机构的负责人制订

12. 社区护士评价家庭成员对事物的看法及行为规范是为了评价家庭的

    A. 价值系统　　　　　　　　B. 权力机构

    C. 家庭角色　　　　　　　　D. 沟通方式

    E. 情感方式

13. 家庭访视的准备内容不包括

    A. 选择访视对象　　　　　　B. 准备家系图

  C. 确定访视目的　　　　　　　　D. 安排访视路线

  E. 预约被访家庭

14. 小亮，男，9岁，同他一起居住的家庭成员有爸爸、妈妈、奶奶和未婚的姑姑。小亮的家庭类型是

  A. 核心家庭　　　　　　　　　　B. 主干家庭

  C. 联合家庭　　　　　　　　　　D. 单亲家庭

  E. 单身家庭

15. 某夫妇，婚后无子女，一年前收养一男孩，8岁，现在他们组成的家庭类型属于

  A. 核心家庭　　　　　　　　　　B. 主干家庭

  C. 联合家庭　　　　　　　　　　D. 扩展家庭

  E. 单亲家庭

16. 丈夫患慢性病需要居家接受护理，而妻子需要上班，此家庭需要调适的家庭功能是

  A. 情感功能　　　　　　　　　　B. 生殖功能

  C. 经济功能　　　　　　　　　　D. 社会化功能

  E. 健康照顾功能

17. 王阿姨患脑梗死住院好转后于昨天出院了，社区护士要对其进行家庭访视，她应事先做的准备为

  A. 观察家庭生活环境

  B. 评估家庭的需要

  C. 了解该个案病情发展及治疗情形

  D. 引发家庭改变的动机

  E. 与其家庭成员一起商讨该患者的护理计划

18. 某社区护士小张出诊做家庭访视，家庭访视中不正确的是

  A. 为了围绕访视目的进行家访，事前应做好访视项目准备

  B. 访视前进行了电话联络，并与被访视者预约了访视时间

  C. 由于被访视者不让进入家中，站在门口交谈也能收集到需要的资料

  D. 如果被访视对象不愿意接受访视，可以以测量血压和脉搏为理由与被访视者建立信赖关系

  E. 因事不能按时访视，提前通知了被访视者

19. 某社区护士小王为病人进行居家护理，居家护理评价中错误的说法是

  A. 每次进行居家护理时的评价——随时评价

  B. 每隔半年对居家护理的病人进行一次全面评价——定期随访性评价

  C. 每年要进行一次回顾性总结评价——年度总结性评价

  D. 随时评价可随时发现问题，及时修改护理计划

  E. 年度总结性评价是对病人身心的全面回顾与总结

【A3/A4 型题】

(20~22 题共用题干)

社区李护士在对小王家访时，发现小王4个月大的女婴对声音反应迟钝，调查了解发现小王是全职妈妈，其丈夫忙于工作回家很晚，抚养照顾孩子的责任全都落到小王一人身

上，无其他亲友帮忙。小王性格内向，不爱说话，交谈声音很小，整天非常劳累。整个家访过程中，基本没对孩子说过话，也没抱孩子。

20. 该家庭属于哪种类型

A. 核心家庭   B. 主干家庭

C. 联合家庭   D. 单亲家庭

E. 单身家庭

21. 该家庭处于 Duvall 家庭生活周期中的哪个阶段

A. 新婚期   B. 婴幼儿期

C. 学龄前期   D. 学龄期

E. 青少年期

22. 该家庭最主要的健康问题是

A. 女婴对声音反应迟钝   B. 孩子照顾问题

C. 妻子性格问题   D. 妻子身体问题

E. 丈夫工作问题

二、思考题

孟某，男，46 岁，在某大学任教授、教研室主任；孟某之妻吴某，45 岁，小学教师；儿子小刚，17 岁，高中三年级学生。吴某是独生女，与其父母居住在同一城市，父亲是某企业的中层干部，母亲是会计。孟某有两个弟弟，一个妹妹，都已婚。孟某的父亲（68 岁）和母亲（65 岁）一直和其小弟一起生活。父亲是煤炭工人，目前已退休；母亲无职业，一直在家。父亲 2009 年发生脑梗死，出院后在孟家已居住 10 个多月，目前病情稳定，但意识未恢复，半身瘫痪，鼻饲饮食，二便均使用尿不湿。父亲在家中主要由其母亲照顾。

家庭出现的问题：最近孟某的母亲因照顾父亲出现健康问题，主诉腰痛，晚上入睡困难，夜间多次觉醒，晨起头晕、全身无力、疲劳。孟某确诊为原发性高血压已 5 年，近 1 个月来血压控制不好，165/100mmHg，最近忙于一项国家科研项目。高中的儿子每天补习很晚才回家，最近学习成绩有所下降。妻子抱怨孟某的弟妹不管老人，一年花钱太多，经常与丈夫吵架。孟某的弟妹们由于与嫂子关系不好，怕过来引起家庭矛盾，父亲的状态又无法转运。

请回答：

（1）试绘制家系图。

（2）作为社区护士，请对该家庭进行评估，找出该家庭的健康问题，并提出家庭健康护理措施。

（张 华）

第四章 社区儿童及青少年的健康管理与护理

学习目标

1. **掌握** 新生儿期、婴幼儿期、学龄前期保健指导及常见的儿童健康问题的护理。
2. **熟悉** 社区儿童保健和青少年保健的意义及内容。
3. **了解** 学龄期儿童与青少年保健指导。
4. 具备对社区儿童及青少年的健康管理能力。
5. 能够运用所学不同阶段儿童健康管理特点,关爱、体贴少年儿童。

第一节 概　述

社区儿童及青少年保健是指社区卫生服务人员根据儿童、青少年不同时期的生长发育特点,以满足其健康需求为目的,以解决社区内儿童、青少年的健康问题为核心,为他们所提供的综合性卫生医疗工作。儿童及青少年是社区的重点保护群体之一,其发育阶段一般可分为新生儿期、婴幼儿期、学龄前期、学龄期和青少年期5个阶段。各期之间既有区别又有联系,并相互影响,社区护士应对各发展阶段儿童及青少年进行健康指导及护理,促进儿童及青少年健康成长。

一、社区儿童及青少年保健的意义

儿童的生长发育是按照一定顺序连续渐进的动态过程,速度和过程不尽相同,生理、心理变化各异,认知及社会发展表现出与年龄相关的特性,发生的健康问题和疾病也极具年龄发育特点。社区儿童及青少年保健旨在做好新生儿、婴幼儿、学龄前儿童、学龄期儿童和青少年各阶段的系统管理。依据小儿不同的生理特点和保健重点,实施整体、连续的保健服务,促进儿童生长发育,增强体质,预防儿童常见病、多发病,降低其患病率和死亡率;推广科学育儿,提倡母乳喂养,促进早期教育,降低新生儿、婴幼儿死亡率。开展社区儿童及青少年保健是实现人人享有卫生保健的有效策略,是动员全社会共同参与的重要手段,是合理利用卫生资源的可靠措施。

二、社区儿童及青少年保健工作的内容

社区儿童及青少年保健工作主要以防治社区内儿童及青少年的健康问题为主,满足社区儿童及青少年健康的基本需要。具体内容包括对儿童及青少年的健康教育、保健指导、心理咨询、体格检查、生长发育监测、计划免疫、常见病防治等。

(一) 促进儿童及青少年的生长发育

1. 评估社区儿童及青少年的生长发育和健康状况 利用我国生长发育的标准,定期评估儿童及青少年的生长发育状况,及时发现生长发育有问题的儿童及青少年,指导其家长积极诊治,找到影响儿童及青少年生长发育的真正原因。

2. 维持儿童及青少年良好的营养状态　主动了解儿童及青少年的营养状况，指导家长及育儿机构保证摄入必要的营养。

3. 促进建立和谐的亲子关系　向其家长介绍亲子关系对孩子成长的重要意义，指导家长建立良好亲子关系的方法和技巧。

（二）预防保健及健康教育

1. 开展健康教育　运用黑板报、宣传册、讲座、游戏等各种媒介，宣传母乳喂养相关知识、常见病的防治知识、意外伤害预防知识、儿童心理健康等。

2. 预防接种　宣传预防接种的重要性，促进社区内儿童按时进行预防接种。

3. 幼托机构和学校的健康指导　社区护士要密切联系幼托机构和学校等相关机构及其人员进行儿童的体格检查，保健知识的指导和饮食卫生、环境卫生的指导。

（三）常见健康问题的管理

做好常见病、多发病和传染病的防治工作，依据季节的变化，做好传染病的宣传工作，必要时进行家庭访视，积极配合医师进行治疗。常见健康问题有新生儿黄疸、龋齿、急性呼吸道感染、小儿腹泻、营养性缺铁性贫血、肥胖、维生素 D 缺乏性佝偻病、营养不良、性健康和心理行为问题等。

（四）建立社区儿童健康档案

及时记录儿童的健康状况，为每一位社区内的儿童建立健康档案。档案内容包括儿童的姓名、性别、年龄、出生情况、生长发育状况、营养状况、社会心理状况、疾病、计划免疫情况、家庭状况等。

第二节　社区儿童及青少年的健康管理与护理

故事点睛

旁白： 患儿，女，8 个月，今日下午 3 点母亲张女士抱着女儿来到社区卫生服务站，经社区护士询问，该患儿 4 天前注射麻疹疫苗，今日午休后出现高烧、精神不振，面部、颈部、耳环出现红色斑点，体格检查未见其他异常。

人物： 由 2 名学生分别担任案例中的人物，进行即兴表演。

请问：

1. 社区护士询问，请张女士复述患儿病情并做相关检查。

2. 社区护士讲解患儿出现以上症状的原因及对患儿家属进行指导的方法。

按照我国年龄划分标准，将儿童年龄划分为新生儿期、婴幼儿期、学龄前期、学龄期和青少年期。根据各年龄阶段生长发育的特点、规律和影响因素，采取有效措施，提供营养、预防疾病、做好保健指导和健康管理，保障儿童身心的健康成长。

一、社区儿童及青少年的保健指导与护理

（一）社区儿童及青少年的特点

1. 新生儿期特点　是指从母体娩出断脐到满 28 天之前的一段时期，此阶段是新生儿离

开母体后开始独立生活的关键时期。新生儿各系统的功能从初建立到成熟,需经历一段时间调整,才能适应宫外环境。其次,新生儿抵抗力低,生理调节功能还不成熟,对外界的适应能力差,是儿童期发病率和死亡率最高的时期。

2. 婴幼儿期特点 是指出生后 28 天到 3 岁期间,其中婴儿期指的是 1~12 个月之间。婴幼儿期的生长发育比出生后任何时期都快,需大量各种营养素供生长需要,但消化功能尚不完善,容易发生消化不良和营养紊乱等疾病。其次,此期各系统发育迅速,易出现许多健康问题和意外伤害。

3. 学龄前期特点 指的是 3~6 岁的幼儿。儿童体格发育速度减慢,但语言、思维、动作、神经、精神发育仍较快,求知欲及可塑性强,认知能力进一步加强,应有意识地引导儿童进行较为复杂的智力游戏,培养其思维能力。此期虽然机体抵抗力逐渐增强,免疫系统发育很快,但尚不成熟,仍易患儿童传染病。同时学龄前期独立活动范围扩大,更易发生意外。

4. 学龄期特点 指的是 6~12 岁的小学生,也称童年期。小儿体格稳步增长,除生殖系统外其他器官发育到本期已接近成人水平,脑的形成已基本与成人相同,智能发育较学龄前期更成熟,控制、理解、分析等综合能力增强,是长知识、接受文化科学教育的重要时期。此期发病率较前低,但要注意预防近视眼、龋齿等疾病。

5. 青少年期特点 青少年期又称青春期。青春期指 12~18 岁,是由儿童发育到成人的过渡时期,是生长发育的突增期,其生理、心理上发生巨大变化。此期身体发育加快,体重、身高增长,生殖器官迅速发育并趋向成熟。并且由于神经内分泌调节不够稳定,常致心理、行为、精神方面出现偏差,接触社会机会增多,遇到许多新问题,容易发生情绪的波动。

(二) 社区儿童及青少年的保健指导与护理

1. 新生儿期社区保健指导与护理 此期的主要保健任务为新生儿健康检查、日常生活指导和育儿知识的传授等。

(1) 日常保健指导与护理

1) 合理喂养 提倡母乳喂养。母乳是最理想的天然食品,母乳喂养是最合理的喂养方式。母乳中含有新生儿生长发育所必需的营养物质,比例适当,易被吸收和利用;母乳喂养可以促进新生儿智力发育,促进母子感情;母乳含有各种免疫球蛋白和各类免疫细胞,可以抵御多种疾病,增强婴儿的抗病能力。母乳喂养应注意:①从按需哺乳到每隔 3~4 小时的按时哺乳;②母乳分前奶和后奶,哺乳开始部分是前奶,其蛋白质含量丰富而脂肪含量低于 1%;哺乳最后部分是后奶,其脂肪含量达 7%~8%,因此尽可能使婴儿吸空后奶;③多吸和频吸能促进乳汁分泌。若无母乳或母乳不足,指导正确的混合喂养和人工喂养方法。混合喂养就是用牛奶、配方奶粉或其他代乳品补充母乳的不足。

2) 保暖 新生儿居室应阳光充足,空气清新,温度宜保持在 22~24℃,相对湿度保持在 55%~65% 左右,且应根据气温的变化随时调节环境温度和衣被包裹。

3) 清洁 注意保持皮肤清洁,每天沐浴。浴前用物准备:浴盆、大小毛巾、小儿沐浴产品、小儿润肤露、棉签等。沐浴前环境准备:关紧门窗、室温维持在 26~28℃,水温维持在 30~40℃ 左右。沐浴时间勿选择在喂奶后 1 小时内,以避免体位的变换而溢乳。沐浴顺序:面、头、颈、上肢、躯干、下肢、腹股沟、臀和外生殖器。

4）抚触　抚摸有利于增强机体免疫力，促进健康发育，促进父母与婴儿建立亲密的关系和感情。抚触时房间温度应保持25℃左右，哺乳后1小时或沐浴后进行抚触，每天抚触3次，每次以15分钟为宜。操作者与婴儿采取舒适体位，双手要温暖，先轻轻按摩，随后逐渐增加压力以便婴儿适应。抚触的步骤与手法：①脸部抚触，有利于舒缓紧绷的脸部。用双手拇指从前额中间往外推压，同样用双手拇指从眉头、眼窝、人中和下巴往外推压，划出微笑状。②手部抚触，以增强新生儿的灵活反应。将新生儿双手下垂，用一只手捏住其胳膊，另一只手从上臂到手腕轻轻挤捏，然后用手指按摩新生儿手腕处。同样方式按摩另一只手。然后双手夹住新生儿手臂，上下滚搓，并轻捏其手腕和小手。确保手部不受伤的前提下，用拇指从掌心按摩至手指端。③胸部抚触，使呼吸通畅，促进循环。用双手放在两侧肋缘，右手向上滑至新生儿右肩，然后复原，换左手同样动作进行抚触。④腹部抚触，有助于肠胃活动。用指腹以顺时针方向按摩腹部，但在脐痂未脱落前不要按摩腹部。⑤腿部抚触，以增强运动协调功能。按摩新生儿大腿、膝、小腿，轻轻挤捏大腿部至踝部，按摩脚踝和足部。双手夹住新生儿小腿，上下滚搓，并轻捏脚踝和脚掌。确保脚踝不受伤的前提下，用拇指从脚跟处按摩至脚趾端。⑥背部抚触，旨在舒缓背部肌肉。双手平放在新生儿背部，从颈部向下按摩，并用指腹轻轻按摩脊柱两侧的肌肉，然后再从颈部沿脊柱向下做迂回运动。

5）脐部护理　新生儿脐带残端24小时左右保持干燥，7天左右自行脱落，脐窝部创面一般2周左右愈合。每天用棉签蘸取75%乙醇消毒脐带残端及周围1~2次，由内向外旋转式消毒，然后用无菌纱布包扎。注意观察脐部有无局部发红、发硬、脓性分泌物等炎症表现，以便及时就诊。平时应注意尿布勿覆盖住脐部，以免尿、粪污染脐部。

（2）预防疾病和意外　该时期最容易出现的事故是窒息，因此指导母亲哺乳时要注意乳房不要堵塞新生儿口鼻，新生儿使用的被子不要盖住头，冬季外出时不要包裹得过紧、过严，避免堵住新生儿的口鼻。若发现新生儿发生意外窒息，应立即去除引起窒息的原因，保持呼吸道通畅，若新生儿心跳呼吸停止，立即做心肺复苏，同时快速送入医院。

> **考点提示**
> 新生儿日常保健指导的内容。

2. 婴幼儿期保健指导与护理　此期的主要保健任务为喂养与婴幼儿营养，促进感知觉、语言和动作的发展，做好预防接种工作，养成良好生活习惯以及预防意外伤害的发生等。

（1）日常生活指导与护理

1）合理喂养　母乳是0~6个月婴儿最合理的营养餐，能提供6个月以内婴儿所需的全部营养。因此婴幼儿6个月前提倡纯母乳喂养，以实现婴儿的最佳生长发育和营养需要。继续母乳喂养可至2岁或2岁以上。断奶宜选择秋冬季为宜，先逐步减少每日哺乳的次数，以配方奶粉、粥等代替。婴儿长到4~6个月后酌情添加辅助食品，辅食添加以由少到多、由稀到稠、由细到粗、由一种到多种为原则，同时提醒家长观察婴儿的粪便，以了解婴儿对食品的适应情况。给婴儿添加辅食的顺序：4~6个月，强化铁米粉、菜泥、果泥；6~7个月，稀饭、烂面条、菜沫、蛋黄、鱼泥、豆腐；8~9个月，肉末、动物内脏、烤馒头片、磨牙棒（饼）、鸡蛋；10~12个月，稠粥、软饭、碎肉、碎菜、馄饨。

2）排便习惯　家长应及时对幼儿进行大小便训练，大小便训练应避免冬季。

通常大便训练宜在1岁以后，幼儿可以久坐或可以站立，大便有规律，每次大便都有特殊表情或声音时，即可开始训练。小便训练通常在 1.5~2 岁，幼儿小便次数减少而量增多时，开始训练。

3）衣着与睡眠　婴幼儿应选择简单、宽松、穿脱容易和方便四肢活动的衣服。尿布使用柔软、吸水性强的棉布。鼓励婴幼儿定时独立睡眠，婴儿睡眠方式个体差异较大，注意经常更换婴儿的位置，以免面部和头部变形。

4）卫生和活动　注意皮肤清洁，外出活动后注意手的卫生，每天给婴儿洗澡。应经常带婴儿进行户外活动，呼吸新鲜空气，晒晒太阳等。

（2）促进感知觉发展　感知觉是一种简单的基本认识过程，它是人类对客观事物认识的第一步，婴儿期是与照顾者建立信任的关键期，幼儿期是培养小儿各种良好的习惯及意志品质的好时机，因此，应积极促进婴幼儿的感知觉发展，注重信任的建立，培养婴幼儿良好的行为习惯，并结合婴幼儿的特点和生活实践，训练婴幼儿由近及远认识生活环境，培养他们的观察能力、适应能力、意志能力，促进感知觉的发展。

（3）预防意外伤害　意外事故是婴儿期第一死亡原因，因此应向家长特别强调预防事故发生。婴儿期常见的意外事故包括吸入异物、窒息、中毒、烧伤、烫伤等。指导家长把婴儿放在安全的地方，防止跌倒或坠床、烧伤和烫伤，让婴儿远离火源、热源和电源，妥善放置药品或有毒物品。防止包裹过严、溺水等造成窒息。

3. 学龄前期保健指导与护理　此期的主要保健任务为平衡膳食、促进儿童思维的发展、指导入托机构的准备以及协助幼托机构进行儿童保健。

（1）平衡膳食　此期儿童饮食接近成人，为供应儿童生长发育需要，膳食搭配力求多样化、粗细交替，避免进食过于油腻、辛辣、刺激性大的食品。小儿食欲受活动和情绪影响较大，指导家长掌握促进食欲的技巧，并给予营养知识、食品卫生等健康教育。

（2）促进思维发育　家长可以有计划的组织一些游戏，让幼儿在其中扮演一些角色，体验社会中的各种人际关系，培养幼儿感知、计划、综合判断能力和集体主义精神，促进幼儿的思维发育。

（3）保护视力　多向孩子讲解近视眼的危害，使孩子养成良好的用眼习惯，指导孩子不在暗淡的光线下看书，不要趴在桌子上写作业或躺在床上看书等。定期带孩子去医院检查视力，以便及早发现视力障碍并及时矫治。

（4）安全教育　学龄前期儿童依然是意外事故发生的高峰期，应结合日常生活对孩子进行安全教育，例如不在马路上追跑打闹，不玩弄火柴和电器，不去无围栏的河边嬉戏等。

（5）入园准备　教育孩子每天准时上学、放学，帮助孩子熟悉学校规定、学校环境和纪律约束。设法使孩子与幼儿园老师亲近起来，教育孩子有礼貌地向老师打招呼，主动与同学交流，相互介绍姓名，共同玩耍。

4. 学龄期儿童保健指导与护理　此期的主要保健任务为协助学校做好儿童的保健工作，包括形成良好生活习惯、预防疾病及意外伤害、防止家庭内及学校虐待和性早熟儿童的健康管理。

（1）培养良好的生活习惯　①加强营养，注意饮食，保证足够的营养摄入，合理安排进餐时间。培养良好的饮食卫生习惯，纠正偏食、吃零食、暴饮暴食等不良饮食习惯。②合理安排作息时间，教会孩子合理安排自己的学习、睡眠和运动的时间，养成良好的生活习惯。③养成良好的卫生习惯和用眼卫生，注意养成良好的卫生习惯，管理好个人卫生、饮食卫生和口腔卫生。养成不吸烟、不饮酒、不随地吐痰的良好习惯。读书写字要求孩子保持与书本的距离达 30cm 以上，并保证良好的光线。避免不良用眼习惯，教会儿童简单有效的视力保健方法，定期进行视力检查。

（2）培养正确的坐、立、走姿势　儿童期是骨骼成长发育的重要阶段，如果长时间的弯腰、歪头、歪肩等，会影响孩子脊柱、骨骼的正常发育，甚至造成畸形，所以，培养良好的坐、立、走姿势非常重要。

（3）预防疾病和意外伤害　做好近视、龋齿、脊柱弯曲等常见病的预防和矫治。另外，免疫性疾病、风湿热等是学龄期儿童好发的疾病，要注意做好预防，对患病的儿童应积极治疗，降低疾病对孩子生活和学习的影响。此外，车祸、运动中的意外创伤、溺水、自杀等是学龄期儿童常见的意外伤害，因此要加强宣教和防范措施。

（4）防止学校或家庭虐待　应多与孩子交流，解除其困惑，避免因学习及教育相关的矛盾导致的家庭关系紧张等情况。社区护士应及早发现问题家庭，及早发现家庭虐待的症状，防止发生严重后果。

（5）正确对待性早熟　性早熟是指女孩在 8 周岁以前，男孩 9 周岁以前出现的第二性征，或女孩在 10 周岁以前出现月经。而如今，儿童性早熟发生率上升，社区护士协助学校进行性健康教育，同时指导家长正确对待性早熟，避免对儿童心理造成不良影响。

> **考点提示**
> 学龄期儿童保健指导的内容。

5. 青少年期保健指导与护理　此期的主要保健任务为协助学校进行体格检查、健康指导等。

（1）合理营养指导　青少年时期营养需求增加，为满足其生长发育需要，食物应多样化，注意主副食搭配、荤素搭配、粗细搭配，使营养成分作用互补。定时定餐，克服吃零食、偏食等不良饮食习惯，同时，亦注意节制饮食，避免营养过剩，预防肥胖症。

（2）保持心理平衡　教育青少年要学会宽容，遇到难解的问题时，要选择合适的方法解决，不能钻牛角尖。为青少年提供舒缓压力的方法，如听音乐、参加体育活动、与同学谈心等。另外家长应注意与青少年的沟通方式，面对青少年的叛逆期，父母应循循善诱，耐心开导，尊重孩子，使他们顺利度过这段独特的时期。

（3）健康行为指导　家长应积极配合学校的性生理、性心理、性道德、性疾病等教育，排除青少年的困惑，使他们能正确的对待自身的生理变化和心理状态，明确自己的性别角色，培养自尊、自爱、自强、自信的优良品质。

（4）自信心和责任感的培养　注意给予青少年足够的信任、鼓励和尊重，让他们相信自己的能力。同时对青少年进行道德、法制和死亡等方面的教育，使他们学会负责任、懂法律、珍惜自己的生命。

（5）定期体格检查　定期体格检查，及早发现青少年肥胖、近视、网络游戏成瘾、风湿性疾病、矮小、月经紊乱等常见健康问题，积极进行治疗。并通过各种形式的健康教育，提供有效防治各种疾病的信息，促进青少年心身健康发展。

二、社区儿童的健康管理

根据《国家基本公共卫生服务规范（第三版）》的要求，社区 0~6 岁儿童的健康管理内容如下：

（一）社区儿童健康管理内容

1. 新生儿健康管理

（1）新生儿家庭访视　新生儿出院后1周内，医务人员到新生儿家中进行访视，同时对产妇进行产后访视。了解出生时情况、预防接种情况，在开展新生儿疾病筛查的地区应了解新生儿疾病筛查情况等。观察家居环境，重点询问和观察喂养、睡眠、大小便、黄疸、脐部情况、口腔发育等情况。为新生儿测量体温、记录出生时体重、身长，进行体格检查，同时建立《母子健康手册》。根据新生儿的具体情况，对家长进行喂养、发育、防病、预防伤害和口腔保健指导。如果发现新生儿未接种卡介苗和第1剂乙肝疫苗，提醒家长尽快补种。如果发现新生儿未接受新生儿疾病筛查，告知家长到具备筛查条件的医疗保健机构补筛。对于低出生体重、早产、双/多胎或有出生缺陷等具有高危因素的新生儿根据实际情况增加家庭访视次数（表4-1）。

表4-1　新生儿家庭访视记录表

姓名：　　　　　　　　　　　　　　　　　　　　　　　姓名：编号□□□-□□□□□

性别	1男　2女　9未说明的性别 0未知的性别		□	出生日期	□□□□ □□ □□	
身份证号				家庭住址		
父亲	姓名	职业	联系电话		出生日期	
母亲	姓名	职业	联系电话		出生日期	
出生孕周	周		母亲妊娠期患病情况　1无　2糖尿病　3妊娠期高血压　4其他			□
助产机构名称：			出生情况　1顺产　2胎头吸引　3产钳　4剖宫 5双多胎　6臀位　7其他_____			□/□
新生儿窒息　1无　2有 （Apgar评分：1分　5分　不详）			□	畸形　1无　2有_____		□
新生儿听力筛查：1通过　2未通过　3未筛查　4不详						□
新生儿疾病筛查：1未进行　2检查均阴性　3甲低　4苯丙酮尿症　5其他遗传代谢病						□/□
新生儿出生体重　　　kg			目前体重　　　kg		出生身长　　　cm	
喂养方式　1纯母乳　2混合　3人工　□			吃奶量　　　ml/次		吃奶次数　　　次/日	
呕吐　1无　2有　□			大便　1糊状　2稀　3其他　□		大便次数　　　次/日	
体温　　　℃			心率　　　次/分		呼吸频率　　　次/分	
面色　1红润　2黄染　3其他_____□			黄疸部位　1无　2面部　3躯干　4四肢　5手足 □/□/□/□			
前囟　___cm×___cm　1正常　2膨隆　3凹陷　4其他_____						□
眼　睛　1未见异常　2异常			□	四肢活动度　1未见异常　2异常		□
耳外观　1未见异常　2异常			□	颈部包块　1无　　　2有		□
鼻　1未见异常　2异常			□	皮肤　1未见异常　2湿疹　3糜烂　4其他		□
口腔　1未见异常　2异常			□	肛门　　　1未见异常　2异常		□

心肺听诊 1 未见异常　2 异常	□	胸部	1 未见异常　2 异常	□
腹部触诊 1 未见异常　2 异常	□	脊柱	1 未见异常　2 异常	□
外生殖器 1 未见异常　2 异常	□			

脐带　　 1 未脱　2 脱落　3 脐部有渗出　4 其他_____	□

转诊建议　　1 无　　2 有　　　原因：_____ 机构及科室：_____	□

指导　1 喂养指导　2 发育指导　3 防病指导　4 预防伤害指导　5 口腔保健指导 　　　6 其他_____	□/□/□/□/□

本次访视日期　　　年　　月　　日	下次随访地点
下次随访日期　　　年　　月　　日	随访医生签名

（2）新生儿满月健康管理　新生儿出生后 28~30 天，结合接种乙肝疫苗第二针，在乡镇卫生院、社区卫生服务中心进行随访。重点询问和观察新生儿的喂养、睡眠、大小便、黄疸等情况，对其进行体重、身长、头围测量、体格检查，对家长进行喂养、发育、防病指导。

2. 婴幼儿健康管理　满月后的随访服务均应在乡镇卫生院、社区卫生服务中心进行，偏远地区可在村卫生室、社区卫生服务站进行，时间分别在 3、6、8、12、18、24、30、36 月龄时，共 8 次。有条件的地区，建议结合儿童预防接种时间增加随访次数。服务内容包括询问上次随访到本次随访之间的婴幼儿喂养、患病等情况，进行体格检查，做生长发育和心理行为发育评估，进行科学喂养（合理膳食）、生长发育、疾病预防、预防伤害、口腔保健等健康指导。在婴幼儿 6~8、18、30 月龄时分别进行 1 次血常规（或血红蛋白）检测。在 6、12、24、36 月龄时使用行为测听法分别进行 1 次听力筛查。在每次进行预防接种前均要检查有无禁忌证，若无，体检结束后接受预防接种。

3. 学龄前儿童健康管理　为 4~6 岁儿童每年提供一次健康管理服务。散居儿童的健康管理服务应在乡镇卫生院、社区卫生服务中心进行，集居儿童可在托幼机构进行。每次服务内容包括询问上次随访到本次随访之间的膳食、患病等情况，进行体格检查和心理行为发育评估，血常规（或血红蛋白）检测和视力筛查，进行合理膳食、生长发育、疾病预防、预防伤害、口腔保健等健康指导。在每次进行预防接种前均要检查有无禁忌证，若无，体检结束后接受疫苗接种。

对健康管理中发现的有营养不良、贫血、单纯性肥胖等情况的儿童应当分析其原因，给出指导或转诊的建议。对有心理行为发育偏异、口腔发育异常（唇腭裂、诞生牙）、龋齿、视力低常或听力异常等情况的儿童应及时转诊并追踪随访转诊后结果。

（二）社区儿童健康管理服务流程

社区儿童健康管理服务流程，详见图4-1。

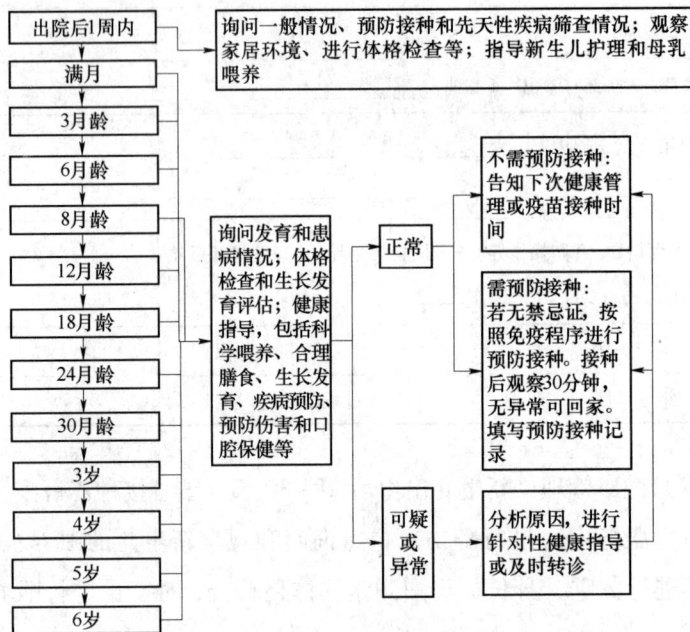

图 4-1　儿童及青少年的健康管理服务流程图

——国家基本公共卫生服务规范（第三版）

（三）社区儿童健康管理服务要求

1. 开展儿童健康管理的乡镇卫生院、村卫生室和社区卫生服务中心（站）应当具备所需的基本设备和条件。

2. 按照国家儿童保健有关规范的要求进行儿童健康管理，从事儿童健康管理工作的人员（含乡村医生）应取得相应的执业资格，并接受过儿童保健专业技术培训。

3. 乡镇卫生院、村卫生室和社区卫生服务中心（站）应通过妇幼卫生网络、预防接种系统以及日常医疗卫生服务等多种途径掌握辖区中的适龄儿童数，并加强与托幼机构的联系，取得配合，做好儿童的健康管理。

4. 加强宣传，向儿童监护人告知服务内容，使更多的儿童家长愿意接受服务。

5. 儿童健康管理服务在时间上应与预防接种时间相结合。鼓励在儿童每次接受免疫规划范围内的预防接种时，对其进行体重、身长（高）测量，并提供健康指导服务。

6. 每次服务后及时记录相关信息，纳入儿童健康档案。

7. 积极应用中医药方法，为儿童提供生长发育与疾病预防等健康指导。

第三节　预防接种与计划免疫

一、预防接种

根据《国家基本公共卫生服务规范（第三版）》的要求，社区内0~6岁儿童和其他重点人群预防接种内容如下：

（一）预防接种管理

1. 及时为辖区内所有居住满3个月的0~6岁儿童建立预防接种证和预防接种卡（簿）等儿童预防接种档案。

2. 采取预约、通知单、电话、手机短信、网络、广播通知等适宜方式，通知儿童监护人，告知接种疫苗的种类、时间、地点和相关要求。在边远山区、海岛、牧区等交通不便的地区，可采取入户巡回的方式进行预防接种。

3. 每半年对辖区内儿童的预防接种卡（簿）进行1次核查和整理，查缺补漏，并及时进行补种。

（二）预防接种流程

根据国家免疫规划疫苗免疫程序，对适龄儿童进行常规接种。在部分省份对重点人群接种出血热疫苗。在重点地区对高危人群实施炭疽疫苗、钩体疫苗应急接种。根据传染病控制需要，开展乙型肝炎、麻疹、脊髓灰质炎等疫苗强化免疫或补充免疫、群体性接种工作和应急接种工作。

1. 接种前的工作　核对受种者姓名、性别、出生日期及接种记录，确定本次受种对象、接种疫苗的品种。询问受种者的健康状况以及是否有接种禁忌等，告知受种者或者其监护人所接种疫苗的品种、作用、禁忌、不良反应以及注意事项，可采用书面或（和）口头告知的形式，并如实记录告知和询问的情况。

2. 接种时的工作　接种工作人员在接种操作时再次查验并核对受种者姓名、预防接种证、接种凭证和本次接种的疫苗品种，核对无误后严格按照《预防接种工作规范》规定的接种月（年）龄、接种部位、接种途径、安全注射等要求予以接种。接种工作人员在接种操作时再次进行"三查七对"，无误后予以预防接种。"三查"：检查受种者健康状况和接种禁忌证，查对预防接种卡（簿）与儿童预防接种证，检查疫苗、注射器外观与批号、效期；"七对"：核对受种对象姓名、年龄、疫苗品名、规格、剂量、接种部位、接种途径。

3. 接种后的工作　告知儿童监护人，受种者在接种后应在留观室观察30分钟。接种后及时在预防接种证、卡（簿）上记录，与儿童监护人预约下次接种疫苗的种类、时间和地点。有条件的地区录入计算机并进行网络报告。

4. 疑似预防接种异常反应处理　如发现疑似预防接种异常反应，接种人员应按照《全国疑似预防接种异常反应监测方案》的要求进行处理和报告。

《全国疑似预防接种异常反应监测方案》（部分）

疑似预防接种异常反应报告实行属地化管理。责任报告单位和报告人发现属于报告范围的疑似预防接种异常反应（包括接到受种者或其监护人的报告）后应当及时向受种者所在地的县级卫生行政部门、药品监督管理部门报告。发现怀疑与预防接种有关的死亡、严重残疾、群体性疑似预防接种异常反应、对社会有重大影响的疑似预防接种异常反应时，责任报告单位和报告人应当在发现后2小时内向所在地县级卫生行政部门、药品监督管理部门报告；县级卫生行政部门和药品监督管理部门在2小时内逐级向上一级卫生行政部门、药品监督管理部门报告。

责任报告单位和报告人应当在发现疑似预防接种异常反应后48小时内填写疑似预防接种异常反应个案报告卡，向受种者所在地的县级疾病预防控制机构报告；发现怀疑与预防接种有关的死亡、严重残疾、群体性疑似预防接种异常反应、对社会有重大影响的疑似预防接种异常反应时，在2小时内填写疑似预防接种异常反应个案报告卡或群体性疑似预防接种异常反应登记表，以电话等最快方式向受种者所在地的县级疾病预防控制机构报告。县级疾病预防控制机构经核实后立即通过全国预防接种信息管理系统进行网络直报。各级疾病预防控制机构和药品不良反应监测机构应当通过全国预防接种信息管理系统实时监测疑似预防接种异常反应报告信息。对于死亡或群体性疑似预防接种异常反应，同时应当按照《突发公共卫生事件应急条例》的有关规定进行报告。

（三）服务流程

预防接种流程，详见图4-2。

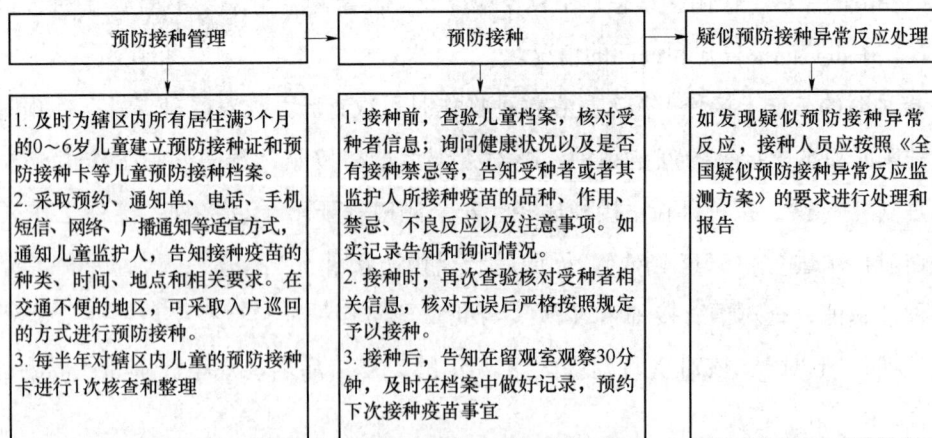

预防接种管理	预防接种	疑似预防接种异常反应处理
1. 及时为辖区内所有居住满3个月的0～6岁儿童建立预防接种证和预防接种卡等儿童预防接种档案。 2. 采取预约、通知单、电话、手机短信、网络、广播通知等适宜方式，通知儿童监护人，告知接种疫苗的种类、时间、地点和相关要求。在交通不便的地区，可采取入户巡回的方式进行预防接种。 3. 每半年对辖区内儿童的预防接种卡进行1次核查和整理	1. 接种前，查验儿童档案，核对受种者信息；询问健康状况以及是否有接种禁忌等，告知受种者或者其监护人所接种疫苗的品种、作用、禁忌、不良反应以及注意事项。如实记录告知和询问情况。 2. 接种时，再次查验核对受种者相关信息，核对无误后严格按照规定予以接种。 3. 接种后，告知在留观室观察30分钟，及时在档案中做好记录，预约下次接种疫苗事宜	如发现疑似预防接种异常反应，接种人员应按照《全国疑似预防接种异常反应监测方案》的要求进行处理和报告

图4-2 预防接种流程图

——国家基本公共卫生服务规范（第三版）

（四）服务要求

1. 接种单位必须为区县级卫生计生行政部门指定的预防接种单位，并具备有《疫苗储存和运输管理规范》规定的冷藏设施、设备和冷藏保管制度，按照要求进行疫苗的领发和冷链管理，保证疫苗质量。

2. 应按照《疫苗流通和预防接种管理条例》《预防接种工作规范》《全国疑似预防接种异常反应监测方案》等相关规定做好预防接种服务工作，承担预防接种的人员应当具备执业医师、执业助理医师、执业护士或者乡村医师资格，并经过县级或以上卫生计生行政部门组织的预防接种专业培训，考核合格后持证方可上岗。

3. 基层医疗卫生机构应积极通过公安、乡镇（街道）、村（居）委会等多种渠道，利用提供其他医疗服务、发放宣传资料、入户排查等方式，向预防接种服务对象或监护人传播相关信息，主动做好辖区内服务对象的发现和管理。

4. 根据预防接种需要，合理安排接种门诊开放频率、开放时间和预约服务的时间，提供便利的接种服务。

二、计划免疫

（一）计划免的概念

计划免疫是根据某些特定传染病的疫情监测和人群免疫状况分析，按照规定的免疫程序，有计划、有组织地利用疫苗进行免疫接种，以提高人群的免疫水平，预防、控制乃至最终消灭相应传染病的目的。

（二）计划免疫的内容

我国计划免疫工作的主要内容是"五苗七病"，"五苗"是卡介苗、脊灰疫苗、百白破三联疫苗、麻疹疫苗和乙肝疫苗，"七病"主要是结核病、脊髓灰质炎、百日咳、白喉、破伤风、麻疹和乙型肝炎。1992 年国家把乙肝疫苗纳入计划免疫范畴。部分省、市、自治区还把流行性乙型脑炎、流行性脑脊髓膜炎和流行性腮腺炎等传染病的预防纳入计划免疫管理。

（三）计划免疫的基本原则

1. 起始免疫年（月）龄：免疫程序表所列各疫苗剂次的接种时间，是指可以接种该剂次疫苗的最小接种年（月）龄。

2. 儿童年（月）龄达到相应疫苗的起始接种年（月）龄时，应尽早接种，建议在下述推荐的年龄之前完成国家免疫规划疫苗相应剂次的接种：

（1）乙肝疫苗第 1 剂　出生后 24 小时内完成。

（2）卡介苗　<3 月龄完成。

（3）乙肝疫苗第 3 剂、脊灰疫苗第 3 剂、百白破疫苗第 3 剂、麻风疫苗、乙脑减毒活疫苗第 1 剂或乙脑灭活疫苗第 2 剂　<12 月龄完成。

（4）A 群流脑多糖疫苗第 2 剂　<18 月龄完成。

（5）麻腮风疫苗、甲肝减毒活疫苗或甲肝灭活疫苗第 1 剂、百白破疫苗第 4 剂　<24 月龄完成。

（6）乙脑减毒活疫苗第 2 剂或乙脑灭活疫苗第 3 剂、甲肝灭活疫苗第 2 剂　<3 周岁完成。

（7）A 群 C 群流脑多糖疫苗第 1 剂　<4 周岁完成。

（8）脊灰疫苗第 4 剂　<5 周岁完成。

（9）白破疫苗、A 群 C 群流脑多糖疫苗第 2 剂、乙脑灭活疫苗第 4 剂　<7 周岁完成。

如果儿童未按照上述推荐的年龄及时完成接种，应根据下述疫苗补种通用原则和每种疫苗的具体补种要求尽早进行补种。

（四）计划免疫程序

免疫程序是指需要接种疫苗的种类及接种的先后次序与要求，主要包括儿童基础免疫和成人或特殊职业人群、特殊地区需要接种疫苗的程序。

国家免疫规划疫苗儿童免疫程序表（2016 年版），详见表 4-2。

表 4-2　国家免疫规划疫苗儿童免疫程序表（2016 年版）

疫苗种类		接种年（月）龄														
名称	缩写	出生时	1月	2月	3月	4月	5月	6月	8月	9月	18月	2岁	3岁	4岁	5岁	6岁
乙肝疫苗	HepB	1	2					3								
卡介苗	BCG	1														
脊灰灭活疫苗	IPV			1												
脊灰减毒活疫苗	OPV				1	2								3		
百白破疫苗	DTaP				1	2	3				4					
白破疫苗	DT															1
麻风疫苗	MR								1							
麻腮风疫苗	MMR										1					
乙脑减毒活疫苗或乙脑灭活疫苗[1]	JE-L								1			2				
	JE-I								1、2			3			4	
A 群流脑多糖疫苗	MPSV-A							1		2						
A 群 C 群流脑多糖疫苗	MPSV-AC												1			2
甲肝减毒活疫苗或甲肝灭活疫苗[2]	HepA-L										1					
	HepA-I										1	2				

注：1. 选择乙脑减毒活疫苗接种时，采用两剂次接种程序。选择乙脑灭活疫苗接种时，采用四剂次接种程序；乙脑灭活疫苗第 1、2 剂间隔 7~10 天；

2. 选择甲肝减毒活疫苗接种时，采用一剂次接种程序。选择甲肝灭活疫苗接种时，采用两剂次接种程序。

本章小结

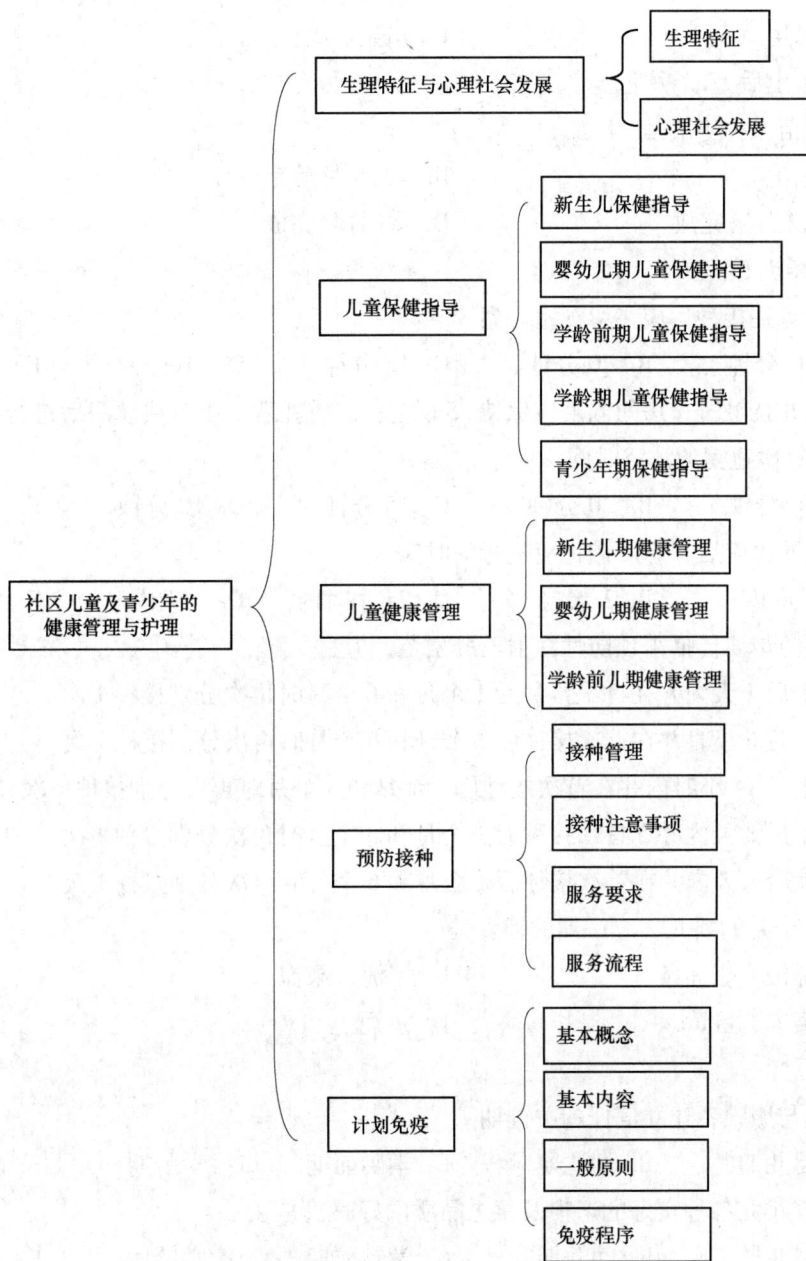

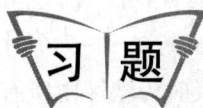

一、选择题

【A1/A2 型题】

1. 属于婴幼儿保健中特有的项目是

  A. 预防意外伤害   B. 合理营养

C. 定期体格检查　　　　　　　　D. 指导断奶并添加辅食

E. 平衡膳食

2. 流脑疫苗第一次接种年龄是

A. 出生后 2 个月　　　　　　　　B. 出生后 4 个月

C. 出生后 6 个月　　　　　　　　D. 出生后 10 个月

E. 出生后 12 个月

3. 卡介苗接种年龄是

A. 出生时　　　　　　　　　　　B. <1.5 月龄完成

C. <2 月龄完成　　　　　　　　D. <3 月龄完成

E. <6 月龄完成

4. 受种者在接种后应在留观室观察

A. 30 分钟　　B. 20 分钟　　C. 15 分钟　　D. 10 分钟　　E. 1 小时

5. 新生儿抚触时，房间温度应保持 25℃ 左右，哺乳后 1 小时或沐浴后进行抚触，每天抚触 3 次，每次适宜的沐浴时间

A. 30 分钟　　B. 20 分钟　　C. 15 分钟　　D. 10 分钟　　E. 1 小时

6. 新生儿出院后，产后访视应进行的时间

A. 1 周内　　B. 3 天内　　C. 24 小时内　　D. 1 天内　　E. 5 天内

7. 为预防母婴传播需预防性注射乙肝疫苗，应在

A. 生后 1 天内并在首次接种后 1 个月和 6 个月时再次分别接种 1 次

B. 生后 6 小时并在首次接种后 1 个月和 6 个月时再次分别接种 1 次

C. 生后 14 小时内并在首次接种后 1 个月和 3 个月时再次分别接种 1 次

D. 生后 3 天内并在首次接种后 1 个月和 3 个月时再次分别接种 1 次

E. 生后 3 天内并在首次接种后 1 个月和 6 个月时再次分别接种 1 次

8. 4~6 个月的婴儿，应添加的辅食是

A. 稀饭、烂面条　　　　　　　　B. 菜泥、果泥

C. 菜末、蛋黄　　　　　　　　　D. 鱼泥

E. 豆

9. 小儿与照顾者建立信任的关键期

A. 婴儿期　　B. 幼儿期　　C. 学龄前期　　D. 学龄期　　E. 新生儿期

10. 培养小儿各种良好的习惯及意志品质的好时机是在

A. 婴儿期　　B. 幼儿期　　C. 学龄前期　　D. 学龄期　　E. 青少年期

11. 母乳是（　　）婴儿最合理的营养餐

A. 0~5 个月　　B. 0~6 个月　　C. 0~7 个月　　D. 0~8 个月　　E. 0~9 个月

12. 根据预防接种管理要求，应及时为辖区内所有居住满（　　）的 0~6 岁儿童建立预防接种证和预防接种卡（簿）等儿童预防接种档案。

A. 2 个月　　B. 3 个月　　C. 6 个月　　D. 8 个月　　E. 1 年

13. 新生儿时期最容易出现的事故是

A. 坠床　　B. 脐周感染　　C. 烫伤　　D. 中毒　　E. 窒息

14. 婴儿期第一死亡原因是

A. 呼吸道感染　　　　　　　B. 痢疾

C. 高热　　　　　　　　　　D. 意外事故

E. 惊厥

15. 女孩，6 岁，今年 9 月计划进入小学，社区保健的内容哪项除外

A. 合理安排作息时间　　　　B. 加强营养注意饮食

C. 促进思维发育　　　　　　D. 养成良好的卫生习惯和用眼卫生

E. 培养正确的坐、立、走姿势

16. 新生儿，出生 2 天，预计明天出院，下列交代该产妇做好新生儿脐部护理错误的是

A. 新生儿脐带残端 24 小时左右保持干燥

B. 注意脐部有无局部发红、发硬、脓性分泌物等炎症表现

C. 平时应注意尿布勿覆盖脐部，以免尿、粪污染脐部

D. 每天用棉签蘸取 75%乙醇消毒脐带残端及周围 1~2 次

E. 由外向内旋转式消毒，然后用无菌纱布包扎

【A3/A4 型题】

(17~18 题共用备选答案)

A. 第 6 个月　　B. 第 8 个月　　C. 第 18 个月　　D. 第 24 个月　　E. 第 30 个月

17. 婴幼儿期需在不同月龄时分别进行 1 次血常规检测，下列除外的是

18. 婴幼儿期需在不同月龄时使用听性行为观察法进行 1 次听力筛查，下列除外的是

(19~20 题共用题干)

新生儿，男，出生 1 周，近期吐奶严重，经父母为其测量体温正常，但心率时常高于 100 次/分，前来医院就诊，护士应如何给其父母进行健康指导。

19. 呼吸功能建立后，胎盘血循环中断，卵圆孔及动脉导管开始闭锁，建立新生儿血液循环，因新陈代谢旺盛，故新生儿的心率较快，为

A. 70~100 次/分　　　　　　B. 80~100 次/分

C. 90~120 次/分　　　　　　D. 110~150 次/分

E. 120~160 次/分

20. 为避免新生儿沐浴时因体位的变换而溢乳，因此勿在喂奶后（　　　）内沐浴。

A. 20 分钟　　B. 30 分钟　　C. 40 分钟　　D. 50 分钟　　E. 1 小时

二、思考题

张某，26 岁，初产妇，于 7 天前生下一女，其老公工作繁忙，时常出差，经常由张某一人照顾幼儿，今日社区护士进行产后家访发现，新生儿体重明显下降，脐周发红。

请回答：

(1) 幼儿目前出现什么问题？

(2) 社区护士应该如何指导张某进行新生儿保健指导？

（焦娜娜）　　　扫码"练一练"

第五章　社区妇女的健康管理与护理

前联合国秘书长潘基文曾说："不论在哪个领域，只要有女性参与，就能产生更好的结果"。中国有6.7亿妇女，约占世界妇女人口的五分之一，妇女的身心健康，直接关系到子孙后代的健康、民族素质的提高。妇女保健是我国卫生保健事业的重要组成部分，处理妇女健康问题是加强整个卫生系统的一个必要且有效的途径，同时也是衡量国家经济、文明程度的重要标志。社区护士应根据妇女生理心理特点做好妇女保健工作，保护妇女身心健康，并确保计划生育基本国策得以贯彻和实施。

第一节　概　述

故事点睛

旁白： 王某，女，25岁，初中毕业。9天前剖宫产娩出一女婴，出院后2天，社区护士小李来到王某家中进行产后家庭访视。访视中小李发现，产妇家中门窗紧闭，光线昏暗，产妇本人蓬头垢面、情绪低落、神情黯淡，任由女婴哭泣却不予以抚慰。产妇家中除其丈夫外无其他人照顾，王某在和小李交流中多次哭泣流泪，情绪失控。

人物： 由2名学生分别担任故事人物，进行即兴表演。

请问：

1. 产妇王某出现了什么问题？
2. 护士小李该如何指导？

一、社区妇女保健的概念

社区妇女保健是以预防为主，防治结合，以保健为中心，以社区妇女群体为对象，以维护和促进妇女健康为目的，开展以生殖健康为核心的保健服务。

社区护士应运用现代护理学知识和技术为社区妇女提供各项预防保健及护理服务。通过定期对妇女常见病、多发病的普查、监护和治疗，提高妇女常见病筛查率和早诊早治率。随着全面两孩政策实施，社区卫生服务应增加妇女保健服务供给，开展以维护生殖健康为核心的贯穿女性青春期、围婚期、围生期和围绝经期的保健工作，向孕产妇免费提供生育全过程的基本医疗保健服务，降低孕产妇及围生儿死亡率，控制性传播疾病的发生，增强妇女的自我保健意识和能力，从而保障和促进妇女身心健康。

二、社区妇女保健的基本任务

（一）我国妇女保健基本情况

新中国成立以后，我国妇女保健取得了卓越的成效与进步，妇女健康水平明显提高，人均预期寿命进一步延长，但不可否定的是妇女健康依然面临着问题和挑战，相关报告显示：50~60岁女性患高血压、高血脂、心血管、脂肪肝异常的比率上升，而30~40岁女性则是乳腺异常的高发人群，乳腺异常2009年体检检出率25.85%，2015年体检检出率逐渐攀升至60.93%，在7年间增长了近2.5倍；有24.7%的女性曾遭受过配偶不同形式的家庭暴力，女性忧郁症患病率约为男性的两倍；由于不良生活方式和来自各方面的压力，焦虑、头痛、月经不规律、贫血、"三高"趋于年轻化，不孕不育等问题困扰着诸多女性。

> **考点提示**
> 社区妇女保健的概念。

（二）社区妇女保健的基本任务

现阶段妇女保健工作的基本任务如下。

1. 加大妇女卫生工作力度　优化卫生资源配置，增加农村和边远地区妇幼卫生经费投入，坚持公益性质，健全妇幼卫生服务网络，为妇女提供均等化的保健服务。

2. 加强妇女健康相关科学技术研究　调查研究妇女各阶段的生理生殖变化规律、社会心理特点及保健需求。

3. 提高妇女生殖健康服务水平　针对妇女生理特点，大力普及生殖健康知识，提高妇女自我保健意识和能力。提供规范的青春期、育龄期、孕产期、围绝经期和老年期妇女生殖保健服务，有针对性地解决妇女特殊生理时期的健康问题。

4. 保障孕产妇安全分娩　为孕产妇提供必要的心理指导和健康教育，普及自然分娩知识。

5. 加大妇女常见病防治力度　普及妇女常见病防治知识，扩大宫颈癌、乳腺癌检查覆盖范围，建立妇女常见病定期筛查制度。

6. 预防和控制传染病、性病传播　将艾滋病、梅毒、乙肝等母婴传播阻断纳入妇幼保健日常工作，强化预防艾滋病母婴传播综合服务。

7. 提高妇女营养水平　大力开展健康和营养知识的宣传普及和教育，提倡科学、合理的膳食结构和习惯。为孕前、孕产期和哺乳期妇女等重点人群提供有针对性的营养指导和干预。

8. 保障妇女享有计划生育优质服务　研究推广安全、有效、适宜的避孕节育新技术和新方法，推行避孕节育知情选择，提供避孕节育优质服务。加大避孕知识宣传力度，提高妇女自我保护意识和选择科学合理避孕方式的能力，预防和控制非意愿妊娠和人工流产。强化男女共同承担避孕节育的责任意识。

9. 提高妇女精神卫生服务水平　针对妇女生理和心理特点，开展咨询和服务，开展妇女产后抑郁症预防、早期发现及干预。

10. 引导和鼓励妇女经常参加体育锻炼 加强对妇女体育健身活动的科学指导，提高妇女健身意识。鼓励妇女参与全民健身运动。加强对老年妇女、残疾妇女体育活动的指导和服务。

第二节 社区妇女的健康管理与护理

一、社区妇女的保健指导与护理

（一）青春期保健

青春期是以性成熟为主的一系列生理、生化、内分泌及心理、行为的突变阶段，是女性由儿童向成人过渡的时期，一般为 10~18 岁。青春期在生理方面容易发生与月经有关的健康问题，如痛经、月经不规律、贫血等；该期也是许多健康危险行为的高发时期，如存在青春期逆反心理、萌发性意识、出现过早性行为等。青春期保健不仅要关注其生理健康，同时心理问题也不容小觑。青春期的保健要点如下。

1. 合理营养 青春期生长加速，同时身体脂肪含量和分布发生明显变化，社区护士不仅要普及营养知识、强调合理膳食的重要性，还应帮助青春期少女培养良好的饮食习惯。每日除保证补充充足碳水化合物外，还需要蛋白质、维生素、锌、铁、钙等物质的摄入；三餐规律、不暴饮暴食也切勿过度节食，进食定时、定量、饥饱适中。

2. 经期指导 通过性生理教育，使青春期少女了解生理发育规律，解除性发育的神秘感和对月经来潮的恐惧。在月经期应注意个人卫生以防感染发生，避免参加剧烈活动、忌食生冷及辛辣刺激性食物，做好月经周期的记录，保持乐观和愉快的情绪。

3. 心理指导 青春期心理发展和生理发育往往不同步，具有半成熟、半幼稚的特点。社区护士应联合心理学家采取适宜的方式方法，进行各项心理障碍的干预和矫治，引导青春期少女学会控制情绪、增强自信并加强自我保护意识。

（二）围婚期保健

围婚期是指妇女从生理发育成熟到怀孕前的一段时期，保健内容包括普及婚前保健知识，做好生育知识指导，保障婚配双方下一代的健康。

1. 婚育指导

（1）婚姻法第 6 条规定，直系血亲和三代以内的旁系血亲禁止结婚。

（2）影响结婚生育的传染病患者在传染期内暂缓结婚，如艾滋病、麻风病、性病等；严重遗传性疾病不宜生育，如血友病、先天性心脏病、精神分裂症、21 三体综合征等。

（3）选择最佳的生育年龄。从医学角度来看，女性最佳生育年龄在 24~29 岁，男性为 25~35 岁。生育年龄过小，父母自己身心尚未发育成熟，不利于孩子的发育和教育；生育年龄过大，胎儿各种疾病的发生率亦会相对增大。

2. 婚前检查 婚前男女双方均应进行婚前检查，尽早发现有无影响结婚和生育的疾病和缺陷，防止遗传性疾病在后代中延续。检查项目包括：①询问健康史、患病史、女方月经史，双方是否近亲婚配，有无遗传性疾病。②全身体格检查。③生殖器检查，确定生殖器官有无发育异常、畸形、炎症或肿瘤等。④实验室检查，如胸透、血、尿常规，阴道分泌物查滴虫、真菌等。必要时做染色体、性病、遗传性疾病的检测。

3. 计划生育　计划生育是一项基本国策，对中国的人口和发展问题起到积极的作用。2016 年 1 月 1 日正式实施全面两孩政策，提倡一对夫妻生育两个子女，改革完善计划生育服务管理。社区护士应针对育龄人群开展人口与计划生育基础知识宣传教育，对已婚育龄妇女开展孕情检查、随访服务工作，承担计划生育、生殖保健的咨询、指导和技术服务。

考点提示
　　围婚期保健指导要点。

（三）孕期保健

1998 年 WHO 提出了"妊娠人生大事，务使母婴安全"的号召，呼吁全球重视孕期保健服务。医学上的孕期通常从末次月经第一天开始，到分娩结束，共约 40 周。针对孕期生理、心理特点，社区护士提供相应的监护、预防、健康指导措施，减少孕期并发症，消除影响胎儿的不利因素，保障孕妇和新生儿的健康。

1. 孕期健康管理　妇女停经 40 天左右应及时去医院检查，以确定妊娠。确定妊娠后，孕 13 周前在居住地的社区卫生服务中心建立《母子健康手册》，进入孕产妇管理系统，以便进行孕期咨询、检查及健康指导。社区护理人员应协助鼓励孕妇进行系统的产前检查，产前检查的时间安排根据产前检查的目的来决定。

2. 社区孕期保健指导

（1）清洁与舒适　妊娠期新陈代谢旺盛，汗腺、皮脂腺及阴道分泌增多，孕妇应养成良好的卫生习惯，做到勤沐浴、勤换内衣，28 周后禁止盆浴以免污水进入阴道，以淋浴为宜，地面放置防滑垫以防摔倒；进食后及时漱口、刷牙，牙刷宜选用软毛材质，刷牙动作轻柔；衣服宜宽松、柔软、透气性好，质地以棉麻为佳，穿着舒适，不穿紧身衣、不束胸、腰带不宜过紧以免影响血液循环；因孕期体重增加身体重心前移，易发生腰背疼痛和摔倒，避免穿高跟鞋，选择舒适轻便的鞋袜。

（2）用药指导　孕早期是胚胎器官形成发育阶段，多数药物可通过胎盘屏障进入胎儿体内，不当用药可造成胎儿发育不良、畸形，甚至死胎、流产。因此，孕期用药应慎重，需在医师指导下谨慎选择治疗方案、药品种类及剂量，切忌擅自用药。

（3）饮食与营养　孕妇需保证营养充足，但不必刻意大补特补，应根据不同孕期的需求科学合理地调配饮食，食物种类应多样化，忌偏食、挑食，多吃绿色蔬菜、新鲜水果、动物肝肾、豆类、奶制品等食物，保证优质蛋白、维生素、钙、铁、叶酸等物质的摄入，孕期少食辛辣刺激食物，不吃腌制食物与方便食品，禁烟酒。注意控制盐分摄入，以免出现水肿和血压升高。

（4）休息与活动　孕期生活起居要有规律，每日保证充足的睡眠，夜间不少于 8 小时睡眠，中午休息 1~2 小时；休息时注意睡眠姿势，避免压迫腹部，孕晚期宜采用左侧卧位，以减少子宫对腹主动脉、下腔静脉的压迫。合理安排工作时间，避免重体力劳动和接触职业有害物质。孕期应进行适量运动，如早晚散步、游泳、伸展运动等，可帮助孕妇增强体质、控制体重、增进食欲，促进肠道蠕动、血液循环，减少便秘、腹胀，助力日后分娩。如在运动过程中出现头晕、气短、宫缩频率增加等异常情况需立即停止，及时就医。

（5）孕期安全　孕妇应避免接触各种有毒有害物质，如铅、汞剂、放射线、噪音刺激等。禁止吸烟饮酒，避免被动吸烟，慎用护肤品和化妆品，减少手机和电脑的使用频率，远离电磁炉、微波炉、打印机等设备。

（6）乳房护理　为分娩后哺乳做准备，孕期应做好乳房的保健与护理。每日用清水擦洗乳房及乳头，使用软湿毛巾或手指按摩乳房、增加皮肤韧性、防止哺乳期乳头皲裂；选择大小适宜，柔软的内衣；有乳头平坦或内陷者可用手指将乳头向外牵拉，并适当按摩使乳头凸出，一般不需要特殊处理，待分娩后新生儿吸吮时再予以纠正，有早产迹象者应避免刺激乳头。

（7）性生活指导　孕期并不绝对禁止性生活，但应有所节制，注意减少频率、调整身体姿势。但是妊娠 13 周内及 28 周后应避免夫妻生活，以防引起盆腔充血及子宫收缩而诱发羊水早破，导致流产、早产的发生。

（8）孕期自我监护方法指导　社区护士应教会孕妇及家属自测胎动、听胎心音的方法。嘱孕妇孕 30 周后开始监测，监测时注意力集中，静坐或侧卧，每日早、中、晚各数胎动 3 次，每次数 1 小时，3 次胎动次数总和乘 4 即为 12 小时胎动次数，累计数大于 30 次反映胎儿状况良好，如不足提示胎儿宫内缺氧，应及时就诊。正常胎心率 120~160 次/分，若过快或过慢提示胎儿宫内缺氧，需立即去医院就诊。

3. 分娩准备指导

（1）识别产兆　帮助孕妇在临产前正确识别产兆，学会判断何时赶往医院。所谓产兆就是孕妇即将生产的征兆，是指分娩发动前出现的一些预示孕妇不久将临产的症状。常见症状有不规则的子宫收缩、见红、破水、胎儿下降感等。

（2）分娩前准备　临产前孕妇身心负担较大，并伴有焦虑与不安，社区护士应根据需要帮助孕妇了解与分娩有关的知识和信息、教会其掌握放松技巧和呼吸方式。指导家属备好分娩时所需物品，如相关证件（身份证、医保卡等）、产妇日用品、婴儿用品等。及早决定好分娩地点，安排好合适的交通工具。充分的精神、身体、物质准备是保证孕妇安全分娩的必备条件。

> **考点提示**
>
> 孕期保健指导要点。

（四）产褥期保健

产褥期是指从胎儿、胎盘娩出至产妇全身各器官除乳腺外恢复或接近正常未孕状态所需的一段时期，一般需 6~8 周，是产妇身体和心理逐渐恢复的关键时期。社区护理人员通过家庭访视对产妇和新生儿进行全面的评估，提供完善的产褥期保健具有重要的意义。

1. 产后家庭访视和产后健康检查　社区护士应于产妇出院后 7 天内到产妇家中进行产后访视。通过观察、询问和检查，了解产妇相关情况，对产妇进行产褥期保健指导。指导产妇于产后 42 天到居住地的乡镇卫生院、社区卫生服务中心进行产后健康检查。

2. 产褥期妇女保健指导

（1）产后活动和休息　产褥期产妇应保证充足的休息和睡眠，生活规律。产后 24 小时内以卧床休息为主，经阴道分娩的产妇产后 24 小时即可下床活动，如系难产、高龄危产、剖宫产或行会阴侧切者，应推迟 2~3 天下床。产后运动量的大小及运动时间依个人耐受由弱到强循序渐进练习，不可过于疲劳，适当的活动和锻炼，可预防和纠正子宫后倾、有助于恶露排出，促进腹壁、盆底肌肉张力恢复，还能增进食欲，改善睡眠。

（2）清洁和舒适　产后休养环境宜清净、整洁、安静、舒适。定时开窗透气，保持空气清新。居室温度保持在 22~24℃，湿度保持在 50%~60%。产褥期产妇要注重个人卫生，改变不能洗澡、不能洗头等坐月子陋习。每天用温热水漱口、刷牙、勤洗外阴，勤换护垫、内裤，保持外阴的清洁、干燥，产后4周内禁止盆浴。如果伤口肿胀、疼痛，可用0.1%～0.2%高锰酸钾溶液坐浴或50%硫酸镁湿热敷。

（3）饮食与营养　帮助产妇和家属制定一份科学、合理的饮食营养计划。哺乳的产妇可选择多食易于消化、营养丰富的汤汁类食物，如鸡汤、鱼汤、骨头汤等，促进乳汁分泌。凡富含营养的食物，产褥期均可食用，但不宜吃辛辣、刺激性食物，避免饮酒吸烟、禁饮咖啡、禁忌使用药物。少食多餐，营养均衡，适当补充维生素和铁剂。

（4）产后性生活指导　恶露未干净或产后6周内绝对禁止性生活，哺乳期虽无月经，但仍需坚持避孕。

3. 母乳喂养指导　母乳喂养是为婴儿提供健康成长和发育所需营养的最理想方式。世界卫生组织推荐，为了实现最佳生长、发育和健康，婴儿在生命的最初6个月应完全接受母乳喂养。社区护士应向产妇及家属重点宣传母乳喂养的好处，强化母乳喂养意识、提高母乳喂养率。指导产妇以不定时、不定量的哺乳原则按需喂养，教会其掌握正确的哺乳姿势、正确的含接方法等。

知 识 链 接

WHO 关于母乳喂养的 10 个事实

事实1：生命最初六个月的母乳喂养至关重要。母亲在出生后1小时内开始母乳喂养。婴儿在生命前6个月应得到纯母乳喂养，以实现最佳生长发育和健康水准。事实2：母乳喂养可保护婴儿免受儿童疾患的影响。母乳包含可帮助婴儿抵抗幼儿常见病的抗体——如腹泻病和肺炎这两大导致全球婴儿死亡的疾病。事实3：母乳喂养对母亲也有益处。它可降低患乳腺癌和卵巢癌、2型糖尿病以及产后抑郁症的风险。事实4：母乳喂养对儿童有长期益处。事实5：婴儿配方奶粉不含母乳中存在的抗体。事实6：可用药物降低艾滋病病毒通过母乳喂养造成的传播。事实7：密切监测母乳代用品销售情况。事实8：必须对母亲提供支持。事实9：母亲应在工作时继续进行母乳喂养。事实10：应在6个月时逐步添加固体食物。

---

4. 产褥期心理保健指导　产褥期是充满压力的角色适应期，产妇易受内外环境不良刺激而导致心理障碍。社区护士在与产妇的接触过程中，要亲切、温和、友善表达出关怀，指导产妇与新生儿建立牢固的亲子依附关系并掌握照顾孩子的技巧，促进其与亲友的互动，鼓励配偶及家属为产妇提供良好的支持、帮助，培养产妇的自信心。对易发生产褥期抑郁的患者，早筛查、早诊断，高度警惕产妇的伤害性行为，及时进行心理干预和治疗。

> **考点提示**
> 产褥期保健指导要点。

（五）围绝经期保健

围绝经期是指围绕妇女绝经前后的一段时间，一般发生在45～55岁，包括接近绝经出现与绝经有关的内分泌、生物学和临床特征起到绝经后一年内的期间。妇女在绝经前后有明显的特征性改变，约1/3的妇女可以平稳过渡，没有明显不适，约2/3的妇女出现程度不同的低雌激素血症引发的一系列症状，社区护理人员应对围绝经期妇女开展有针对性的保健指导，帮助其平稳度过这个特殊阶段。

1. 围绝经期常见症状　围绝经期综合征又称更年期综合征（MPS），指妇女绝经前后出现性激素波动或减少所致的一系列以自主神经系统功能紊乱为主，伴有神经心理症状的一组症候群。常见症状有潮热潮红、月经紊乱、泌尿生殖器的萎缩、括约肌松弛、心悸、胸闷、骨质疏松等。

2. 围绝经期保健指导

（1）心理指导　随着体内激素变化，围绝经期妇女情绪易紧张、焦虑、激动、情感脆弱。社区护士应通过各种方式，帮助其认识到绝经是妇女生命进程中的自然现象、围绝经期是一个正常的生理阶段，鼓励以乐观的态度对待生理和心理上出现的暂时性不适，学会自我心理调节、自我疏导，顺利度过围绝经期。

（2）合理膳食　平衡膳食，预防肥胖发生，选择低盐、低热量、低碳水化合物、低脂肪、高钙及高膳食纤维的饮食。多食大豆和豆制品，其中含有的大豆异黄酮具有平衡雌激素的作用。

（3）休息与锻炼　多参加户外体育活动，根据爱好选择适宜的运动方式。每天保证7~8小时的睡眠。

（4）定期进行健康检查　定期进行妇科常见病、多发病的普查，重点筛查内容包括乳腺癌、宫颈癌及血脂、血糖、胸部 X 射线透视等，做到疾病的早期发现和早期治疗。

二、社区妇女的健康管理

根据《国家基本公共卫生服务规范（第三版）》的要求，社区卫生服务机构应对辖区内孕产妇开展孕产妇健康管理。依照国家孕产妇保健有关规范要求，进行孕产妇全程追踪与管理工作。社区护士应加强孕产妇保健宣传，使更多的育龄妇女愿意接受服务，提高早孕建册率。在每次提供服务后及时记录相关信息，纳入孕产妇健康档案。积极运用中医药方法（如饮食起居、情志调摄、食疗药膳、产后康复等），开展孕期、产褥期、哺乳期保健服务。

（一）孕产妇健康管理服务内容

1. 孕早期健康管理　孕 13 周前为孕妇建立《母子健康手册》，并进行第 1 次产前检查。

（1）进行孕早期健康教育和指导。

（2）孕 13 周前由孕妇居住地的社区卫生服务中心建立《母子健康手册》。

（3）孕妇健康状况评估，如询问既往史、家族史、个人史等，观察体态、精神等，并进行一般体检、妇科检查和血常规、尿常规、血型、肝功能、肾功能、乙型肝炎检查，有条件的地区建议进行血糖、阴道分泌物、梅毒血清学试验、HIV 抗体检测等实验室检查。

（4）开展孕早期生活方式、心理和营养保健指导，特别要强调避免致畸因素和疾病对胚胎的不良影响，同时告知和督促孕妇进行产前筛查和产前诊断。

（5）根据检查结果填写第 1 次产前检查服务记录表，对具有妊娠危险因素和可能有妊娠禁忌证或严重并发症的孕妇，及时转诊到上级医疗卫生机构，并在 2 周内随访转诊结果。

2. 孕中期健康管理

（1）进行孕中期（孕 16~20 周、21~24 周各一次）健康教育和指导。

（2）孕妇健康状况评估，通过询问、观察、一般体格检查、产科检查、实验室检查对孕妇健康和胎儿的生长发育状况进行评估，识别需要做产前诊断和需要转诊的高危重点孕妇。

（3）对未发现异常的孕妇，除了进行孕期的生活方式、心理、运动和营养指导外，还应告知和督促孕妇进行预防出生缺陷的产前筛查和产前诊断。

（4）对发现有异常的孕妇，要及时转至上级医疗卫生机构。出现危急征象的孕妇，要立即转上级医疗卫生机构，并在 2 周内随访转诊结果。

3. 孕晚期健康管理

（1）进行孕晚期（孕 28~36 周、37~40 周各一次）健康教育和指导。

（2）开展孕产妇自我监护方法、促进自然分娩、母乳喂养以及孕期并发症、合并症防治指导。

（3）对随访中发现的高危孕妇应根据就诊医疗卫生机构的建议督促其酌情增加随访次数。随访中若发现有高危情况，建议其及时转诊。

4. 产后访视　产后访视的主要目的是了解产妇及新生儿的健康状况，并给予相应指导，从而保证产褥期母亲和婴儿的健康，促进母乳喂养，防止产后感染、产后抑郁症等危险的发生。社区卫生服务中心（站）在收到分娩医院转来的产妇分娩信息

考点提示

产后访视、产后健康检查时间。

后应于产妇出院后 1 周内到产妇家中进行产后访视，进行产褥期健康管理，做好产后访视记录（表 5-1）。加强母乳喂养和新生儿护理指导，同时进行新生儿访视。

（1）通过观察、询问和检查，了解产妇一般情况，以及乳房、子宫、恶露、会阴或腹部伤口恢复等情况。

（2）对产妇进行产褥期保健指导，对母乳喂养困难、产后便秘、痔疮、会阴或腹部伤口等问题进行处理。

（3）发现有产褥感染、产后出血、子宫复旧不佳、妊娠合并症未恢复者以及产后抑郁等问题的产妇，应及时转至上级医疗卫生机构进一步检查、诊断和治疗。

（4）通过观察、询问和检查了解新生儿的基本情况。

5. 产后 42 天健康检查

（1）社区卫生服务中心为正常产妇做产后健康检查，异常产妇到原分娩医疗卫生机构检查。

（2）通过询问、观察、一般体检和妇科检查，必要时进行辅助检查对产妇恢复情况进行评估。

（3）对产妇应进行心理保健、性保健与避孕、预防生殖道感染、纯母乳喂养 6 个月、产妇和婴幼营养等方面的指导。

表5-1 产后访视记录表

姓名：　　　　　　　　　　　　　　　　　　　　　　　　编号□□□-□□□□□

随访日期	年 月 日		
分娩日期	年 月 日	出院日期	年 月 日
体　温（℃）			
一般健康情况			
一般心理状况			
血　压（mmHg）			
乳　房	1 未见异常　2 异常		□
恶　露	1 未见异常　2 异常		□
子　宫	1 未见异常　2 异常		□
伤　口	1 未见异常　2 异常		□
其　他			
分　类	1 未见异常　2 异常		□
指　导	1 个人卫生 2 心理 3 营养 4 母乳喂养 5 新生儿护理与喂养 6 其他　□/□/□/□/□		
转　诊	1 无　2 有		□
	原因： 机构及科室：		
下次随访日期			
随访医师签名			

（二）孕产妇健康管理服务流程

孕产妇健康管理服务流程，详见图5-1。

（三）孕产妇健康管理工作指标

1. 早孕建册率＝辖区内孕13周之前建册并进行第一次产前检查的产妇人数/该地该时间段内活产数×100%。

2. 产后访视率＝辖区内产妇出院后28天内接受过产后访视的产妇人数/该地该时间内活产数×100%。

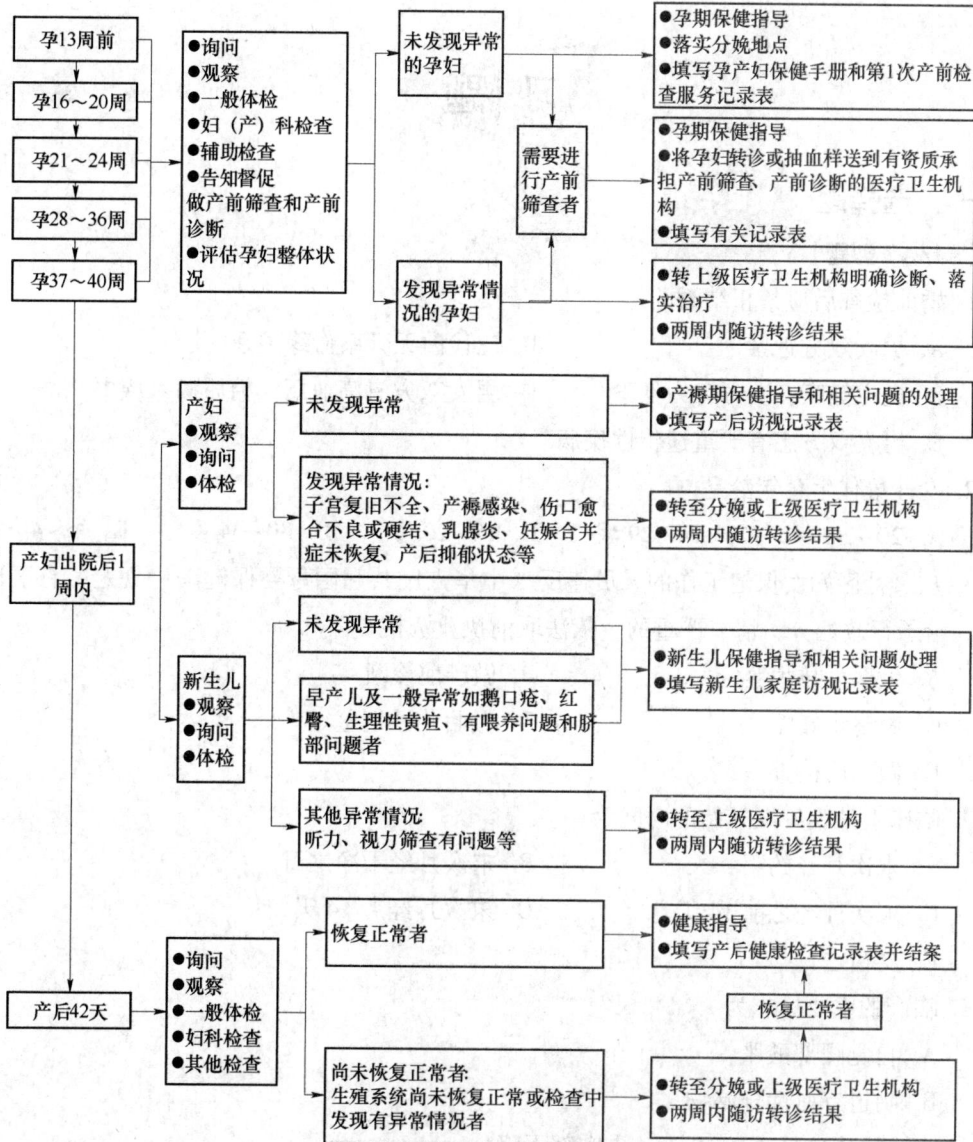

图 5-1　孕产妇健康管理服务流程图
——国家基本公共卫生服务规范（第三版）

本章小结

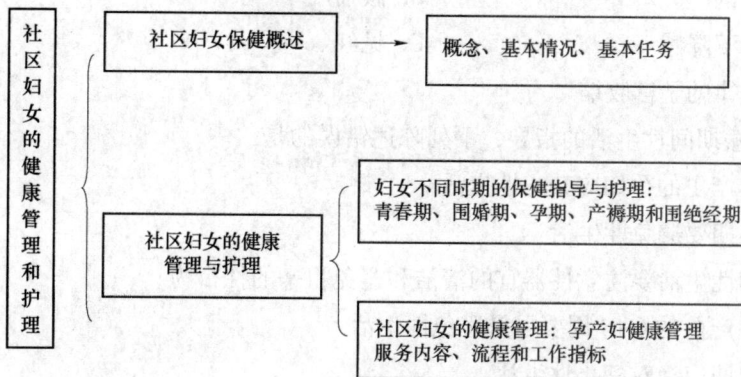

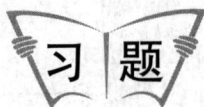

习 题

一、选择题

【A1/A2 型题】

1. 婚前检查后应禁止结婚的是
   A. 男女双方近亲　　　　　　　　B. 三代内无旁系血缘关系
   C. 男方健康，女方智力低下　　　D. 男女双方有高血压、糖尿病家族史
   E. 男女双方患有严重遗传性疾病

2. 女性最佳生育年龄是
   A. 20~24 岁　　B. 24~29 岁　　C. 18~20 岁　　D. 30~34 岁　　E. 35~40 岁

3. 从事社区妇女保健工作的人员违反《中华人民共和国母婴保健法》规定，有下述情形的，给予行政处分，情节严重的，依法取消执业资格
   A. 做医学技术鉴定　　　　　　　B. 做产前诊断
   C. 做终止妊娠　　　　　　　　　D. 做胎儿性别鉴定
   E. 做产后检查

4. 临床上计算妊娠开始的时间为
   A. 末次月经的第一天　　　　　　B. 末次月经干净之日
   C. 末次月经之前 14 天　　　　　D. 末次月经后 14 天
   E. 受精之日

5. 临产的主要标志为
   A. 自觉腰部酸胀
   B. 阴道有血性分泌物
   C. 规律宫缩、宫口开大、先露部下降
   D. 胎膜自然破裂
   E. 子宫底下降

6. 正常情况下每小时胎动
   A. 0~2 次　　　B. 3~5 次　　　C. 7~9 次　　　D. 10~15 次　　　E. 15~20 次

7. 下列哪项不是先兆临产的症状
   A. 频繁的呕吐　　　　　　　　　B. 假临产
   C. 胎儿下降感　　　　　　　　　D. 见红
   E. 不规律的子宫收缩

8. 关于妊娠期间性生活的指导，下列陈述错误的是
   A. 有早产史的孕妇应禁止性生活
   B. 孕早期要避免性生活
   C. 孕期性生活要注意性器官的清洁和避免粗暴的性行为
   D. 在临产前的 6~8 周要尽量避免性生活
   E. 在孕期应绝对禁止性生活

9. 下列症状不属于围绝经期症状的是

    A. 月经紊乱   B. 性欲减退   C. 腹部包块   D. 面部潮红   E. 头昏耳鸣

10. 产后保健的说法正确的是

    A. 整个复旧过程大约需 2 周

    B. 产后 1 周内是整个复旧过程变化最快的一段时间

    C. 初次访视应在产妇出院后 10 天内进行

    D. 高危产妇应酌情增加访视次数

    E. 初次访视应在产妇出院后 3 天内进行

11. 指导母乳喂养方法错误的是

    A. 一般于产后 1 小时内开始哺乳

    B. 向孕产妇宣传母乳喂养的好处

    C. 产后 1 周内哺乳次数应频繁些，每 1~3 小时哺乳一次

    D. 每次哺乳后应将新生儿抱起轻拍背部，排出胃内空气

    E. 实行定时哺乳

12. 产后饮食安排欠缺的是

    A. 高蛋白高钙饮食

    B. 要注意营养的全面性

    C. 为防便秘，应给高脂肪类食物

    D. 禁食辛辣刺激性食物

    E. 食物种类应多样化，不偏食

13. 防癌普查最常用的检查方法是

    A. 双合诊检查   B. 阴道分泌物悬滴检查

    C. B 超   D. 阴道镜检查

    E. 宫颈刮片细胞学检查

14. 周女士，25 岁，孕 19 周，因身体不适需遵医嘱服药，但周女士感到十分担忧，社区护士对其进行孕期用药指导，以下说法错误的是

    A. 多数药物可通过胎盘输送给胎儿

    B. 孕早期用药需在医生指导下谨慎选用

    C. 服药剂量大、时间长均会给胎儿造成伤害

    D. 孕期应避免服用所有药物

    E. 孕期慎用禁用抗肿瘤药物

15. 小王，28 岁，初产妇，哺乳时感觉乳房胀痛，社区护士错误的指导方法是

    A. 哺乳前热敷乳房   B. 在两次哺乳的中间，冷敷乳房

    C. 按摩乳房   D. 配戴乳罩，扶托乳房

    E. 停止哺乳

【A3/A4 型题】

(16~17 题共用题干)

    李女士，停经 4 个月，确定为妊娠后来社区卫生服务中心做孕期健康咨询，社区护士对其进行健康指导

16. 休息时体位多采取

    A. 仰卧位   B. 左侧卧位   C. 右侧卧位   D. 自由体位   E. 半卧位

17. 防止体重增长过快，每周体重增长不能超过

    A. 0.3kg   B. 0.4kg   C. 0.5kg   D. 0.6kg   E. 0.7kg

（18~19 题共用题干）

李某，经产妇，昨日经阴道顺产一正常男婴现已回到家中，社区护士在产后访视时产妇诉说乳房胀痛，下腹阵发性轻微疼痛。查乳房胀痛，无红肿，子宫硬，宫底在腹正中，脐下 2 指，阴道出血同月经量。

18. 指导该孕妇缓解乳房胀痛首选的护理措施是

    A. 用吸奶器吸乳   B. 生麦芽煎汤喝

    C. 少喝汤水   D. 让新生儿多吸吮

    E. 皮硝敷乳房

19. 对该孕妇下腹疼痛问题，可以告知她

    A. 是产后宫缩痛   B. 是不正常的子宫痛

    C. 一般 1 周后消失   D. 需要用止痛药

    E. 与使用宫缩素无关

（20~21 题共用题干）

李女士，48 岁，来社区卫生服务站进行咨询，主诉月经紊乱 1 年余，量无明显增多，近期自觉阵发性潮热、出汗、烦躁、焦虑、失眠，有时出现心悸、胸闷。

20. 最可能的疾病是

    A. 神经衰弱   B. 心脏病

    C. 围绝经期综合征   D. 无排卵型功血

    E. 冠心病

21. 社区护士提供的护理措施哪项不正确

    A. 介绍围绝经期的生理变化过程

    B. 讲解减轻围绝经期症状的方法

    C. 常规补充雌激素以减轻症状

    D. 适当补充钙质和维生素

    E. 加强锻炼

二、思考题

刘某，38 岁，初产妇，妊娠 35 周，自觉乏力，食欲差伴恶心、呕吐，小便深黄色 3 天。查体：体温 37.3℃，神志清，全身皮肤黄染，躯干及四肢可见散在出血点，胎心率 140 次/分。

请回答：

社区护理人员应如何对该患者进行护理和保健指导？

扫码"练一练"

（汪婷婷）

第六章　社区中老年人的健康管理与护理

📖 **学习目标**

1. **掌握**　世界卫生组织年龄段的划分标准与老龄化的概念、老年人的保健指导及社区中老年人健康管理。
2. **熟悉**　社区中年人的健康需求与护理、中年人的保健指导。
3. **了解**　老年人的生理与心理特点。
4. 具备对社区中老年人的不同健康需求实施保健指导的能力。
5. 能够正确发挥社区中老年人健康管理机构中护士的角色。

第一节　概　述

中老年期是人生命过程的两个重要阶段，此阶段身体各器官的结构老化、功能下降，出现一系列与衰退和衰老有关的生理改变。同时在中老年期，许多重大的生活改变导致了相应的生理、心理和社会环境改变。我国目前已进入老龄化社会，老年人问题已经引起全社会重视，健康老龄化是针对人口老龄化挑战提出的战略对策，社区作为实施老年保健的最主要场所，以社区卫生服务为基础，为中老年人提供保健服务，满足中老年人的身体、心理和社会三方面的健康需求，提高老年人的健康水平和生活质量。

一、人口老龄化

2000 年联合国世界卫生组织对年龄段的划分标准确定为：44 岁以下为青年人，45~59 岁为中年人，60~74 岁为年轻老年人，75~89 岁为老年人，90 岁以上为长寿老人。该标准对人们的心理健康和抗衰老意志将产生积极影响。中华医学会老年学会根据我国情况研究规定：中年期为 35~44 岁，中年后期（相当于老年前期）为 45~59 岁，60 岁作为我国划分老年人的标准，60~89 岁为老年期，90 岁以上为长寿期。

人口老龄化指在社会人口的年龄结构中，60 岁或 65 岁以上的老年人口系数增加的一种发展趋势。老龄化社会是指老年人口占总人口达到或超过一定比例的人口结构模型。世界卫生组织对老龄化社会的划分有两个标准：发达国家的标准为 65 岁及以上人口占总人口比例达到或超过 7%，即定义为老龄化社会；发展中国家的标准为 60 岁及以上人口占总人口比例达到或超过 10%，即定义为老龄化社会。

人口老龄化是世界人口发展的普遍趋势，是所有国家共有的现象，是科学与经济不断发展进步的标志。但人口老龄化的程度和地区存在差异，1950~1975 年，老年人口比较均匀地分布在发展中地区和国家、发达地区和国家。随着世界人口老龄化的发展，重心已转移到了发展中国家。20 世纪后期开始，发展中国家的老年人口急剧增加。预计到 2050 年老年人数量将增到 19.64 亿，占世界总人口的 21%，平均每年增长 9000 万，其中约有 82%

（16.1亿）将生活在发展中地区和国家，仅有3.6亿老年人将生活在发达地区和国家。

75岁以上老年人是老年人口中增长最快的群体。1950~2050年，80岁以上人口以平均每年3.8%的速度增长，大大超过60岁以上人口平均2.6%的增长速度。日本高龄老年人增长速度最快，预计到2025年，每3个日本老年人中就有1个高龄老人，并成为全世界平均预期寿命最长的国家。此外，由于老年男性死亡率高于老年女性，使女性老年人占老年人口总数的比例加大。如美国女性老年人的平均预期寿命比男性老年人高6.9岁，日本为5.9岁，法国为8.4岁，中国为3.4岁。

根据我国老龄工作委员会办公室发布的《中国人口老龄化发展趋势预测研究报告：2001~2100年》中指出，中国1999年进入了老龄社会，目前是世界上老年人口最多的国家，占全球老年人口总数的1/5。中国人口老龄化发展趋势可以划分为三个阶段：第一阶段为2001~2020年的快速老龄化阶段；第二阶段为2021~2050年是加速老龄化阶段；第三阶段为2051~2100年是稳定的重度老龄化阶段。根据专家预测，到2037年我国老年人总数将超过4亿，2051年达到最大值，之后将一直维持在3亿~4亿的规模。此外，中国人口老龄化发展具有明显的由东向西的区域梯次特征，东部沿海经济发达地区明显快于西部经济欠发达地区，其中我国最早进入人口老年型城市行列的上海（1979年）和最迟进入人口老年型城市行列的宁夏（2012年）比较，时间跨度长达33年。

> **考点提示**
> 世界卫生组织年龄段的划分标准与人口老龄化的概念。

二、中年人的身心特点与需求

（一）生理特点

人到中年，个体各个系统、器官、组织、细胞的生理功能开始从完全的成熟走向衰退。

1. 形态方面的变化　中年以后，身体外表的改变最为明显。40岁以后，由于皮肤失水，皮下脂肪和弹性组织逐渐减少，面部最早出现皱纹；中年，上眼睑皮肤松弛，开始下垂，鼻唇沟加深，出现两鬓斑白，脱发，甚至秃顶。由于骨密度降低，脊柱变短且弯曲，出现身高降低和驼背。中年人活动和运动量不足，热量消耗少，导致发胖、体重增加。

2. 主要系统器官功能的改变　呼吸运动功能降低，肺部气体交换功能逐年降低，对感染的抵抗能力下降；消化液分泌量逐渐减少，胰岛的功能减退；血压的调节能力减退，易出现高血压或直立性低血压；血液胆固醇浓度逐渐增高，冠状动脉和脑动脉发生粥样硬化风险增加；肾脏开始缩小，肾功能下降，夜尿增多；内分泌功能紊乱，出现更年期综合征；免疫系统开始出现功能减退现象，对发生癌性突变的细胞的监视功能减弱；骨质逐渐发生退行性改变及骨质疏松；脑细胞逐渐减少；各种感觉器官功能均开始衰退，40岁以后，视力逐渐减弱，听力、嗅觉在50岁以后开始下降，皮肤触觉在55岁以后明显迟钝。

（二）心理特点

人到中年，虽然生理功能逐渐衰退，但心理功能继续发展，心智趋于成熟，总体心理特点体现为：智力发展成熟、情绪趋于稳定、意志坚定、个性稳定。

1. 成熟和稳重　智力的发展和知识的积累都达到了较高的水平，有独立思考问题和解决问题的能力，中年人的情绪趋于稳定状态，遇事冷静，能控制自己的情绪和情感，是一个人发挥创造力、事业上多出成果的阶段。

2. 个性稳定、意志坚定　人到中年，其稳定的个性表现出每个人自己的风格，中年人的自我意识明确，善于根据自己的能力和所处的社会地位决定自己的言行；在调节个人活动方面更为妥当，这利于对困难的克服和目标的实现。

（三）健康需求

1. 获取健康信息　获取健康相关信息，以提高自我保健意识，发挥促进健康的潜能，预防慢性病和癌症。

2. 建立健康行为　借助外部的支持，戒除吸烟、酗酒、吸毒等危害健康的行为，尽早建立锻炼身体、保持心理调适、定期体检等促进健康的行为。

3. 应对生理和环境变化　接受健康教育和行为指导，顺利度过更年期等特殊生理阶段，并从容应对各种来自家庭、工作岗位和社会环境的变化与紧张刺激。

4. 心理适应和调节　中年人要应对多重压力，容易出现心理疲劳；生活现状和人生目标间的差异也易诱发心理失调，需做好心理调节以适应客观现实，实现心理健康、平衡。

5. 增强自我防护意识，预防各种职业性危害

三、老年人的身心特点与需求

（一）生理特点

衰老是随着年龄的增长，人体对内外环境的适应能力、代偿能力逐渐减退的过程。

1. 形体的变化　头面部及皮肤的改变是老年人身体特征性变化之一，须发变白、脱落，部分老年人眉毛白色化。鼻毛出现白色化则是评价衰老指标之一。皮肤变薄、松弛、弹性差，皱纹加深，前臂、手部及面部易出现老年斑；骨质疏松及椎间盘脱水变薄，身材呈现弯腰驼背，身高下降、关节不灵活；因肋软骨钙化，加上脊椎的骨质疏松与塌陷，使胸椎的背曲弧度加重而产生脊柱后凸，所以使胸腔前后径增加，出现"桶状胸"。

2. 器官功能的变化　视力和听力的下降，可出现老年性白内障、老年性耳聋；嗅觉、味觉敏感性降低；皮肤感觉迟钝；呼吸功能减退，易发生呼吸道感染；心肌收缩力下降，随着年龄的增长，心肌纤维逐渐纤维化，收缩力下降，易引起各种心律失常，部分老年人会出现心脏杂音，收缩压上升；消化腺分泌减少，消化吸收不良，易引起便秘；肾脏清除功能减弱，伴有尿频、尿急和夜尿增多等；脑组织萎缩；免疫系统功能下降，防御能力低下。由此，导致老年人容易出现各种慢性退行性疾病。

（二）心理特点

由于生理功能衰退，致使老年人的脑功能也有一定程度的退化，使老年人的心理呈现特殊状态。

1. 感知觉　老年人的感觉和知觉反应会随着感觉功能衰退而相应地减慢，但由于老年人经验丰富，其知觉的正确性仍较高。不过老年人常发生定向力障碍，对时间、地点和人物的辨别困难。

2. 记忆力　记忆是过去的知识经验在头脑中的反映。老年人的特点是记忆力随年龄的增长而减退。一般来说，老年人的理解记忆力良好，机械记忆力则明显下降。

3. 智力　老年人的智力并非人们所认为的那样会全面退化，只是在某些方面有所衰减。智力分为"晶态智力"和"液态智力"两种。由于老年人阅历广、经验多，晶态智力易保持（甚至会增长），在80岁以后才有明显减退；液态智力减退得较早，也较快，一般在50岁以后就开始下降，60岁以后减退明显。

4. 思维 老年人的思维特点是思维、计算速度减慢，语言表达能力减退，对一些以往认为是较简单的问题常感到不易理解；对语言的理解速度减慢，讲话逐渐变得缓慢、不流畅，常词不达意，故不断重复；由于理解速度减慢，老年人的阅读速度也常明显减慢且难以持久。

（三）健康需求

1. 因生理功能衰退所引起的老年常见疾病的治疗与护理需求。

2. 因生理功能减退所带来的在居住、衣着、营养等方面的特殊需要。

3. 因活动受限所带来的生活自理能力障碍方面的帮助与照料。

4. 因心理状态的变异和人际交往的障碍所带来的一系列心理反应的护理需求。

（四）老年人的患病特点

老年人由于其器官组织功能衰退，机体防御能力和对疾病的反应性均有不同程度的减弱，在疾病发生发展、临床表现及预后等方面存在以下特点：

1. 患病率高，多种疾病并存。

2. 临床症状不典型。

3. 病程长、恢复慢、并发症多。

4. 病情进展迅速，易出现危象。

5. 易引起药物不良反应。

四、不同养老模式与健康管理

随着老龄化进程的加快，老年人的生活照料、康复护理、精神文化等养老服务需求日益增长。《国务院关于加快发展养老服务业的若干意见》（国发〔2013〕35号），对加快发展养老服务业做出了系统安排和全面部署，提出了"到2020年，全国建成以居家为基础、社区为依托、机构为支撑，功能完善，规模适度，覆盖城乡的养老服务体系"。

（一）家庭养老模式

家庭养老是指由家庭提供的对老年成员的生活保障，其中包括经济保障、服务保障和精神慰藉等内容。它是一种建立在血缘基础上，由子女、配偶等亲属提供衣、食、住、医等照顾和服务的亲情养老方式，对于保障老年人的晚年生活起到了十分重要的作用。

根据特定的国情和传统文化，家庭养老是我国主要的养老模式。家庭养老一直处于主导地位，这种模式以血缘关系为基础、以亲情为纽带，代代相传。传统的家庭伦理道德观念深深地扎根于人们的思想观念中。家庭是最具亲情和温暖的地方，家庭养老能使老年人享受到天伦之乐，在老年人的生活照料和精神慰藉方面具有不可替代的作用。

（二）居家养老模式

社区居家养老是指政府和社会力量依托社区，为居家的老年人提供生活照料、家政服务、康复护理和精神慰藉等方面服务的一种养老模式。它是对传统家庭养老模式的补充和更新，是我国发展社区服务，建立养老服务体系的一项重要内容。

居家养老是在政府主导和全社会的共同参与下，依据居家养老服务中心为老年人提供各项服务。这种模式结合了家庭养老和社区服务的优势，以老年人现有的住所为条件，通过政府和社会对老年人提供各种福利服务，以解决老年人的基本养老需求，满足了老年人足不出户就可以享受到基本服务的愿望。在当前家庭结构日益小型化，空巢老人比例不断增加的情况下，居家养老模式发挥着重要作用，是我国应该长期坚持的基础养老模式。

居家养老以上门服务为主要形式。其服务涵盖生活照料、家政服务、康复护理、医疗保健、精神慰藉、文体娱乐、信息咨询、老年教育等，对身体状况较好、生活基本能自理的老年人，提供家庭服务、老年食堂、法律服务等；对生活不能自理的高龄、独居、失能等老年人提供家务劳动、家庭保健、辅具配置、送饭上门、无障碍改造、紧急呼叫和安全援助等服务。居家养老作为一种依托社区、实施的成本较低、可操作性较强的养老模式，在我国很多地区已经开展。

（三）社区养老模式

社区养老是指老年人住在自己家庭或自己长期生活的社区里，在继续得到家人照顾的同时，由社区的养老机构或相关组织承担养老工作或为老年人服务，使老年人的衣食住行等日常生活需要都能在社区内得到满足。

社区养老通过加强社区养老服务设施、服务队伍和信息网络建设，为社区的老年人及时提供日间照料、家政、情感慰藉等多样化服务，满足了老年人在熟悉的环境中接受养老服务的需求。与机构养老相比，社区养老由于得到政府和社会的大力支持（如国债资金、福彩公益金、慈善捐款等），因此收费相对低廉，适应普通老年人的经济承受能力，覆盖范围比较广泛。社会服务可以有效地弥补家庭照顾的不足，缓解家人照顾的压力。

（四）机构养老模式

机构养老是指国家、社会组织和个人通过举办养老机构，为老年人提供养护、康复、托管等服务。它是一种让老年人离开自己的家，到各种养老机构生活，其生活照料和护理均由养老机构负责提供的养老方式。

机构养老的养老服务由专门的机构提供，如社会福利院、敬老院、老年公寓、养老院等；养老服务由专业人员提供，机构非常注重吸纳和培养具有职业化、专业化的养老服务专门人才，包括护士、物理治疗师、医师、卫生员；养老服务呈现专业化特点，养老机构拥有适宜老年人生活的设施条件，具备专业技能人才，为不同类型、不同需求的老年人提供专业化的生活照料和医疗护理服务，使老年人得到较为集中的照顾和有序的生活。此外，机构养老将老年人集中在一起生活，为老年人建立了与同辈群体交流的平台，有益于老年人的身心健康。

养老机构按功能定位可分为供养型、养护型、医护型。供养型为一般照顾性养老机构，主要接收生活可自理、身体基本健康、行为自由的老年人，提供膳食、文化娱乐、康复锻炼等方面的服务。养护型为护理照顾型养老机构，主要接收生活不能自理老年人、半失能的老年人，主要提供生活照料、监护、康复护理等服务。医护型为技术照顾型养老机构，主要接收全卧床及需要提供医疗、护理、康复的老年人，为其提供基础护理、专科护理。根据医嘱进行支持治疗、姑息治疗、安宁护理、消毒隔离技术指导、社区老年保健、营养指导、心理咨询、卫生宣教和其他老年医疗护理服务。

知识拓展

日间照料模式

日间照料是一种介于专业机构照料和家庭照料之间的养老服务形式，服务对象主要是家庭日间暂时无人或无力照顾的社区高龄老年人、非自理老年人，通过在社区设置日间照料机构为老年人提供日间照料服务。日间照料模式的服务内容有膳食供应、个人照料、保健康复、心理疏导、文体娱乐活动和交通接送等。一些社区助老服务社开展了"助餐""助浴""助行""助急""助医"等服务。由政府招聘的经过培训的助老服务员、养老服务志愿者、社区卫生服务中心的工作人员等提供服务，老年人及家庭根据老年人身体健康状况及身体条件申请不同服务项目。日间照料是社区养老服务的重要内容之一，与居家养老共同构成社区养老服务。

第二节　社区中年人的健康管理与护理

故事点睛

旁白：王某，男，48岁，突发头晕前来社区卫生服务站就诊，社区护士小张询问其病情，得知该患者有高血压家族遗传史，平素工作繁忙经常外出应酬、加班，血压值为165/112mmHg，体格检查未见其他异常。

人物：由两名学生分别担任案例中的人物，进行即兴表演。

请问：

1. 护士询问，请王某复述病情并做相关检查。

2. 社区护士向王先生讲解如何进行健康管理。

一、社区中年人的健康管理与护理

（一）健康教育

1. 预防慢性病健康教育　慢性病发病近年来呈持续上升趋势，如高血压、冠心病、脑卒中、糖尿病等，发病初始年龄逐渐提前。主要原因见于：①饮食结构不合理，主要以高热量、高脂、高糖、低纤维素为主；②生活节奏加快，紧张因素增多等；③体力活动减少，生活和工作方式现代化。健康教育主要以改变不良生活方式、减少危险因素两方面进行。

2. 更年期保健教育　进行更年期常见症状的指导，使其做好充分的思想准备，指导其进行心理调适技巧的方法，同时提供必要的治疗。

3. 预防癌症健康教育　指导预防癌症的知识和方法，提高中年人防癌的认识，学会识别癌症的早期信号，早期发现，早期诊断，早期治疗。

（二）指导合理膳食

1. 每日摄取食物多样化　中年人的饮食要荤素搭配，要经常调换品种，使营养丰富平衡。中年期以后，应注意生理上的酸碱平衡，正常情况下，人体内 pH 为 7.35~7.45。如果饮食的比例搭配不恰当，容易引起体内酸碱平衡失调。酸性食品偏多会导致体内酸碱平衡失调，使血液偏酸，从而容易引起钙、镁等矿物质比例失调，造成缺钙，出现骨质疏松。血液偏酸还会使黏稠度增加，从而容易在中年期出现神经痛、高血压、动脉硬化、胃溃疡、便秘等与酸性食品有关的疾病或症状。因此，中年期的饮食应适当偏碱。

2. 健康的饮食习惯 饮食中注意尽量使用植物油，低盐饮食，并尽量保持低脂、低热量、富含维生素、矿物质，以保持合理的体重，并供给身体所需的营养。在饮食中保证一日三餐平衡，避免暴饮暴食。在工作紧张时要注意保持饮食的质量，并尽量不要在心情紧张或压力太大的时候进食。

（三）合理的运动

1. 有氧运动 常见的有氧运动有：长跑、游泳、快速步行、广场舞、自行车越野、网球等。90%的有氧运动是产生在运动10分钟以后，所以平时做以上运动应至少坚持20分钟以上，才能起作用。

2. 运动强度的计算 表示运动量的指标有最大心率、能量消耗量和能量代谢率。①最大心率的简便计算方法是：最大心率＝220－年龄；②能量消耗按每消耗1L的氧气可产生5kJ的热量计算。

3. 运动指导 指导内容包括运动的强度、种类、持续时间等。①一日的运动量：一日的运动量是一日平均摄取能量减去一日基础代谢能量和维持日常生活所需能量后的主动运动量，大约为300kJ，相当于每天走一万步；②减轻体重的运动：减少体内脂肪1kg需9000kJ的运动，也就是要步行30~45分钟或骑自行车30~60分钟；③增强机体持久力的运动：增强机体持久力可以预防中年人常见疾病的发生。有氧运动可以增强机体持久力，这样的运动需要一定的强度，每周2~3次以上，每次需要60分钟左右（其中包括运动前的准备），可循序渐进的增加运动强度，但强度不能超过最大脉搏。

（四）纠正不良行为习惯

1. 吸烟 长期大量吸烟不仅增加肺癌的患病率，同时也可增加肺气肿、慢性支气管炎、缺血性心脏病等疾病的发病率。社区护士指导戒烟和减少吸烟的方法包括：①提高戒烟动机，要通过案例教育、健康讲座等教育方式，使吸烟者了解吸烟对人体的危害，提高吸烟者的戒烟动机；②了解吸烟的规律，在吸烟时间吃戒烟糖、做深呼吸等，转移吸烟者的注意力；③减少每天吸烟量，吸尼古丁和焦油含量低的烟，缩短一支烟的吸烟时间或避免烟在口中长时间停留。

2. 饮酒 少量饮酒能延长平均寿命，但长期大量饮酒可以导致脂肪肝、慢性肝炎进而发展至肝硬化而死亡。社区护士对过度饮酒的指导方法包括：①用健康讲座、宣传册等教育方法宣传饮酒给人体带来的危害，使中年人认识到大量饮酒对身体的危害及其带来的后果；②告知中年人每天饮白酒不超过1两，啤酒不超过1瓶，是不造成脏器损害的饮酒量；③从对身体危害的角度让中年人理解并做到不空腹饮酒，不强劝饮酒，不养成每天饮酒的习惯。

（五）工作与休息

保证足够的睡眠时间，一般每日需要睡眠7~8小时。避免工作疲劳，过度疲劳导致劳动力下降、工作效率下降、机体抵抗力降低而引起疾病。因此社区护士应指导合理调适和减轻疲劳的方法和技巧，指导内容主要有：①减轻工作劳累，避免疲劳长期蓄积，合理安排作息时间，建立休息、工作与运动的平衡；②放松身心，减轻疲劳的方法有瑜伽和呼吸训练法、音乐疗法及森林浴等；③做些自己喜好的运动，或与家人、亲友聊天等，保持情绪稳定，心情舒畅，以减轻精神上的疲劳。

（六）学会应对压力

中年人由于面对家庭、工作、生活等多方面的问题，会产生许多的压力。长期持续的压力可使人的机体免疫力低下，血压升高。指导中年人应对压力的方法：①寻找压力根源，正确认识自己存在的压力，遇事应坦然处之；②反思自己面对压力的方式，是积极应对，还是消极应对，指导其学会积极面对生活，可适当寻求外界的帮助，利用身边的社会支持系统；③用适当的方式来发泄自己的心理压力，如倾诉法、活动转移法等来调节自己的情绪，也可进行喜好的运动或轻松的户外活动。

（七）坚持定期健康体检

定期健康体检是指在一定的时间内（一般为 1 年，也可以根据体检者个人的情况具体确定），进行一次全面的体检。它能早期诊断常见病、多发病、职业病、传染病，并从前后健康检查资料的对比分析中了解健康状态的动态变化，进行追踪观察，促进有效的自我健康管理。中年人应定期检查的项目包括血压、眼底、尿液、血脂、心电图、胸部 X 线、大便隐血检查、肛门指检、妇科检查、癌症筛查等。

> **考点提示**
> 社区中老年人健康管理的内容。

二、亚健康人的健康管理与护理

亚健康状态多指无临床症状和体征，或者有病症感觉而无临床检查证据，处于一种机体结构退化和生理功能减退的低质与心理失衡状态，表现为胸闷、气短、目眩、失眠、健忘、无名头痛等。亚健康目前是 21 世纪人类健康的头号大敌。

（一）亚健康状态四大要素

1. 排除疾病原因的疲劳和虚弱状态。

2. 介于健康与疾病的中间状态或疾病前状态。

3. 在生理、心理、社会适应能力和道德上的欠完美状态。

4. 与年龄不相称的组织结构和生理功能的衰退状态。

（二）影响亚健康因素

1. 理化因素 环境、大气、水、噪音等污染；长期处于高温、高压（或低压）、寒冷、过度辐射、震动环境下；接触有毒化学物质等，物理化学因素是防不胜防的危害最大的因素。

2. 营养因素 饥饿或低血糖、营养缺乏和过剩、暴饮暴食、微量元素缺乏、维生素缺乏、脱水等。

3. 生物学致病因素 细菌、病毒、真菌、寄生虫感染，昆虫或有毒动物咬伤等。

4. 内分泌因素 处于内分泌功能波动期，如青春期、妊娠期、更年期等，或有轻微内分泌功能紊乱等。

5. 躯体因素 环境变化、职业特点造成的躯体不适、肥胖、消瘦、睡眠不足、缺氧、缺乏锻炼等。

6. 行为因素 大量吸烟、酗酒、不合理饮食习惯、药物依赖、睡眠不足、缺乏体力活动等。

7. 精神因素 遭遇生活事件刺激、人际关系紧张、人文环境突然变化、经济压力大等。研究表明，长时期的紧张和压力对健康有四害：①引发急慢性应激，直接损害心血管和胃肠系统；②引发脑应激疲劳和认知功能降低；③破坏生物钟，影响睡眠质量；④免疫功能低下，导致恶性肿瘤和感染机会增加。

8. 社会因素 宗教信仰、文化传统、社会习俗、社会动荡、经济危机、失业等。

9. 身心处于超负荷状态 现代社会生活工作节奏日益加快，竞争日益激烈，身心负荷长期处于超负荷状态，人体各个系统不堪重负，从而造成了机体身心疲劳。

（三）亚健康人的保健指导

1. 生理调节 亚健康是潜伏在人体内的"隐性杀手"，多与不良生活方式或习惯有关。所以，养成良好的生活习惯和行为是远离"亚健康状态"的生理调节重点。如合理膳食、适当的运动与休息、规律生活、节制烟酒、保障睡眠等。研究显示：睡眠占人类生活1/3左右的时间，是获得免疫力的最佳途径，与身体健康密切相关，而当今因工作或娱乐造成的睡眠不足已成为影响健康最普遍而严重的问题，因此社区护士应指导患者保证足够的睡眠，改善不良的生活习惯。

2. 加强户外运动 现代高度发达的物质文化生活，空调、电视、电脑，出门坐汽车，使人远离阳光和新鲜空气，经常处于萎靡不振、忧郁烦闷状态。户外活动，到郊外呼吸负氧离子浓度较高的新鲜空气，对调节神经系统大为有益。加强自我运动，提高人体对疾病的抵抗能力。

3. 心理社会调节

（1）提高心理素质，消除心理危机 心理素质的关键是自我保健意识。客观地认识自己，提高自身心理承受能力和自我调适能力。

（2）调节不良心态 是健康行为的重要环节。指导患者保持积极乐观的人生态度；心胸开阔，不为小事计较；学会用适当的方式去释放压抑的情绪，摆脱痛苦困境；增强自信，增强对他人和社会的信心。

（3）培养健康心理 树立良好的人生观和价值观。学会控制情绪，养成豁达、乐观、宽以待人、乐于助人的品格。做到知足常乐、淡泊名利，使身心处于协调平衡状态。切忌由于自我的期望值过高无法实现而导致心理压力。

第三节　社区老年人的健康管理与护理

一、社区老年人的保健指导与护理

（一）老年保健的概念

世界卫生组织老年卫生规划项目认为，老年保健是指在平等享用卫生资源的基础上，充分利用现有的人力、物力，以维护和促进老年人健康为目的，发展老年保健事业，使老年人得到基本的医疗、护理、康复和保健等服务。社区老年保健的重点人群包括：高龄老年人、独居老年人、丧偶老年人、患病老年人、近期出院的老年人、老年精神障碍者。

（二）老年人的保健指导

1. 日常生活指导

（1）**居家环境** 保持光线充足、通风良好，温度（20~22℃）和湿度（50%~60%）适宜，避免噪声、异味等；室内布置尽量简洁，避免堆放过多的杂物，以便于老年人行走；常用物品摆放应高度合适，防止老年人跌倒；地面避免湿滑，选用防滑的地砖或地板，并在马桶、洗浴设备处安装扶手，放置防滑垫。

（2）**休息与睡眠** 老年人每天睡眠时间以 8 小时左右为宜，中午可卧床休息 1 小时。因老年人活动度相对较少，易发生失眠，应注意休息的质量。适当的活动对老年人而言也是一种休息方式，也可促进睡眠。

2. 饮食指导

（1）**合理饮食** 老年人进餐应做到定时定量，少食多餐，根据老年人的饮食习惯选择食物和烹制方法，适当补充蔬菜水果，经常调换口味，促进老年人的食欲。食物注意多样化，膳食应包括谷类、豆奶类、动物性食品、蔬菜、水果和油脂类，其中以谷类为主，以保持营养平衡。摄入足够的优质蛋白质、低脂、低糖、低盐、富含维生素及膳食纤维的食物。保证水分的补充，一般以 1000~2000ml 为宜，饮水宜在白天进行，晚上可限制饮水量。

（2）**注意食品的加工和卫生** 老年人的饮食应柔软、清淡，易于咀嚼、吞咽和消化，烹调时宜采用炖、煨和清蒸等烹调方法，忌油煎、炸等方法，但也要注意避免食物中营养素的丢失。老年人也要注意食品和餐具的卫生，避免食用过期变质、霉变的食品，少吃或不吃熏烤、腌制和焦糊的食物。

3. 运动指导

（1）**运动方式和时间** 老年人可根据自身的健康状况、习惯和兴趣选择适合自己的运动方式和时间，可按医师的运动处方选择。运动以有氧运动为宜，如散步、慢跑、骑自行车、爬山、健身操和太极拳等。时间以饭后 1 小时左右为宜，每次运动 20~30 分钟，每天 1~2 次。

（2）**自我监护** 老年人在运动中和运动后应做好自我监护，最简便的监测方法是以运动后心率作为衡量标准，即运动后的最适宜心率（次/分）= 170-年龄。判断运动是否适宜，除计算运动后的心率外，最好还要结合自我感觉综合判断。若运动后达到最适宜心率，且在运动结束后 3~5 分钟恢复运动前心率，加之运动时全身有热感或微微出汗，运动后自觉精力充沛、睡眠好和食欲佳等，均表明运动量适宜；若运动时身体不发热或出汗，脉搏次数不增加或增加不多，则说明运动不够；若运动后达到了最适宜心率，但需要 10 分钟以上才能恢复运动前心率，且运动后感到疲劳、头晕、气促及睡眠不良，则说明运动量过大。

4. 安全防护 随着年龄的增长，老年人各器官功能逐渐下降，动作反应时间延长，认知能力减退等增加了老年人发生意外伤害的危险性，如跌倒、烫伤和进食意外等。家属要意识到安全防护的重要性，加强老年人的安全保障措施，保证老年人的安全。同时应指导老年人掌握自身的健康状况，了解自身最有可能发生的意外伤害及其危险因素，并能采取积极有效的措施进行预防，提高其自身的安全意识和自我防护能力。

5. 用药安全 由于老年人年龄大、自身对药物的处理能力和耐受性下降，社区护士应特别重视对老年人的家庭用药指导，内容包括：①嘱咐老年人遵从医嘱用药，应在医师指导下坚持按时按量服药，改变药物剂量或更换药物时，应征得医师的同意，切忌自行停药或擅自增减药物剂量。②根据老年人的作息规律，协助老年人规划适当的服药间隔及用药时间，以减少因太密集的给药间隔造成药物中毒或某些食物与药物同服时对药物的干扰作用。③采用适当的方法提高服药技巧，如：服用药片较多或较大时，可分次服用或分成小片服用；药物刺激性较强时，可用吸管饮服；有吞咽困难者，可选用液体剂量或将片剂溶解后服用；药物标签应醒目、字体要大，必要时可将药物名称、剂量、用法、服用时间以较大字体自制成标签贴于药瓶上，但勿覆盖原药品标签。④教会老年人及家属观察药物的不良反应，对不可避免的副作用应提前说明，如出现严重的不良反应时应即刻与医务人员联系，以防发生意外。

> **考点提示**
>
> 社区老年人保健指导的内容。

二、社区老年人的健康管理

根据《国家基本公共卫生服务规范（第三版）》的要求，社区老年人的健康管理内容如下。

（一）服务对象

辖区内 65 岁及以上常住居民。

（二）服务内容

每年为老年人提供 1 次健康管理服务，包括生活方式和健康状况评估（表 6-1）、体格检查、辅助检查和健康指导。

表 6-1 老年人生活自理能力评估表

评估事项、内容与评分	程度等级				判断评分
	可自理	轻度依赖	中度依赖	不能自理	
进餐：使用餐具将饭菜送入口、咀嚼、吞咽等活动	独立完成	—	需要协助，如切碎、搅拌食物等	完全需要帮助	
评分	0	0	3	5	
梳洗：梳头、洗脸、刷牙、剃须、洗澡等活动	独立完成	能独立地洗头、梳头、洗脸、刷牙、剃须等；洗澡需要协助	在协助下和适当的时间内，能完成部分梳洗活动	完全需要帮助	
评分	0	1	3	7	
穿衣：穿衣裤、袜子、鞋子等活动	独立完成	—	需要协助，在适当的时间内完成部分穿衣	完全需要帮助	
评分	0	0	3	5	
如厕：小便、大便等活动及自控	不需协助，可自控	偶尔失禁，但基本上能如厕或使用便具	经常失禁，在很多提示和协助下尚能如厕或使用便具	完全失禁，完全需要帮助	
评分	0	1	5	10	
活动：站立、室内行走、上下楼梯、户外活动	独立完成所有活动	借助较小的外力或辅助装置能完成站立、行走、上下楼梯等	借助较大的外力才能完成站立、行走，不能上下楼梯	卧床不起，活动完全需要帮助	
评分	0	1	5	10	
总得分					

注：该表为自评表，根据表中 5 个方面进行评估，将各方面判断评分汇总后，0~3 分者为可自理；4~8 分者为轻度依赖；9~18 分者为中度依赖；≥19 分者为不能自理。

1. 生活方式和健康状况评估 通过问诊及老年人健康状态自评了解其基本健康状况、体育锻炼、饮食、吸烟、饮酒、慢性疾病常见症状、既往所患疾病、治疗及目前用药和生活自理能力等情况。

2. 体格检查 包括体温、脉搏、呼吸、血压、身高、体重、腰围、皮肤、浅表淋巴结、肺部、心脏、腹部等常规体格检查，并对口腔、视力、听力和运动功能等进行粗测判断。

3. 辅助检查 包括血常规、尿常规、肝功能（血清谷草转氨酶、血清谷丙转氨酶和总胆红素）、肾功能（血清肌酐和血尿素）、空腹血糖、血脂（总胆固醇、三酰甘油、低密度脂蛋白胆固醇、高密度脂蛋白胆固醇）、心电图和腹部 B 超（肝胆胰脾）检查。

4. 健康指导 告知评价结果并进行相应健康指导。

（1）对发现已确诊的原发性高血压和 2 型糖尿病等患者同时开展相应的慢性病患者健康管理。

（2）对患有其他疾病的（非高血压或糖尿病），应及时治疗或转诊。

（3）对发现有异常的老年人建议定期复查或向上级医疗机构转诊。

（4）进行健康生活方式以及疫苗接种、骨质疏松预防、防跌倒措施、意外伤害预防和自救、认知和情感等健康指导。

（5）告知或预约下一次健康管理服务的时间。

（三）服务流程

社区老年人的健康管理流程，详见图 6-1。

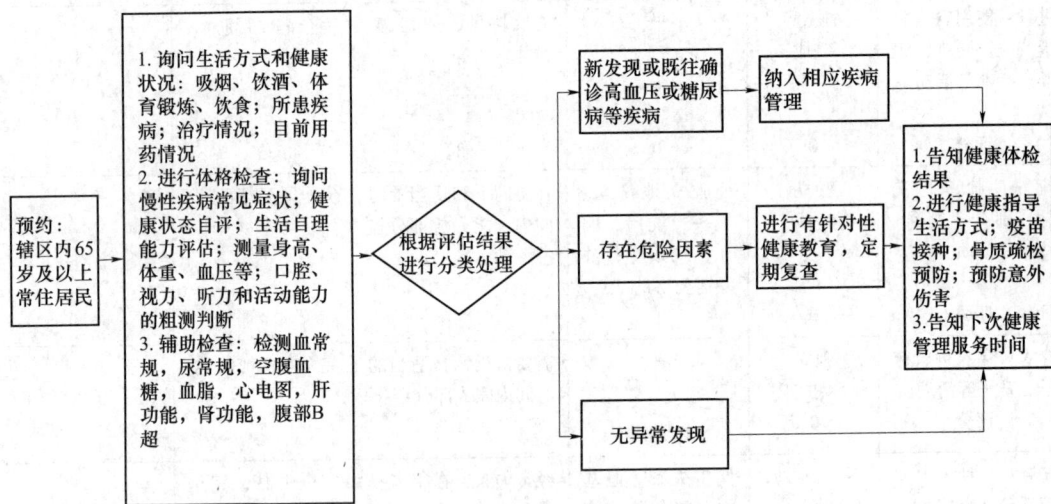

图 6-1 社区老年人的健康管理流程图

——国家基本公共卫生服务规范（第三版）

（四）服务要求

1. 开展老年人健康管理服务的乡镇卫生院和社区卫生服务中心应当具备服务内容所需的基本设备和条件。

2. 加强与村（居）委会、派出所等相关部门的联系，掌握辖区内老年人口信息变化。加强宣传，告知服务内容，使更多的老年人愿意接受服务。

3. 每次健康检查后及时将相关信息记入健康档案。具体内容详见《居民健康档案管理服务规范》健康体检表。对于已纳入相应慢性病健康管理的老年人，本次健康管理服务可作为一次随访服务。

4. 积极应用中医药方法为老年人提供养生保健、疾病防治等健康指导。

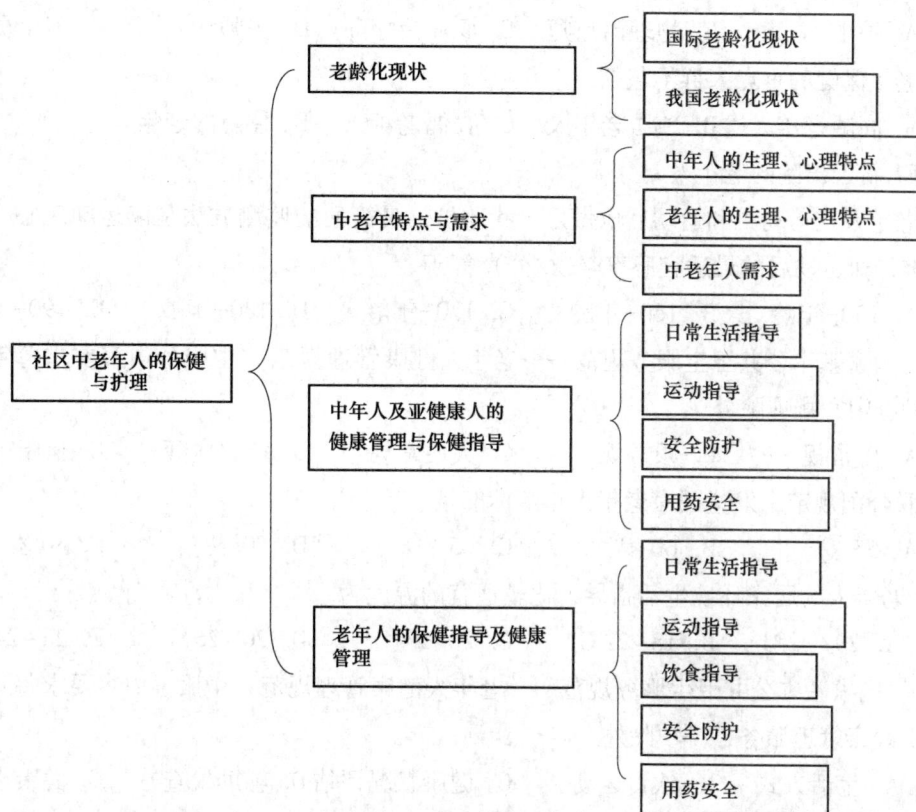

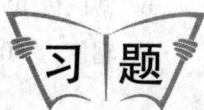

一、选择题

【A1/A2 型题】

1. 中年人运动后应做好自我监护，最简便的监测方法是以运动后心率作为衡量标准，即运动后的最适宜心率（次/分）等于

　　A. 170-年龄　　B. 180-年龄　　C. 200-年龄　　D. 220-年龄　　E. 240-年龄

2. 中年人须警惕疾病信号，哪项除外

　　A. 晚上口渴或尿频　　　　　　　B. 近来咳痰多，时而痰中带有血丝

　　C. 食欲不振　　　　　　　　　　D. 上楼梯或斜坡时就气喘、心慌

　　E. 脸部、眼睑和下肢无明显水肿

3. 根据特定的国情和传统文化，我国主要的养老模式应为

　　A. 居家养老　　　　　　　　　　B. 老年公寓养老

    C. 养老院养老   D. 日间护理院养老

    E. 老年病医院

4. 下列适用于生活不能自理老年人的养护机构是

    A. 老年公寓   B. 日间护理院 C. 养老院

    D. 临时托老所 E. 老年病专科医院

5. 养护机构的基本工作人员配备中不包括

    A. 护士   B. 物理治疗师   C. 职业治疗师   D. 医师   E. 卫生员

6. 老年保健的重点人群不包括

    A. 高龄老年人 B. 独居老年人 C. 丧偶老年人 D. 住院的老年人

    E. 新近出院的老年人

7. 老年人在运动中和运动后应做好自我监护，最简便的监测方法是以运动后心率作为衡量标准，即运动后的最适宜心率（次/分）等于

    A. 150-年龄   B. 160-年龄   C. 170-年龄   D. 180-年龄   E. 190-年龄

8. 《国家基本公共卫生服务规范——老年人健康管理规范》中服务内容要求每年必查的辅助检查中，哪项除外

    A. 血常规   B. 尿常规   C. 大便常规   D. 空腹血糖   E. 血脂

9. 联合国规定，发达国家老年人年龄标准是

    A. 55 岁   B. 60 岁   C. 65 岁   D. 70 岁   E. 80 岁

10. 老年人的居家环境生活指导，比较适宜的温度为

    A. 20~22℃ B. 18~22℃ C. 20~24℃ D. 20~26℃ E. 22~24℃

11. 《国家基本公共卫生服务规范——老年人健康管理规范》中服务内容要求每年为老年人提供健康管理服务，哪项除外

    A. 生活方式 B. 饮食运动 C. 健康状况评估 D. 辅助检查   E. 健康指导

12. 社区老年人的健康管理的服务对象是

    A. 辖区内居民   B. 辖区内 65 岁及以上常住居民

    C. 辖区内常住居民   D. 辖区内 60 岁及以上常住居民

    E. 辖区内 60 岁以上常住居民

13. 全世界平均预期寿命最长的国家是

    A. 日本   B. 中国   C. 美国   D. 德国   E. 韩国

14. 胡先生，67 岁，社区护士在给其进行运动指导时，应告知能反映老年人独立生活能力的高低及健康评价最重要的领域的是

    A. 社会功能 B. 日常生活功能 C. 智能能动性 D. 功能状况   E. 活动状况

【A3/A4 型题】

（15~16 题共用备选答案）

    A. 每年 1 次 B. 每月 1 次 C. 每季度 1 次 D. 每半年 1 次 E. 每月 2 次

15. 对辖区身体健康的老年人的健康管理服务频次

16. 在对老年人进行管理过程中，存在危险因素的和未被上级医院诊断的可疑慢性疾病的老年人，应定期进行一次电话随访，了解目前情况、症状变化，危险因素干预情况等，电话随访频率为

（17~19 题共用题干）

患者，男，72 岁，近期在社区医院体检时发现体重超重，社区护士建议其增强体育锻炼，社区护士要对其进行健康指导的内容：

17. 下列不适合老年人的健身项目是

    A. 踢足球　　　B. 散步　　　C. 慢跑　　　　D. 太极拳　　　E. 广场舞

18. 老年人锻炼中不正确的做法是

    A. 行走不宜过快　　　　　　　B. 转头活动不宜过快

    C. 运动量不宜过大　　　　　　D. 运动时间每天保持 2 小时以上

    E. 注意运动的强度

19. 最常用的运动强度监测指标是

    A. 呼吸　　　B. 体温　　　C. 运动后心率　D. 血压　　　E. 血糖

二、思考题

王先生，46 岁，某化妆品公司经理，平时工作繁忙，时常为推销本公司的产品而参加各种应酬，生活习惯不规律，时常晚上 2、3 点睡觉，3 个月来出现晚上口渴伴尿频，脸部、眼睑和下肢有明显水肿。

请回答：

（1）世界卫生组织年龄段的划分标准？

（2）王先生出现晚上口渴伴尿频，脸部、眼睑和下肢有明显水肿的原因可能是什么？

（3）中年人的健康管理内容有哪些？

扫码"练一练"

（焦娜娜）

第七章 社区慢性病患者的健康管理与护理

📖 **学习目标**

1. **掌握** 社区高血压和2型糖尿病患者的健康管理流程及居家护理指导措施。
2. **熟悉** 慢性病的特点和影响因素；冠心病、脑卒中及恶性肿瘤患者的社区健康管理。
3. **了解** 慢性病的定义、分类。
4. 基本具备对社区高血压及2型糖尿病患者的健康管理能力。
5. 具有严谨和团结协作的工作作风，对慢性病患者具有爱心、同情心。

高血压、糖尿病等慢性病由于其发病率高、死亡率高、知晓率低、控制率低等原因，越来越严重地威胁我国人民的健康和生命，给个人、家庭和社会带来巨大的经济负担。

第一节 概 述

由于慢性病患者的多数时间是在家庭和社区生活中度过的，因此，在社区环境中开展慢性病患者的健康管理与护理，提高社区慢性病患者的自我护理能力，对降低慢性病的发病率和死亡率，改善和提高患者的生存质量具有重要意义。社区卫生服务体系是慢性病防治的重要工作平台，社区护理是慢性病防治取得成效的重要措施。

一、慢性病概述

（一）慢性病的概念

慢性病是慢性非传染性疾病的简称，是对一类起病隐匿、病程长且病情迁延不愈、缺乏明确的传染性生物病因证据、病因复杂或病因尚未完全确认的疾病的概括性总称。

（二）慢性病的特点

1. 病因复杂 慢性病没有明确的病因。其发病与遗传因素、环境因素、生活行为因素和卫生服务因素等多因素有关。

2. 潜伏期长 慢性病的发生发展通常是"悄无声息"的，早期没有明显症状。一些患者在体检时才被告知患有某种慢性病，一些患者出现了典型症状后，才意识到自己可能患病。

3. 病程漫长 慢性病的病理改变是不可逆的，目前尚缺乏特效的治愈手段。因此，慢性病是一个长期过程，最终将导致功能障碍甚至丧失。

4. 导致功能丧失和残障 大多数慢性病严重时可引起功能丧失和残障，严重影响患者自理能力，对患者的生活质量影响较大，如糖尿病患者后期由于神经系统受损会出现感觉和运动障碍；脑卒中患者多伴有肢体活动障碍。

5. 慢性病可以预防　慢性病的发生与个体生活方式有密切的关系，通过生活行为干预一定程度上可以预防和延缓其发病。

（三）慢性病的危险因素

慢性病通常是终身性疾病，病痛、伤残给慢性病患者的身心造成伤害，昂贵的医疗费用给他们带来了巨大的经济负担，也影响了他们的生活质量。慢性病的主要危险因素如下：

1. 生活方式　随着社会经济的发展，生活的现代化、城市化，人们倾向于选择精细的食物、久坐的生活方式和承受更多的心理压力，这些成为慢性病持续上升的重要原因。

（1）饮食　不合理的饮食是慢性病的主要原因之一，尤其是胆固醇、脂肪、食盐、刺激性的食物等，常常是引起高血压、冠心病、肿瘤等疾病的原因。

（2）运动　活动范围小，运动量不足，容易肥胖并导致体内的胆固醇和中性脂肪增加，易发生高血脂、高血压、冠心病和糖尿病等。

（3）吸烟　香烟中的尼古丁除了与咖啡因一样，能刺激交感神经引起动脉硬化，还会直接作用于心脏，使血压上升、心率加快。

（4）工作压力　工作节律过快，生活及工作压力会引起紧张、恐惧、失眠甚至精神失常。长期处于精神压力下，可使血压升高、心率加快、血中胆固醇增加，还会降低机体的免疫功能。

2. 遗传　遗传基因是慢性病致病的内因，具有遗传基因缺陷者，在不利的环境因素作用下易感慢性病，可能出现其发病年龄提前及病情严重。

3. 家庭　家庭对个体健康行为和生活方式的影响较大，许多慢性病如高血压、糖尿病、乳腺癌、消化性溃疡、精神分裂症、动脉硬化性心脏病等都有家族聚集倾向，可能与遗传因素或家庭共同的生活习惯有关。

4. 环境　现代社会的高度工业化，使空气污染加重，增加呼吸道疾病和癌症的发生；噪音污染、水源土壤污染等环境不良因素会引起紧张、恐惧、失眠，甚至精神失常等。社会环境中健全的社会组织、社会普及教育程度、医疗保健服务体系等都会影响人们的健康。

二、社区慢性病管理概述

（一）社区慢性病管理概念

社区慢性病管理是以社区为单位，以社区内慢性病患者和高危人群为对象，通过社区卫生服务人员，采取有计划的指导与干预，降低疾病的发病率、致残率和死亡率，提高治愈率的健康管理方法。实现患者管理、高危人群管理和全人群管理相结合的慢性病综合防治体系。

（二）社区护士在慢性病管理中的作用

根据疾病三级预防的基本原则，改善与处理慢性病患者生理、心理与社会问题，以促进社区人群健康水平提高，社区护士发挥着重要作用。社区护士担任照顾、教育、咨询、组织、管理、协调、合作、观察、研究等多种角色，其作用随角色的变化而变化，主要作用有：

1. 计划者　根据患者本身能力、生活方式及所处环境，制定适合该患者的长期医疗护理计划。

2. 护理者　提供直接护理或教会患者家属为患者提供所需的护理，预防并发症的发生。

3. 健康教育者 协助慢性病患者及其家属调整生活及生活方式，指导慢性病患者进行自我护理。

4. 协调者 帮助慢性病患者组织自助性病友团体或支持性团体。

5. 咨询者 熟悉各种社会资源以提供咨询及转诊服务，开展社区健康教育，使社区居民认识有害于健康的危险因素。

6. 组织者 参加计划、筛选等活动，以帮助社区居民及早发现慢性病患者，做到早期诊断、早期治疗。

第二节　社区常见慢性病患者的健康管理与护理

故事点睛

旁白： 今天上午，一位60岁的王先生来到社区卫生服务中心，向护士小李叙述："近2年来时感头痛、头晕、眼花、耳鸣等，情绪紧张激动，怀疑自己得了高血压"。小李为其测量血压160/92mmHg，王先生焦急地询问血压情况。

人物： 由2名学生分别担任故事人物，进行即兴表演。

请问：

1. 小李如何告知王先生血压情况，怎样缓解王先生的紧张情绪？

2. 社区护士应如何对王先生进行健康管理？

一、社区高血压患者的健康管理与护理

高血压是以血压增高 [收缩压（SBP）≥140mmHg和（或）舒张压（DBP）≥90mmHg] 为主要临床表现的综合征。高血压是常见慢性病，可引起心、脑、肾等脏器的并发症，严重地危害着人类的健康。我国高血压存在"三高""三低"特点，三高是指患病率高、死亡率高、致残率高。三低是指知晓率低、治疗率低、控制率低。但高血压是可预防和控制的，通过社区健康管理，降低血压水平，减少并发症，改善患者的生存质量。

（一）概述

1. 病因 高血压危险因素如下：

（1）超重和肥胖　体重指数增加是高血压病最危险的因素。

（2）不合理饮食　食入过多食盐，钾和钙食量过低，优质蛋白质的摄入不足。

（3）年龄因素　高血压发病的危险度随年龄而升高。

（4）精神紧张　长期精神紧张、愤怒、烦恼、环境的恶性刺激（如噪音），都可以导致高血压的发生。

（5）职业　工作紧张，注意力需要高度集中又少体力活动的职业，高血压的发病率明显增高。

（6）吸烟与饮酒　吸烟是公认的心脑血管疾病发生的重要危险因素。长期大量饮酒能引起高血压，且加重高血压，损害心脑血管。

（7）遗传因素　高血压的发病有较明显的家族聚集性。

2. 临床特征　高血压起病缓慢，早期可能无症状或症状不明显，偶在体检时发现血压升高，最常见有头痛、头晕、心悸、胸闷、乏力等临床症状，后期心、脑、肾、血管、眼等靶器官可出现相应的症状。

3. 治疗要点　治疗措施包括改变生活方式和降压药物治疗。降压治疗可减少高血压患者心、脑血管病的发生率和死亡率。

（二）社区高血压患者的健康管理与护理

根据《国家基本公共卫生服务规范（第三版）》的要求，社区高血压患者的健康管理内容如下：

1. 高血压筛查

（1）对象　对辖区内35岁及以上常住居民，每年为其免费测量一次血压（非同日3次测量）。

（2）分类筛查　对第一次发现收缩压≥140mmHg和（或）舒张压≥90mmHg的居民在去除可能引起血压升高的因素后预约其复查，非同日3次血压高于正常，可初步诊断为高血压。建议转诊到上级医院确诊并取得治疗方案，2周内随访转诊结果；对已确诊的原发性高血压患者纳入高血压患者健康管理；对可疑继发性高血压患者，及时转诊。具体筛查流程详见图7-1。

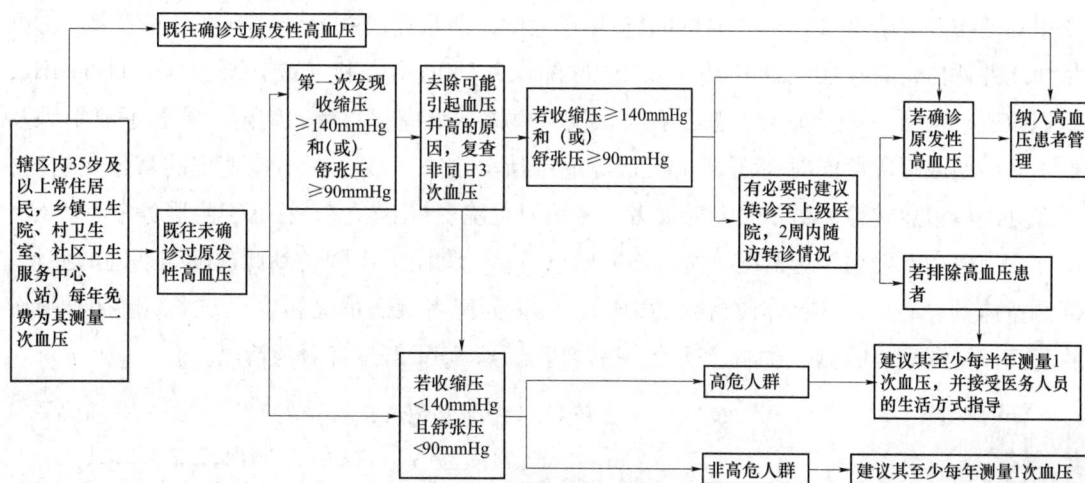

图7-1　高血压筛查流程图
——国家基本公共卫生服务规范（第三版）

（3）评估高危因素　如有以下六项指标中的任一项高危因素，建议每半年至少测量1次血压，并接受医务人员的生活方式指导。

1）血压高值（收缩压130~139mmHg和（或）舒张压85~89mmHg）。

2）超重或肥胖，和（或）腹型肥胖：①超重：$24kg/m^2 \leqslant BMI \leqslant 28kg/m^2$。②肥胖：$BMI \geqslant 28kg/m^2$。③腹型肥胖：腰围男≥90cm，女≥85cm。

3）高血压家族史（一、二级亲属）。

4）长期高盐。

5）长期过量饮酒（每日饮白酒≥100ml）。

6）年龄在55周岁及以上。

2. 随访评估　对原发性高血压患者，每年要提供至少4次面对面的随访，随访流程详见图7-2。

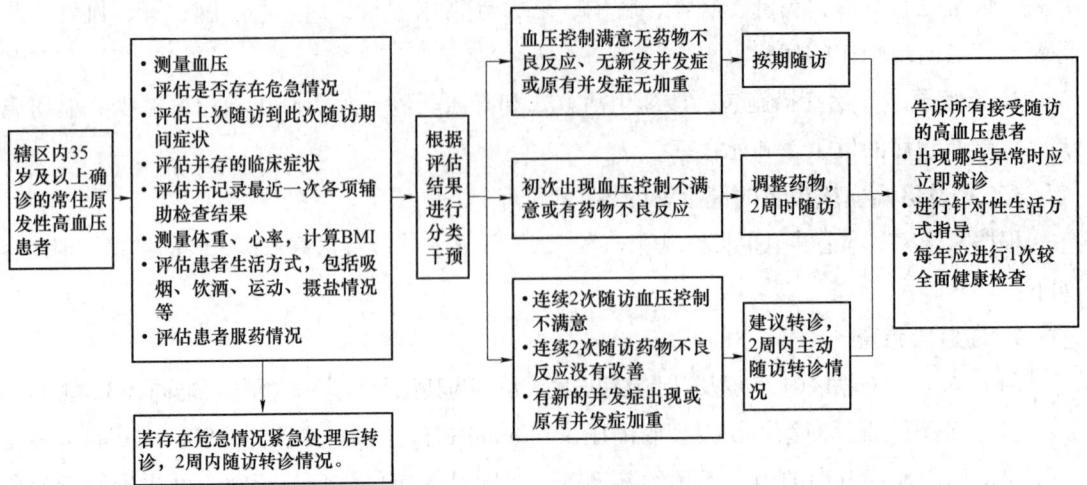

图7-2　高血压患者随访服务流程
——国家基本公共卫生服务规范（第三版）

对社区确诊高血压患者建立"社区高血压患者登记册"，专门立档保管，填写"高血压患者随访表（表7-1）"，为社区高血压患者随时测量血压并记录。随访内容包括：①测量血压并评估是否存在危急情况，如出现收缩压≥180mmHg和（或）舒张压≥110mmHg；意识改变、剧烈头痛或头晕、恶心呕吐、视力模糊、眼痛、心悸、胸闷、喘憋不能平卧及处于妊娠期或哺乳期同时血压高于正常等危急情况之一，或存在不能处理的其他疾病时，须在处理后紧急转诊。对于紧急转诊者，乡镇卫生院、村卫生室、社区卫生服务中心（站）应在2周内主动随访转诊情况。②若不需紧急转诊，询问上次随访到此次随访期间的症状。③测量体重、心率，计算体质指数（BMI）。④询问患者疾病情况和生活方式，包括心脑血管疾病、糖尿病、吸烟、饮酒、运动、摄盐情况等。⑤了解患者服药情况。

表7-1　高血压患者随访服务记录表

姓名：　　　　　　　　　　　　　　　　　　　　　编号□□□-□□□□□

	随访日期	年　月　日	年　月　日	年　月　日	年　月　日
	随访方式	1门诊 2家庭 3电话 □	1门诊 2家庭 3电话 □	1门诊 2家庭 3电话 □	1门诊 2家庭 3电话 □
症状	1 无症状 2 头痛头晕 3 恶心呕吐 4 眼花耳鸣 5 呼吸困难 6 心悸胸闷 7 鼻衄出血不止 8 四肢发麻 9 下肢水肿	□/□/□/□/ □/□/□ 其他：	□/□/□/□/ □/□/□ 其他：	□/□/□/□/ □/□/□ 其他：	□/□/□/□/ □/□/□ 其他：
体征	血压（mmHg）				
	体重（kg）	/	/	/	/
	体质指数	/	/	/	/
	心率				
	其他				

续表

生活方式指导	日吸烟量（支）	/	/	/	/
	日饮酒量（两）	/	/	/	/
	运　动	次/周　分钟/次	次/周　分钟/次	次/周　分钟/次	次/周　分钟/次
		次/周　分钟/次	次/周　分钟/次	次/周　分钟/次	次/周　分钟/次
	摄盐情况（咸淡）	轻/中/重　/轻/中/重	轻/中/重　/轻/中/重	轻/中/重　/轻/中/重	轻/中/重　/轻/中/重
	心理调整	1 良好 2 一般 3 差 □	1 良好 2 一般 3 差 □	1 良好 2 一般 3 差 □	1 良好 2 一般 3 差 □
	遵医行为	1 良好 2 一般 3 差 □	1 良好 2 一般 3 差 □	1 良好 2 一般 3 差 □	1 良好 2 一般 3 差 □
辅助检查*					
服药依从性		1 规律 2 间断 3 不服药□	1 规律 2 间断 3 不服药□	1 规律 2 间断 3 不服药□	1 规律 2 间断 3 不服药□
药物不良反应		1 无 2 有__□	1 无 2 有__□	1 无 2 有__□	1 无 2 有__□
此次随访分类		1 控制满意 2 控制不满意 3 不良反应 4 并发症□	1 控制满意 2 控制不满意 3 不良反应 4 并发症□	1 控制满意 2 控制不满意 3 不良反应 4 并发症□	1 控制满意 2 控制不满意 3 不良反应 4 并发症□
用药情况	药物名称 1				
	用法用量	每日　次　每次　mg	每日　次　每次　mg	每日　次　每次　mg	每日　次　每次　mg
	药物名称 2				
	用法用量	每日　次　每次　mg	每日　次　每次　mg	每日　次　每次　mg	每日　次　每次　mg
	药物名称 3				
	用法用量	每日　次　每次　mg	每日　次　每次　mg	每日　次　每次　mg	每日　次　每次　mg
	其他药物				
	用法用量	每日　次　每次　mg	每日　次　每次　mg	每日　次　每次　mg	每日　次　每次　mg
转诊	原因				
	机构及科别				
下次随访日期					
随访医师签名					

填表说明：

1. 本表为高血压患者在接受随访服务时由医生填写。每年的健康体检后填写健康体检表。若失访，在随访日期处写明失访原因；若死亡，写明死亡日期和死亡原因。

2. 体征：体质指数（BMI）＝体重（kg）/身高的平方（m²），体重和体质指数斜线前填写目前情况，斜线后填写下次随访时应调整到的目标。如果是超重或是肥胖的高血压患者，要求每次随访时测量体重并指导患者控制体重；正常体重人群可每年测量一次体重及体质指数。如有其他阳性体征，请填写在"其他"一栏。

3. 生活方式指导：在询问患者生活方式时，同时对患者进行生活方式指导，与患者共同制定下次随访目标。

日吸烟量：斜线前填写目前吸烟量，不吸烟填"0"，吸烟者写出每天的吸烟量"××支"，斜线后填写吸烟者下次随访目标吸烟量"××支"。

日饮酒量：斜线前填写目前饮酒量，不饮酒填"0"，饮酒者写出每天的饮酒量相当于白酒"××两"，斜线后填写饮酒者下次随访目标饮酒量相当于白酒"××两"（啤酒/10＝白酒量，红酒/4＝白酒量，黄酒/5＝白酒量）。

运动：填写每周几次，每次多少分钟。即"××次/周，××分钟/次"。横线上填写目前情况，横线下填写下次随访时应达到的目标。

摄盐情况：斜线前填写目前摄盐的咸淡情况。根据患者饮食的摄盐情况，按咸淡程度在列出的"轻、中、重"之一上划"√"分类，斜线后填写患者下次随访目标摄盐情况。

心理调整：根据医生印象选择对应的选项。

遵医行为：指患者是否遵照医生的指导去改善生活方式。

4. 辅助检查：记录患者上次随访到这次随访之间在各医疗机构进行的辅助检查结果。

5. 服药依从性："规律"为按医嘱服药，"间断"为未按医嘱服药，频次或数量不足，"不服药"即为医生开了处方，但患者未使用此药。

6. 药物不良反应：如果患者服用的降压药物有明显的药物不良反应，具体描述哪种药物，何种不良反应。

7. 此次随访分类：根据此次随访时的分类结果，由随访医生在 4 种分类结果中选择一项在"□"中填上相应的数字。"控制满意"是指血压控制满意，无其他异常；"控制不满意"是指血压控制不满意，无其他异常；"不良反应"是指存在药物不良反应；"并发症"是指出现新的并发症或并发症出现异常。如果患者同时并存几种情况，填写最严重的一种情况，同时结合上次随访情况确定患者下次随访时间，并告知患者。

8. 用药情况：根据患者整体情况，为患者开具处方，并填写在表格中，写明用法、用量。同时记录其他医疗卫生机构为其开具的处方药。

9. 转诊：如果转诊要写明转诊的医疗机构及科室类别，如××市人民医院心内科，并在原因一栏写明转诊原因。

10. 下次随访日期：根据患者此次随访分类，确定下次随访日期，并告知患者。

11. 随访医生签名：随访完毕，核查无误后随访医生签署其姓名。

3. 分类干预 对不同血压情况的患者实施分类干预。①对血压控制满意（一般高血压患者血压降至 140/90mmHg 以下；65 岁及以上老年高血压患者的血压降至 150/90mmHg 以下，如果能耐受，可降至 140/90mmHg 以下；一般糖尿病或慢性肾脏疾病患者的血压目标可以在 140/90mmHg 基础上再适当降低）、无药物不良反应、无新发并发症或原有并发症无加重的患者，预约下一次随访时间。②对第一次出现血压控制不满意，或出现药物不良反应的患者，结合其服药依从性，必要时增加现用药物剂量、更换或增加不同类的降压药物，2 周内随访。③对连续两次出现血压控制不满意或药物不良反应难以控制以及出现新的并发症或原有并发症加重的患者，建议其转诊到上级医院，2 周内主动随访转诊情况。④对所有的患者进行有针对性的健康教育，与患者一起制定生活方式改进目标并在下一次随访时评估进展。告诉患者出现哪些异常时应立即就诊。

> **考点提示**
>
> 高血压的高危因素及对社区高血压患者进行分类干预。

4. 健康体检 对原发性高血压患者，每年进行 1 次较全面的健康检查，可与随访相结合。内容包括体温、脉搏、呼吸、血压、身高、体重、腰围、皮肤、浅表淋巴结、心脏、肺部、腹部等常规体格检查，并对口腔、视力、听力和运动功能等进行判断。具体内容参照《城乡居民健康档案管理服务规范》健康体检表。

（三）高血压患者居家护理

1. 生活护理

（1）活动与休息 疾病早期，患者宜适当休息。对血压较高，症状明显或伴有脏器损害表现者应充分休息。休息环境应安静，减少声、光刺激，睡前忌饮浓茶咖啡。从卧位到立位时不能太快，以防发生直立性低血压。可选择对体力负担不大的运动，如慢跑、打拳、做操等，当运动过程中出现心慌、气短、极度乏力、头晕等症状时应立即停止活动就地休息。

（2）饮食与排泄　高血压患者的饮食原则是合理膳食，适当控制食量和总热量，低盐、低脂、低胆固醇、清淡饮食。多食含维生素、蛋白质高的食物，适当控制钠盐及动物脂肪的摄入，戒烟限酒。

2. 病情观察　社区护士必须规范血压测量，而且要教患者自我检查血压。最好在服用降压药后4~6小时测量，可以反映药物的最大降压效果。如发现患者血压急剧升高，同时出现头痛、呕吐等症状时，应立即到医院抢救。

3. 用药指导　药物治疗是高血压患者终生依赖的。应严格遵医嘱，定时定量服药，防止漏服。服药期间不要饮酒，也不要随意添加或停用药物。如睡前服用降压药，夜间如厕时起床不能太快，以防直立性低血压的发生。

4. 心理护理　高血压对心脑血管的危害以及较高的医疗费用和较长的病程，易造成患者紧张、焦虑。因此，社区护士应及时给予情感疏导和心理支持，使患者正确面对疾病。

二、2型糖尿病患者的健康管理与护理

糖尿病是由于各种原因引起的胰岛素分泌绝对或相对不足，或外周组织对胰岛素不敏感而导致的以慢性高血糖为特征的代谢紊乱综合征，表现为糖、蛋白质、脂肪及水、电解质代谢紊乱，临床可出现多饮、多尿、多食、体重减轻的"三多一少"典型表现。长期血糖控制不佳的糖尿病患者，可伴发眼、心、血管、肾、神经等组织器官并发症，最终可致失明、下肢坏疽、脑卒中、心肌梗死，甚至危及生命，是继心、脑血管疾病、肿瘤之后的人类第三大"健康杀手"。

（一）概述

1. 病因　糖尿病的发生主要与下列危险因素有关。

（1）遗传因素　2型糖尿病有家族发病的特点。有糖尿病家族史者的患病率比无糖尿病家族史者高。

（2）年龄　由于身体组织老化，功能下降，胰岛素分泌不足，加之运动、饮食、健康问题累积等，糖尿病的发病率随年龄增长而逐渐增加，有一半的2型糖尿病患者多在55岁以后发病。

（3）激素异常　妊娠第24周到28周是妊娠型糖尿病的常发时间。发生妊娠糖尿病的患者产后出现2型糖尿病的危险很大。

（4）生活方式　长期进食高热量、高脂肪、高胆固醇、高蛋白、高糖、低纤维素的食物，酗酒、心境不良和运动量的减少也能引起糖尿病。

2. 临床特征

（1）代谢紊乱症状群　患者出现"三多一少"症状典型症状，即"多尿、多饮、多食和体重下降"、皮肤瘙痒等症状。常伴有四肢酸痛、麻木、腰痛、性欲减退、阳痿、月经失调、便秘等临床表现。部分体检时偶然发现高血糖。

（2）急慢性并发症　糖尿病酮症酸中毒是最常见的急性并发症，多数患者在发生意识障碍前有糖尿病症状加重表现，初感疲乏软弱、四肢无力、极度口渴、多尿多饮。慢性并发症包括血管病变和神经病变。血管病变是最严重的并发症，可累及大、中、小和微血管病变。神经病变可累及中枢神经和周围神经，以周围神经病变最为常见，表现为

对称型肢端感觉异常，出现麻木、烧灼、针刺感、晚期肌张力降低、肌肉萎缩，甚至瘫痪。

3. 治疗要点　目前尚无根治糖尿病的方法，但通过多种治疗手段可以控制好糖尿病。主要包括 5 个方面：糖尿病患者的教育，自我监测血糖，饮食治疗，运动治疗和药物治疗。

（二）社区糖尿病患者的健康管理

根据《国家基本公共卫生服务规范（第三版）》的要求，对辖区内 35 岁及以上常住居民中 2 型糖尿病患者的健康管理内容如下（图 7-3）。

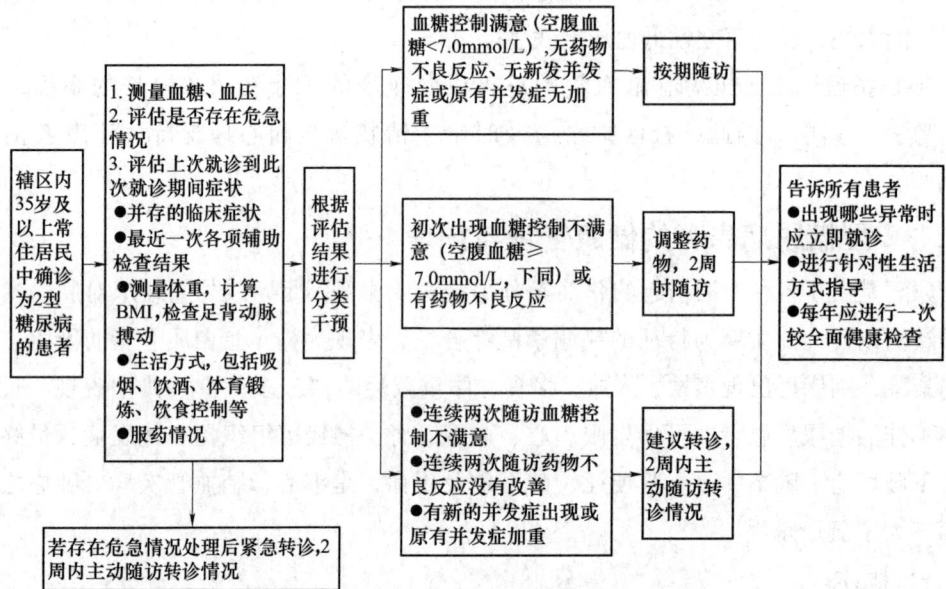

图 7-3　社区 2 型糖尿病病例健康管理流程图
——国家基本公共卫生服务规范（第三版）

1. 糖尿病筛查　对工作中发现的 2 型糖尿病高危人群进行有针对性的健康教育，建议其每年至少测量 1 次空腹血糖，并接受医务人员的健康指导。

2. 随访评估　对确诊的 2 型糖尿病患者，每年提供 4 次免费空腹血糖检测，至少进行 4 次面对面随访。填写 2 型糖尿病患者随访记录表（表 7-2）。①测量空腹血糖和血压，并评估是否存在危急症状，如出现血糖>16.7mmol/L 或血糖<3.9mmol/L；收缩压≥180mmHg 和/或舒张压≥110mmHg；有意识改变或行为改变、呼气有烂苹果样丙酮味、心悸、出汗、食欲减退、恶心、呕吐、多饮、多尿、腹痛、有深大呼吸、皮肤潮红；持续性心动过速（心率超过 100 次/分）；体温超过 39℃或有其他的突发异常情况，如视力突然骤降、妊娠期及哺乳期同时血糖高于正常等危险情况之一，或存在不能处理的其他疾病时，须在处理后紧急转诊。对于紧急转诊者，乡镇卫生院、村卫生室、社区卫生服务中心（站）应在 2 周内主动随访转诊情况。②若不需紧急转诊，询问上次随访到此次随访期间的症状。③测量体重，计算体质指数（BMI），检查足背动脉搏动。④询问患者疾病情况和生活方式，包括心脑血管疾病、吸烟、饮酒、运动、主食摄入情况等。⑤了解患者服药情况。

表 7-2　2 型糖尿病患者随访服务记录表

姓名：　　　　　　　　　　　　　　　　　　　　　　　　编号□□□-□□□□□

	随访日期				
	随访方式	1 门诊 2 家庭 3 电话 □	1 门诊 2 家庭 3 电话 □	1 门诊 2 家庭 3 电话 □	1 门诊 2 家庭 3 电话 □
症状	1 无症状 2 多饮 3 多食 4 多尿 5 视力模糊 6 感染 7 手脚麻木 8 下肢浮肿 9 体重明显下降	□/□/□/□/□/□/ □/□ 其他	□/□/□/□/□/□/ □/□ 其他	□/□/□/□/□/□/ □/□ 其他	□/□/□/□/□/□/ □/□ 其他
体征	血压（mmHg）				
	体重（kg）	/	/	/	/
	体质指数	/	/	/	/
	足背动脉搏动	1 未触及 2 触及 □	1 未触及 2 触及 □	1 未触及 2 触及 □	1 未触及 2 触及 □
	其他				
生活方式指导	日吸烟量	/ 支	/ 支	/ 支	/ 支
	日饮酒量	/ 两	/ 两	/ 两	/ 两
	运动	次/周　分钟/次 次/周　分钟/次	次/周　分钟/次 次/周　分钟/次	次/周　分钟/次 次/周　分钟/次	次/周　分钟/次 次/周　分钟/次
	主食（克/天）	/	/	/	/
	心理调整	1 良好 2 一般 3 差 □	1 良好 2 一般 3 差 □	1 良好 2 一般 3 差 □	1 良好 2 一般 3 差 □
	遵医行为	1 良好 2 一般 3 差 □	1 良好 2 一般 3 差 □	1 良好 2 一般 3 差 □	1 良好 2 一般 3 差 □
辅助检查	空腹血糖值	____ mmol/L	____ mmol/L	____ mmol/L	____ mmol/L
	其他检查*	糖化血红蛋白____% 检查日期：__月__日 _____ _____ _____	糖化血红蛋白____% 检查日期：__月__日 _____ _____ _____	糖化血红蛋白____% 检查日期：__月__日 _____ _____ _____	糖化血红蛋白____% 检查日期：__月__日 _____ _____ _____
	服药依从性	1 规律 2 间断 3 不服药□	1 规律 2 间断 3 不服药□	1 规律 2 间断 3 不服药□	1 规律 2 间断 3 不服药□
	药物不良反应	1 无 2 有 □	1 无 2 有 □	1 无 2 有 □	1 无 2 有 □
	低血糖反应	1 无 2 偶尔 3 频繁 □	1 无 2 偶尔 3 频繁 □	1 无 2 偶尔 3 频繁 □	1 无 2 偶尔 3 频繁 □
	此次随访分类	1 控制满意 2 控制不满意 3 不良反应 4 并发症　□	1 控制满意 2 控制不满意 3 不良反应 4 并发症　□	1 控制满意 2 控制不满意 3 不良反应 4 并发症　□	1 控制满意 2 控制不满意 3 不良反应 4 并发症　□
用药情况	药物名称 1				
	用法用量	每日　次　每次　mg	每日　次　每次　mg	每日　次　每次　mg	每日　次　每次　mg
	药物名称 2				
	用法用量	每日　次　每次　mg	每日　次　每次　mg	每日　次　每次　mg	每日　次　每次　mg
	药物名称 3				
	用法用量	每日　次　每次　mg	每日　次　每次　mg	每日　次　每次　mg	每日　次　每次　mg
	胰岛素	种类： 用法和用量：	种类： 用法和用量：	种类： 用法和用量：	种类： 用法和用量：

转诊	原因				
	机构及科别				
下次随访日期					
随访医师签名					

填表说明：

1. 本表为 2 型糖尿病患者在接受随访服务时由医生填写。每年的健康体检填写健康体检表。若失访，在随访日期处写明失访原因；若死亡，写明死亡日期和死亡原因。

2. 体征：体质指数（BMI）= 体重（kg）/ 身高的平方（m²），体重和体质指数斜线前填写目前情况，斜线后填写下次随访时应调整到的目标。如果是超重或是肥胖的患者，要求每次随访时测量体重并指导患者控制体重；正常体重人群可每年测量一次体重及体质指数。如有其他阳性体征，请填写在"其他"一栏。

3. 生活方式指导：在询问患者生活方式时，同时对患者进行生活方式指导，与患者共同制定下次随访目标。

日吸烟量：斜线前填写目前吸烟量，不吸烟填"0"，吸烟者写出每天的吸烟量"××支"，斜线后填写吸烟者下次随访目标吸烟量"××支"。

日饮酒量：斜线前填写目前饮酒量，不饮酒填"0"，饮酒者写出每天的饮酒量相当于白酒"××两"，斜线后填写饮酒者下次随访目标饮酒量相当于白酒"××两"。（啤酒/10 = 白酒量，红酒/4 = 白酒量，黄酒/5 = 白酒量）。

运动：填写每周几次，每次多少分钟。即"××次/周，××分钟/次"。横线上填写目前情况，横线下填写下次随访时应达到的目标。

主食：根据患者的实际情况估算主食（米饭、面食、饼干等淀粉类食物）的摄入量。为每天各餐的合计量。

心理调整：根据医生印象选择对应的选项。

遵医行为：指患者是否遵照医生的指导去改善生活方式。

4. 辅助检查：为患者进行空腹血糖检查，记录检查结果。若患者在上次随访到此次随访之间到各医疗机构进行过糖化血红蛋白（控制目标为 7%，随着年龄的增长标准可适当放宽）或其他辅助检查，应如实记录。

5. 服药依从性："规律"为按医嘱服药，"间断"为未按医嘱服药，频次或数量不足，"不服药"即为医生开了处方，但患者未使用此药。

6. 药物不良反应：如果患者服用的降糖药物有明显的药物不良反应，具体描述哪种药物，何种不良反应。

7. 低血糖反应：上次随访到此次随访之间患者出现的低血糖反应情况。

8. 此次随访分类：根据此次随访时的分类结果，由责任医生在 4 种分类结果中选择一项在"□"中填上相应的数字。"控制满意"是指血糖控制满意，无其他异常；"控制不满意"是指血糖控制不满意，无其他异常；"不良反应"是指存在药物不良反应；"并发症"是指出现新的并发症或并发症出现异常。如果患者同时并存几种情况，填写最严重的一种情况，同时结合上次随访情况确定患者下次随访时间，并告知患者。

9. 用药情况：根据患者整体情况，为患者开具处方，并填写在表格中，写明用法、用量。同时记录其他医疗卫生机构为其开具的处方药。

10. 转诊：如果转诊要写明转诊的医疗机构及科室类别，如××市人民医院内分泌科，并在原因一栏写明转诊原因。

11. 下次随访日期：根据患者此次随访分类，确定下次随访日期，并告知患者。

12. 随访医生签名：随访完毕，核查无误后随访医生签署其姓名。

3. 分类干预 根据患者血糖控制情况和症状体征，对患者进行分类干预。①对血糖控制满意（空腹血糖值<7.0mmol/L），无药物不良反应、无新发并发症或原有并发症无加重的患者，预约进行下一次随访。②对第一次出现空腹血糖控制不满意（空腹血糖值≥7.0mmol/L）或药物不良反应的患者，结合其服药依从性进行指导，必要时增加现有药物剂量、更换或增加不同类的降糖药物，2 周时随访。③对连续两次出现空腹血糖控制不满意或药物不良反应难以控制以及出现新的并发症或原有并发症加重的患者，建议其转诊到上级医院，2 周内主动随访转诊情况。④对所有的患者进行针对性的健康教育，与患者一

起制定生活方式改进目标并在下一次随访时评估进展。告诉患者出现哪些异常时应立即就诊。

4. 健康体检 2型糖尿病患者每半年至少应进行1次较全面的健康检查，可与随访相结合。内容包括体温、脉搏、呼吸、血压、空腹血糖、身高、体重、腰围、皮肤、浅表淋巴结、心脏、肺部、腹部等常规体格检查，并对口腔、视力、听力和运动功能等进行判断。具体内容参照《城乡居民健康档案管理服务规范》健康体检表。

考点提示
对社区2型糖尿病患者进行分类干预。

（三）糖尿病患者的居家护理

1. 饮食护理 饮食治疗是治疗糖尿病的重要措施，无论糖尿病的类型、病情轻重、是否使用药物治疗，都必须持之以恒地严格执行饮食控制。适当节制饮食可以减轻胰岛细胞的负荷，帮助控制血糖在理想水平，减少药物用量，减少并发症的产生和进展。

（1）控制总热量 社区护士根据理想体重和劳动强度计算每日所需总热量（表7-3），儿童、孕妇、哺乳期妇女、营养不良或有消耗性疾病者应酌情增加，肥胖者酌减。

标准体重（kg）=［身高(cm)-100×0.9］；在±10%以内为理想体重

体重指数（BMI）=实际体重（kg）/身高（m）^{2}

表7-3 每天每千克标准体重所需热量［kcal/（kg·d）］

劳动强度	体重		
	消瘦	正常	肥胖
卧床休息	20~25	15~20	15
轻体力劳动	30	25	20
中体力劳动	35	30	25
重体力劳动	40	35	30

（2）食物种类的选择 膳食的调整以患者个人饮食习惯为基础，尽量使患者在不违反疾病的膳食治疗原则的同时食欲得到满足，促使患者能自始至终地坚持膳食治疗。①合理供给碳水化合物：碳水化合物供给量占总能量的50%~60%，不吃白糖、冰糖、红糖、蜂蜜等精制糖，经常吃一些粗粮，也可用土豆、山药等代替部分主食。②适量摄入蛋白质：蛋白质供给量占总能量的10%~20%，成人1g/（kg·d），儿童、孕妇、哺乳期妇女、消耗性疾病者应酌情增加，其中优质蛋白质占1/3。糖尿病性肾病时，则根据病情适当控制。③限制脂肪的摄入：脂肪供给量占总能量的20%~25%，限制饱和脂肪酸的摄入，避免食用猪油、牛油等动物性脂肪，胆固醇摄入低于300mg/d，限制摄入动物内脏、动物脑、蛋黄等富含胆固醇的食物。④保证维生素、矿物质的摄入：按合理膳食要求，患者多吃含能量低的各种新鲜蔬菜，血糖控制好的患者可限量食用水果、黄瓜、西红柿等，从而补充各种维生素，也可食用各类精肉、鱼虾、牛奶等，以补充机体对铁、钙等矿物质的需要。但要减少盐的摄入，特别是伴有高血压的糖尿病患者食盐摄入量应限制在6g/d以下，合并糖尿病肾病的高血压患者食盐摄入量应限制在3g/d以下。⑤提高膳食纤维饮食：膳食纤维摄入量在25~35g/d，主要来源于植物性食物，如谷类的麸皮、食用豆类、全麦面包等，有利于帮助降低血脂和血糖。⑥多饮水，限制饮酒，坚决戒烟：适量饮水利于体内

考点提示
社区2型糖尿病患者的饮食指导。

代谢产物的排出和血糖的稀释，因此不要限制患者饮水。乙醇可刺激身体分泌胰岛素，容易引起低血糖，因此应限制患者饮酒，血糖控制稳定的患者也可饮少量红酒，但要坚决的戒烟。

（3）三餐分配　按食物成分表将上述热量折算为食谱，三餐分配一般为 1/5、2/5、2/5 或 1/3、1/3、1/3。三餐饮食内容搭配均匀，每餐均要有碳水化合物、脂肪和蛋白质，且要定时定量。

2. 运动治疗　体力活动或体育锻炼是糖尿病治疗的重要组成部分。运动可增加患者心肺功能，改善体内新陈代谢，纠正血糖、血脂代谢紊乱，预防和减少糖尿病慢性并发症，降低致残率。社区护士对糖尿病患者运动指导的内容如下：①糖尿病患者运动应循序渐进，注意运动强度，避免剧烈运动。运动前做一次全面的体检，制定合理的运动计划。随身携带糖果，当出现低血糖症状时及时食用。②帮助患者选择合适的运动的种类。适合糖尿病患者的锻炼方式以有氧运动为主，包括散步、步行、各种健身操、太极拳、游泳、划船、骑自行车等。③运动时间应在餐后 1~2 小时开始，坚持每周 3~5 次，每次不少于 30 分钟。糖尿病伴有严重眼病、肾病、糖尿病足、糖尿病酮症酸中毒、心力衰竭、严重心律失常、严重高血压及各种急性感染时暂不宜运动。④糖尿病患者的运动强度以达到最大心率的 50%~70% 为宜（最大心率=170-年龄）。运动后微出汗，感觉轻松、愉快，食欲、睡眠良好，次日体力充沛，有运动愿望表明患者运动强度适中。运动强度要注意个体差异，逐步增强。

3. 指导患者正确使用降糖药　通过健康教育提高患者的服药遵医行为，指导患者按时、按剂量服药；注意用药后反应和血糖变化；勿随意自行增减剂量和改换药物；有特殊不良反应者应及时就医。

4. 使用胰岛素的护理　指导患者使用胰岛素的正确方法：严格遵守注射时间，一般短效胰岛素在餐前 15~30 分钟注射；严格无菌操作，适合胰岛素治疗的注射部位是腹部、大腿、上臂，注意变换注射部位，防止注射部位感染；用药后注意观察药物的反应，防止低血糖的发生；未开封的胰岛素妥善采用冰箱低温保存。

知识拓展

胰岛素笔的使用

第一步：安装笔芯。安装前检查笔芯是否完整，有无裂缝，如有破损应更换。扭开笔芯架，装入笔芯，用 75% 乙醇溶液消毒笔芯前端橡皮膜，取出针头，打开包装，顺时针旋紧针头，摘去针头保护帽。

第二步：排气。每次更换胰岛素笔芯时都要进行本操作。将显示零单位的剂量调节旋钮拨至 1 单位，针尖向上直立，手指轻弹笔芯架数次，使空气聚集在上部后，按压注射键，至有一滴胰岛素从针头溢出，即表示驱动杆已与笔芯完全接触且笔芯内气泡已排尽，否则须重复进行此操作。

第三步：剂量选择。旋转剂量调节旋钮，调至所需注射单位数。

第四步：注射方法。注射部位常规消毒，左手拇指、示指可捏起注射部位脂肪层，右手握笔垂直快速进针，右拇指按注射键注射，注射后针头应至少停留在皮下 10 秒，再顺着进针方向快速拔针，戴上笔帽妥为保管。

5. 低血糖的防治　指导糖尿病患者定时定量进餐，勿过度饥饿；避免运动过量及盲目限制饮水；外出时应随身携带糖果及急救卡片；在注射胰岛素后应按时进餐。定时监测血糖，在患者出现先兆症状如感心慌、软弱、饥饿时，应及时口服糖果或糖水，进食后休息10~15分钟，如仍感身体不适，应及时与医师取得联系。

6. 加强社会支持 创造良好的家庭环境消除患者的紧张心理、指导家庭成员关心鼓励患者，给予心理支持，以利于治疗和稳定病情。发掘社区资源，利用患者的家人、朋友、社区工作者、志愿者等力量，加强患者的健康责任感，使其主动地参与、配合疾病管理，控制病情发展，预防并发症，提高生存质量。

7. 自我监测与检查指导 教会患者使用血糖仪测量血糖，学会使用试纸测试尿糖、尿糖和酮体。指导患者出院后定期复查与糖尿病控制的有关生化指标。一般每3周复查果糖胺，每2~3个月复查糖化血红蛋白。每年定期对眼底、心血管和胃功能进行检查，以早期发现慢性并发症并及时治疗。

三、社区其他慢性病患者的健康管理与护理

（一）冠心病

冠状动脉粥样硬化性心脏病，是指冠状动脉粥样硬化使血管腔狭窄、阻塞，导致心肌缺血缺氧而引起的心脏病，简称冠心病，又称缺血性心脏病。根据冠状动脉病变部位、范围、血管阻塞程度和心肌供血不足的发展速度、范围和程度不同，冠心病分为五种类型，即隐匿型冠心病；心绞痛型冠心病；心肌梗死型冠心病；心力衰竭和心律失常型冠心病；猝死型心绞痛。临床以心绞痛、心肌梗死最为常见。

1. 病因 主要的危险因素有高血压、吸烟、肥胖、血脂异常、糖尿病；其他，如40岁以上，A型性格；缺乏锻炼、长期精神紧张，饮食不当等。

2. 临床特征 心绞痛的临床表现为胸骨中上部压榨痛，可放射至肩，休息或含硝酸甘油可缓解，还可伴随有胸闷、气短等不典型症状。心肌梗死的表现为胸痛症状持续而严重，休息或含硝酸甘油不能缓解。

3. 健康管理与护理

（1）**休息与活动** 心绞痛发作时让患者立即停止活动，卧床休息；心肌梗死患者应绝对卧床休息，病情稳定者鼓励床上活动乃至下床活动，长期卧床者每2小时更换体位，心力衰竭者取半卧位或端坐卧位。

无并发症的患者平均在心肌梗死6~8周后可出院回家，可缓慢爬楼梯、做轻微的家务，淋浴、适当的轻度户外活动（缓慢散步、轻度的四肢活动等）；10~14周后，可从事中等强度的工作，可做家务（如铺床、拖地），上下楼梯，提10kg以下的重物。进行轻至中等度户外活动（步行、体操、太极拳等）。

活动时的注意事项：在饭后2小时开始运动，遵从运动的三步骤：5~10分钟热身活动后，开始适当的运动，5~10分钟凉身活动后停止运动。（热身及凉身活动是指轻微的四肢准备活动或漫步）；通过监测症状和心率调节强度，尤其是第一次进行新的活动前：每周运动3次，每次15~30分钟，避免用力屏气和高强度或需要爆发力的运动，如游泳、爬山等，以免增加心脏的负荷。

（2）**饮食护理** 应少量多餐、定时定量，宜进清淡、少钠、产气少、低脂、无刺激、粗纤维饮食，肥胖者应控制总热量的摄入，进食不宜过快过饱。养成每天排便习惯，保持

排便通畅，切忌用力排便，可于每日清晨饮蜂蜜 20ml 加水，必要时于晚间服番泻叶冲剂，促进排便。饭后两小时内不宜体力活动。

（3）用药护理　用药后监测心率和血压，可能会出现头昏、头痛、面红、心悸等，静脉滴注时会有血压下降，因此用药时应平卧，以防低血压；静脉滴注速度宜慢，尤其是开始滴注时，以免造成低血压，应根据血压和心率调整滴速，不可擅自调节滴速；舌下含服时，舌下保留一些唾液，让药物完全溶解，不要急于咽下，同时第一次用药时，剂量不宜过大，可先含半片，服后宜平卧，尤其是老年人，避免造成低血压；硝酸酯类药应保存在棕色瓶中，置于干燥处、备用药中的硝酸甘油最好六个月换一次、随身携带药片以应急，且此药应放在容易拿取的地方，用后放回原处。家属应知道药物放置的地方，以便给发作的患者及时取药；指导患者为避免诱因预防性的用药，如在运动前，可先服一片异山梨酯或先舌下含化一片硝酸甘油，以预防心绞痛发作。

（4）心理护理　发作时，患者容易产生濒死感，出现恐惧、焦虑、抑郁等心理反应。护理人员应给予心理支持，如耐心向患者介绍病情、治疗方法、解释不良情绪的负面影响等。对患者家属，要及时了解家属的需要，并尽量予以满足，协助患者家属提高应对危机的能力，维持心理健康。

（5）健康指导

1）根据患者的文化背景和生活习惯不同讲解发病的有关知识。克服不良情绪；遇事冷静，保持情绪稳定，防止疾病再次复发。对家属传授有关冠心病的知识，要求家属配合和支持，为患者创造良好的身心修养环境，促进患者的身心康复。

2）促进身心健康。调整生活方式，缓解工作压力，保证充足睡眠，使心脏能充分恢复。根据气温加减衣服，避免寒冷刺激，避免使用过热水温洗澡，洗澡时间不超过 30 分钟，门不要上锁，以防发生意外。

3）合理饮食。摄入低热量、低动物脂肪、低胆固醇、低盐（5~6g/d）、高纤维素、低糖类饮食，多吃蔬菜、水果（苹果、甜瓜含糖多，不宜多吃），保持大便通畅，切忌排便时过度用力，戒烟酒，肥胖者控制体重。

4）遵医嘱规律服药，控制血压、血糖、血脂，家属主动提醒、督促，并自我监测药物的副作用。外出时随身携带硝酸甘油，应避光保存，定期检查药物使用期限。

5）康复治疗。一般分阶段循序渐进增加活动量，提倡小量、重复、多次运动，适当的间隔休息，可以提高运动总量而避免超过心脏负荷。活动内容包括个人卫生、家务劳动、娱乐活动、步行活动（是最常见的运动方式），避免剧烈活动、竞技性活动、举重或活动时间过长。

> **考点提示**
> 对社区冠心病患者进行健康管理与护理。

6）定期复查，坚持治疗。每 6 个月体检一次。出院后继续常规用药，如扩张冠状动脉药、降脂药、钙通道拮抗剂等。

（二）脑卒中

脑卒中又称为中风或脑血管意外，是一组突然起病，以局灶性神经功能缺失为共同特征的急性脑血管疾病。按病损的性质可分为缺血性和出血性脑卒中，前者包括脑出血和蛛网膜下腔出血；后者包括短暂性脑缺血发作、脑血栓形成、脑栓塞及脑梗死等，临床上以脑出血和脑血栓形成多见。脑卒中发病率、死亡率和致残率较高。

1. 病因　危险因素分为可控和不可控两种，不可控危险因素包括年龄、性别及家族遗传，随着年龄的增长，脑卒中的危险性持续增加。可控的主要危险因素包括：高血压和动脉粥样硬化、心脏病、糖尿病、吸烟和饮酒、血脂异常、久坐的生活方式等。

2. 临床特征 全脑受损害表现为头痛、恶心、呕吐，严重者有不同程度的神志不清。局部脑损害症状根据脑出血或者梗死的部位不同，症状各异：偏瘫、偏身感觉障碍、偏盲、失语、眩晕、复视、发音及吞咽困难、共济失调等。

3. 健康管理与护理 脑卒中患者的社区健康管理工作中，主要对患者提供心理支持、生活重建和预防再发脑卒中；对中度或重度致残的后遗症患者，应该提供家庭护理和功能康复，延缓生命，提高生存质量。

（1）脑卒中的日常生活活动能力训练

1）营养与饮食 创造良好的饮食环境，提供适宜的食物，保证足够的营养和水分的摄入，进行进食训练。

2）排泄 ①排尿功能自理训练：首先建立排尿反射的训练；其次是排尿方法的训练；然后指导通过对水分的控制与排尿时间的配合来建立排尿的规律。②排便功能自理训练：采取以下三方面的护理措施：一是通过手法按摩腹部促进肠蠕动而排便；二是针对康复对象所存在的排便功能障碍的性质和原因采取对策，对无排便能力的，可采取手法取便；三是配合使用一些栓剂或灌肠方法。

（2）生活护理 生活上给予全面照顾，保持床单整洁、舒适、安全；病情稳定后指导患者尽可能独立完成日常活动，协助洗漱、进食、如厕、穿脱衣服，并保持口腔、皮肤清洁，预防压力性溃疡。

（3）体位安置 急性期卧床休息，脑出血者床头抬高 15°~30°；对肢体活动障碍者，注意功能位摆放，避免压迫患肢，保证患侧肢体血液循环。

（4）安全护理 对躁动患者加床档保护，防止坠床；地面清洁、干燥、防滑、无障碍物；对运动障碍者，助行器等辅助工具应配置合适，防止跌倒。

（5）康复护理 康复应尽早进行，循序渐进，强调患者积极参与。脑卒中急性期应以临床抢救为主，康复措施的介入以不影响临床抢救为前提。脑卒中急性期或偏瘫弛缓期，一般持续时间约为 2 周，重症者可达 4 周。恢复期进行康复治疗，促进各种功能恢复，如运动及语言康复等。

（6）心理护理 观察和交流方法是心理护理的关键。观察的内容包括：表情、言语、情绪，以及对外界的态度和反应等。交流时谈话应根据护理对象的特点选择其易于接受的方式进行交谈，尤其对有语言障碍的对象更要善于理解对方情感表达的内容和方式。指导家属为患者创造一个适合于治疗和休养的环境，尽量满足患者的合理需要；对于心理上否认残疾的患者应进行耐心劝解和疏导，鼓励其参加各种治疗和康复活动；对有依赖心理的患者，需耐心地讲明康复训练的重要性，鼓励其积极训练，达到生活自理或部分自理的目标。

患者的康复训练是一个长期的持续过程，特别是患者在急性期后出院回到社区，只有患者坚持，积极主动参与和配合康复训练才能收到良好的康复效果。

📖 **考点提示**
对社区脑卒中患者进行健康管理与护理。

（三）恶性肿瘤

肿瘤是机体中正常细胞在不同始动与促进因素的长期作用下，发生过度增生与异常分化所形成的新生物，分为良性和恶性两大类，不受机体生理调节而失控生长，可由原发部位向其他部位播散，侵犯重要器官，引起脏器衰竭，最终导致死亡。恶性肿瘤分化不成熟，生长较快，易复发，甚至出现转移。

1. 病因 病因尚不十分清楚，与多种因素有关。主要的危险因素有：化学因素、物理因素、生物因素、遗传因素及不良的生活方式等。

2. 临床特征 肿瘤的表现有肿块、疼痛、溃疡、出血、转移症状以及恶性肿瘤晚期出现贫血、消瘦、低热、乏力等全身症状。

3. 健康管理与护理

（1）心理与社会支持 观察不同阶段肿瘤患者不同的心理反应，根据每个阶段的特点采取情感支持、行为干预等心理疏导和心理支持，对其家人、亲友进行必要的叮嘱。

（2）一般护理 为癌症患者创造整洁舒适的生活环境。向患者及家属宣传增加营养与促进健康的关系，给予高蛋白、高热量、高维生素、易消化饮食，充分进食新鲜蔬菜和水果，动、植物蛋白应合理搭配。病情危重者应采取喂食、鼻饲，或静脉营养。每天根据身体情况适当运动，行动不便的患者也应经常到户外呼吸新鲜空气、晒太阳。社区护士可以把社区的癌症患者组织起来，开展各种活动，让他们互相交流抗癌经验及康复体会。

（3）手术后患者的护理 了解患者所接受的手术方式、范围，评估患者伤口愈合情况，根据患者伤口情况，进行伤口护理、造口护理及管道护理，了解患者及家属是否掌握了护理的方法，必要时进行护理指导。

（4）疼痛护理 晚期癌症患者疼痛发生率最高，护理措施包括：①正确评估疼痛的部位、程度和性质。②指导患者使用不同的方法缓解疼痛，按照三阶梯止痛方案遵医嘱给药控制疼痛，观察止痛药物的效果及副作用。③给患者以安慰、解释及鼓励，使其从精神上摆脱对疼痛的恐惧，增加对生活的希望。

（5）放、化疗患者的护理 接受放疗、化疗的患者，常有乏力、恶心、呕吐、骨髓抑制、脱发等副作用。了解患者放化疗方案，教会患者及家属观察副作用及出现的时间，并掌握应对措施。副作用严重时指导就医。注意监测患者白细胞、血小板计数。有呕吐、腹泻的患者要注意防止脱水和电解质失衡，督促患者保持卫生，防止并发感染。

（6）临终关怀护理 有较多的晚期癌症患者愿意在家中与亲人在一起度过他们生命中的最后阶段。对于临终患者生理上、精神上、心理上的要求，社区护士应与家属配合，尽量满足，让患者在生命的最后时刻保持做人的尊严，没有遗憾地离去。

> **考点提示**
> 对社区恶性肿瘤患者进行健康管理与护理。

扫码"看一看"

本章小结

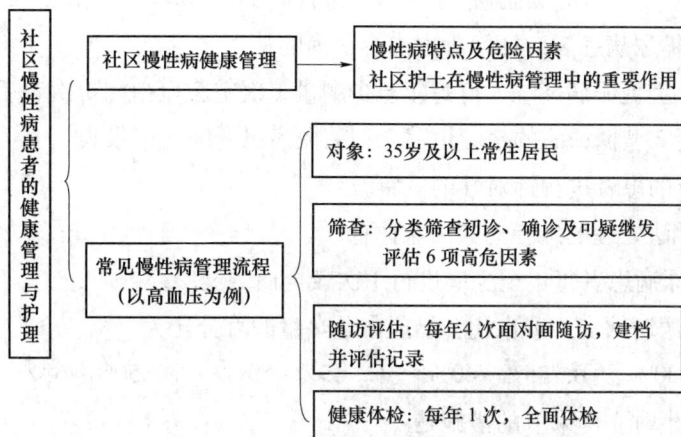

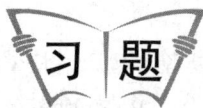

一、选择题

【A1/A2 型题】

1. 哪项不属于高血压患者改变生活方式的措施

  A. 减轻体重   B. 减少钠盐摄入

  C. 补充钙和钾盐   D. 多吃腌制品

  E. 减少脂肪摄入

2. 高血压患者的饮食治疗中，应特别注意

  A. 低盐   B. 低糖   C. 低脂   D. 高维生素   E. 限制热量

3. 长期血压增高容易引起损害的器官是

  A. 心、脑、肾   B. 心、脑、肺

  C. 心、肝、肾   D. 脑、肾、肝

  E. 肝、肾、肺

4. 糖尿病是一组病因不明的内分泌代谢病，其显著的特征是

  A. 多饮、多尿、多食   B. 乏力

  C. 消瘦   D. 高血糖

  E. 尿糖阳性

5. 社区护士对糖尿病患者运动指导的内容错误的是

  A. 嘱咐患者运动应循序渐进

  B. 帮助患者选择合适的运动种类

  C. 运动时间应在餐后 3~4 小时开始

D. 告诉患者散步、步行、各种健身操、太极拳等是适宜的运动项目

E. 运动强度注意个体化，有严重并发症的患者暂不宜运动

6. 糖尿病最严重的并发症是

    A. 感染   B. 低血糖   C. 血管病变   D. 酮症酸中毒   E. 神经病变

7. 关于 2 型糖尿病患者的社区管理内容正确的是

    A. 建议 2 型糖尿病高危人群每年至少测量 1 次空腹血糖和 1 次餐后 2 小时血糖

    B. 对怀疑 2 型糖尿病的患者填写 2 型糖尿病患者随访记录表

    C. 对严重的患者进行针对性的健康教育

    D. 社区无法处理的患者劝其回家休息

    E. 2 型糖尿病患者每年至少应进行 1 次较全面的健康检查

8. 合理的糖尿病饮食，碳水化合物应占总热量的百分比为

    A. 25%～30%   B. 35%～40%   C. 45%～50%   D. 50%～60%   E. 55%～60%

9. 低血糖发生时立即采取的措施是

    A. 立即吸氧   B. 口服糖果

    C. 开放静脉   D. 卧床休息

    E. 向家属交代病情

10. 接受降压药物治疗的高血压患者，起床过快晕倒，片刻后清醒，首先考虑

    A. 心源性休克   B. 高血压危象

    C. 高血压脑病   D. 急性左心衰竭

    E. 直立性低血压

11. 以下指标中不属于高血压高危因素的是

    A. 超重或肥胖   B. 长期高盐

    C. 年龄在 55 周岁及以上   D. 高血压家族史（一、二级亲属）。

    E. 长期吸烟

12. 对原发性高血压患者，每年要提供至少面对面的随访次数为

    A. 2 次   B. 3 次   C. 4 次   D. 5 次   E. 6 次

13. 高血压患者的健康管理主要针对

    A. 辖区所有居民   B. 辖区高血压患者

    C. 辖区 35 岁及以上高血压患者   D. 辖区 35 岁及以上原发性高血压患者

    E. 辖区 35 岁及以上所有居民

14. 患者男性，45 岁，护士为其测得的血压值为 145/95mmHg，该患者的血压属于

    A. 理想血压   B. 正常血压

    C. 临界高血压   D. 高血压

    E. 单纯收缩期高血压

15. 某高血压患者，与他人争吵后血压剧升至 250/120mmHg，发生癫痫抽搐、呕吐、意识模糊等中枢神经系统功能障碍表现，最可能的诊断为

    A. 脑出血   B. 高血压脑病

    C. 脑梗死   D. 蛛网膜下腔出血

    E. 暂时性脑出血

二、思考题

王某，女，64岁。15年前开始发作头痛、头胀，多次测血压均高于140/90mmHg，间断服用硝苯地平、吲达帕胺等多种降压药物，未规律监测血压，有午后双下肢水肿。父母均患有高血压。患者既往体健，体型肥胖。查体：T 36.2℃，P 60次/分，BP 201/118mmHg。血生化：血钾4.0mmol/L；血钠140mmol/L；胆固醇6.2mmol/L；三酰甘油1.3mmol/L；高密度脂蛋白0.9mmol/L；低密度脂蛋白4.1mmol/L；肾功能、血糖正常，尿蛋白（-）。眼底无出血和渗出，心电图、心脏超声、肾脏B超、头颅CT均无异常发现。

请回答：

（1）根据已知信息，王女士属于哪个高血压危险级别？

（2）社区护士应如何对王女士进行健康管理和护理指导？

（左凤林）

扫码"练一练"

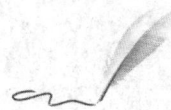

第八章 社区精神障碍患者的健康管理与护理

📖 **学习目标**

1. **掌握** 精神障碍的概念，社区常见精神障碍患者的管理与护理。
2. **熟悉** 社区严重精神障碍患者管理服务规范。
3. **了解** 精神障碍的分类。
4. 基本具备对社区精神障碍患者的健康管理与护理能力。
5. 对社区精神障碍患者的健康管理与护理的重要性有正确的认识，具有对社区精神障碍患者提供护理与管理的积极性和主动性，并对其具有爱心、耐心和责任心。

随着我国国民经济的发展，社会经济体制改革日益深入，社会竞争不断加剧，劳动力的重新组合，人口家庭结构的变化，原有社会支持网络的削弱，致使各种心理应激因素急剧增加，精神卫生问题日益突出。目前精神疾病患者呈现逐年增多的趋势，患者经过医院的治疗后转为家庭护理。社区是精神疾病患者的主要康复场所，在社区内开展精神疾病患者的护理是社区护士的一项重要工作任务。

第一节 概 述

故事点睛

旁白： 社区护士小张，刚接诊到一位60岁女性患者王女士与家属来社区医院咨询是否有治疗精神分裂症药物，患者家属向张护士叙述："2个月前因躁动，打伤人被我们送入精神病院。经过住院治疗后病情稳定，现在在家中休养。正在服用氯氮平治疗，我们很害怕她再次发作，经常将她锁在家中，也不敢和她一起吃饭、讲话。"

人物： 提前布置由3名学生分别担任故事人物，课前进行表演。

请问：

1. 请社区护士指导家属对王女士进行护理。
2. 社区护士应该如何对王女士进行健康管理和护理？

一、精神障碍的概念

精神障碍，又称精神疾病，是指在各种因素的作用下（包括各种生物学因素、社会心理因素等）造成大脑功能失调，从而出现感知、思维、情感、行为、意志以及智力等精神运动方面的异常，常需要医学方法进行治疗的一种疾病。造成精神障碍的病因较多，包括生物学因素（遗传、神经发育、环境、创伤、疾病等）和心理社会因素（应激生活事件、性别、性格、经济状况、人际关系、文化背景等）等。但仅有 10% 左右的精神障碍的病因较明确，其余则病因未明。

二、精神障碍的分类

社区常见的精神障碍种类为：精神分裂症、抑郁障碍、双相情感障碍、精神发育迟滞伴发精神障碍等。根据《中国精神障碍分类与诊断标准（第 3 版）》（简称 CCMD-3），将精神障碍分为以下几类。

1. 器质性精神障碍　基于可证实的大脑疾病、脑损伤或其他损害为病因而归于一组的精神障碍。其精神紊乱可以是原发性的，如直接而且选择性地影响大脑的疾病、损伤和损害；也可以是继发性的，如某些全身性疾病和障碍，脑只是多个受损害的器官或系统之一，如阿尔茨海默病、脑血管病所致精神障碍等。

2. 精神活性物质或非成瘾物质所致精神障碍　精神活性物质所致的精神障碍，常见的精神活性物质有酒类、阿片类、大麻、催眠药、抗焦虑药、麻醉药、兴奋剂、致幻剂和烟草等。非成瘾物质所致精神障碍，指来自体外的某些物质，虽不产生心理或躯体性成瘾，但可影响个人精神状态，如产生摄入过量所致的中毒症状或突然停用所致的停药综合征（如反跳现象）。

3. 精神分裂症和其他精神病性障碍　精神分裂症是一组病因未明的重性精神病，多在青壮年缓慢或亚急性起病，临床上往往表现为症状各异的综合征，涉及感知觉、思维、情感和行为等多方面的障碍以及精神活动的不协调。其他精神病性障碍，如偏执型分裂症、单纯型分裂症、未定型分裂症。

4. 心境障碍　心境障碍也称情感性精神障碍，是指由各种原因引起的以显著而持久的情感或心境改变为主要特征的一组疾病。临床上主要表现为情感高涨或低落，伴有相应的认知、行为改变和有幻觉、妄想等精神病性症状。

5. 癔症、应激障碍症、神经症　癔症（分离转换性障碍）是由精神因素，如生活事件、内心冲突、暗示或自我暗示，作用于易病个体引起的精神障碍。应激障碍症，也称应激相关障碍，是指人在心理、生理上不能有效应对自身由于各种突如其来的，并给人的心理或生理带来重大影响的事件，如战争、火灾、水灾、地震、传染病流行、重大交通事故等灾难发生所导致的各种心理生理反应，主要包括急性应激反应、创伤后应激障碍、适应障碍三大类。神经症是一组主要表现为焦虑、抑郁、恐惧、强迫、疑病症状，或神经衰弱症状的精神障碍。

6. 心理因素相关生理障碍　心理因素相关生理障碍指一组与心理社会因素有关的以进食、睡眠性行为异常为主的精神障碍。

7. 人格障碍、习惯与冲动控制障碍、性心理障碍

8. 精神发育迟滞与童年和少年期心理发育障碍　精神发育迟滞，也称为智力落后，或精神发育不全，是小儿常见的一种发育障碍。智力低下主要表现在社会适应能力、学习能力和生活自理能力低下；其言语、注意、记忆、理解、洞察、抽象思维、想象等心理活动能力都明显落后于同龄儿童。智力低下是诊断的根据。

9. 童年和少年期的多动障碍、品行障碍、情绪障碍

10. 其他精神障碍和心理卫生情况

第二节 社区严重精神障碍患者的健康管理与护理

精神障碍患者的社区康复是精神医学的重要组成部分，它是以社区为单位，研究精神障碍的预防、治疗、康复及社会适应的统筹安排和管理。通过严密的组织管理，有效地实施精神卫生保健工作，管理社会上散在的精神障碍患者，延缓精神障碍的复发，促进与维护社会秩序。

知识拓展

精神健康标准

美国人本主义心理学家马斯洛和迈特尔曼修订的十项精神健康标准：①有充分的适应力；②充分了解自己，并能对自己的能力做恰当的估计；③生活目标、理想切合实际；④与现实环境保持接触；⑤能保持个性完整；⑥具有从经验中学习的能力；⑦能保持良好的人际关系；⑧适度的情绪发泄和控制；⑨在不违背集体意志的前提下，有限度地发挥人的基本需要；⑩在不违背社会道德规范的情况下，适当满足个人的基本需要。

一、社区严重精神障碍患者管理服务规范

西方发达国家数十年来一直大力推行"去机构化"的精神障碍者治疗管理体系。在我国，目前对社区精神障碍者采取的是以市级、区县级和基层为单位的三级管理制度。其中包含了市级精神卫生保健中心（所）、区县级精神卫生保健所、基层的街道医院或者乡镇卫生院的精神科。

知识链接

去机构化管理

去机构化管理是西方发达国家数十年来大力提倡和推广的精神病患者治疗和管理体系。所谓去机构化管理是指逐步关闭大规模封闭式管理式的精神病医院，将患者接回家中，在正常环境中疗养，帮助他们早日回归社会。

（一）管理对象

社区精神卫生在服务对象上有广义与狭义之分。广义上，它是以社区中的全体居民为对象，即包括目前心理状态正常者，开展全方位式的服务，需要政府机关及其各个部门与全社会的共同参与；狭义上，社区精神卫生的主要服务对象为社区中的精神障碍患者，主要由卫生部门承担相应的任务，同时也需要其他部门的协同与配合，我国现阶段社区精神卫生服务对象仍然以后者为主。主要包括精神分裂症、分裂情感性障碍、偏执型精神病、双相情感障碍、癫痫所致精神障碍、精神发育迟滞伴发精神障碍。

（二）服务内容

1. 患者信息管理 在将严重精神障碍患者纳入管理时，需由家属提供或直接转自原承

担治疗任务的专业医疗卫生机构的疾病诊疗相关信息，同时为患者进行一次全面评估和建立居民健康档案，并按照要求填写严重精神障碍患者个人信息补充表（表8-1）。

表8-1　严重精神障碍患者个人信息补充表

姓名：　　　　　　　　　　　　　　　　　　　　　　　　　编号□□□-□□□□□

监护人姓名		与患者关系	
监护人住址		监护人电话	
辖区村（居）委会联系人、电话			
户别	1 城镇　2 农村		□
就业情况	1 在岗工人　2 在岗管理者　3 农民　4 下岗或无业　5 在校学生 6 退休　7 专业技术人员　8 其他　9 不详		□
知情同意	1 同意参加管理 0 不同意参加管理 签字： 签字时间 ＿＿＿年＿＿＿月＿＿＿日		□
初次发病时间	＿＿＿年＿＿＿月＿＿＿日		
既往主要症状	1 幻觉　2 交流困难　3 猜疑　4 喜怒无常　5 行为怪异　6 兴奋话多 7 伤人毁物　8 悲观厌世　9 无故外走　10 自语自笑　11 孤僻懒散　12 其他 □/□/□/□/□/□		
既往关锁情况	1 无关锁　2 关锁　3 关锁已解除		□
既往治疗情况	门诊	1 未治　2 间断门诊治疗　3 连续门诊治疗 首次抗精神病治疗时间＿＿＿年＿＿＿月＿＿＿日	□
	住院	曾住精神病专科医院/综合医院精神专科＿＿＿次	
目前诊断情况	诊断＿＿＿＿＿＿　确诊医院＿＿＿＿＿　确诊日期＿＿＿＿＿		
最近一次治疗效果	1 临床痊愈　2 好转　3 无变化　4 加重		□
危险行为	1 轻度滋事＿＿＿次　2 肇事＿＿＿次 3 肇祸＿＿＿次　4 其他危害行为＿＿＿次 5 自伤＿＿＿次 6 其他危害行为＿＿＿次 7 无		□/□/□/□/□/□
经济状况	1 贫困，在当地贫困线标准以下　2 非贫困		□
专科医师意见 （如果有请记录）			
填表日期	年　月　日	医师签字	

2. 随访评估　对应管理的重性精神疾病患者每年至少随访 4 次，每次随访应对患者进行危险性评估；检查患者的精神状况，包括感觉、知觉、思维、情感和意志行为、自知力等；询问患者的躯体疾病、社会功能情况、服药情况及各项实验室检查结果等。其中，危险性评估分为六级。

0 级：无符合以下 1~5 级中的任何行为。

1 级：口头威胁，喊叫，但没有打砸行为。

2 级：打砸行为，局限在家里，针对财物，能被劝说制止。

3 级：明显打砸行为，不分场合，针对财物，不能接受劝说而停止。

4 级：持续的打砸行为，不分场合，针对财物或人，不能接受劝说而停止。包括自伤、自杀。

> **考点提示**
> 对社区严重精神障碍患者进行随访评估。

5级：持管制性危险武器的针对人的任何暴力行为，或者纵火、爆炸等行为，无论在家里还是公共场合。

3. 分类干预 根据患者的危险性分级、精神症状是否消失、自知力是否完全恢复，工作、社会功能是否恢复，以及患者是否存在药物不良反应或躯体疾病情况对患者进行分类干预。

（1）病情不稳定患者 若危险性为3~5级或精神病症状明显、自知力缺乏、有急性药物不良反应或严重躯体疾病，对症处理后立即转诊到上级医院。必要时报告当地公安部门，协助送院治疗。对于未住院的患者，在精神专科医师、居委会人员、民警的共同协助下，2周内随访。

（2）病情基本稳定患者 若危险性为1~2级，或精神症状、自知力、社会功能状况至少有一方面较差，首先应判断是病情波动或药物疗效不佳，还是伴有药物不良反应或躯体症状恶化。分别采取在规定剂量范围内调整现用药物剂量和查找原因制订对症治疗措施的方法，必要时与患者原主管医师取得联系，或在精神专科医师指导下治疗，经初步处理后观察2周，若情况趋于稳定，可维持目前治疗方案，3个月时随访；若初步处理无效，则建议转诊到上级医院，2周内随访转诊情况。

（3）病情稳定的患者 若危险性为0级且精神症状基本消失，自知力基本恢复，社会功能处于一般或良好，无严重药物不良反应，躯体疾病稳定，无其他异常，则继续执行上级医院制定的治疗方案，3个月时随访。每次随访根据患者病情的控制情况，对患者及其家属进行有针对性的健康教育和生活技能训练等方面的健康指导，对家属提供心理支持。

4. 健康检查 在患者病情许可的情况下，征得监护人与患者本人同意后，每年进行1次健康检查，可与随访相结合。内容包括一般体格检查、血压、体重、血常规（含白细胞分类）、氨基转移酶、血糖、心电图。

5. 服务流程 社区严重精神障碍患者管理的服务流程，见图8-1。

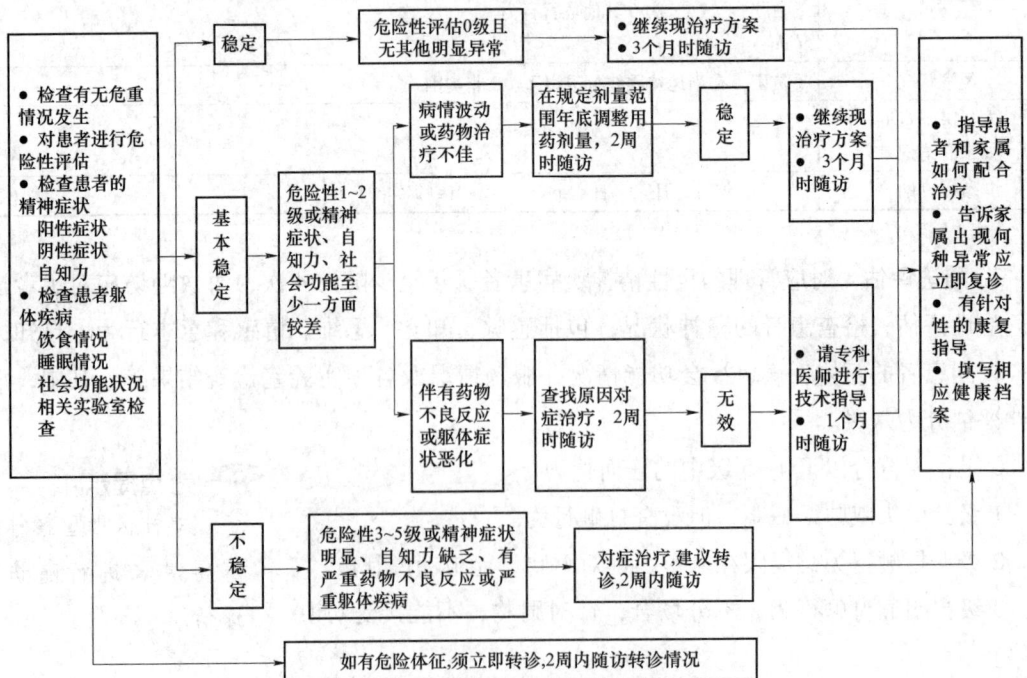

图8-1 社区严重精神障碍患者管理的服务流程
——国家基本公共卫生服务规范（第三版）

二、社区常见精神障碍患者的护理

精神疾病的社区护理是以社区为单位，应用精神病学、流行精神病学、精神疾病护理学、社区护理学、心理护理学、人文学、预防医学与其他行为科学的理论和技术，对一定地域或行政区域内社会人群中的精神疾病进行预防、治疗、护理、康复和社会适应性的指导。

精神疾病患者社区护理的目的是充分利用社区资源，满足社区的心理精神卫生服务需求，协助社区群体解决生活等问题，增进心理健康和精神疾病的防治与康复，提高社区人群的生活质量。由此，社区精神疾病的预防、治疗、康复和社会适应的统筹安排管理是社区精神疾病管理的重点。其意义在于通过严密的组织管理机构，有效地实施精神卫生保健工作，管理社会上散在的精神疾病患者，延缓精神疾病的复发，促进与维护社会秩序，增强社会安定。

精神疾病患者的社区康复护理涉及多方面的内容，除了药物治疗外，社会和家庭的关怀也非常重要。包括对患者实施心理干预、保证安全管理、注意用药指导、提高睡眠质量、注意观察病情、指导能力训练和促进回归社会。

（一）实施心理干预

精神疾病患者实施心理干预的目的是化解患者的心理冲突，指导患者认识自己、认识他人，培养患者的自理能力。护理时应给予患者支持、鼓励、安慰，为某些病症做出解释和说明。

1. 精神分裂症患者的心理干预　精神分裂症患者容易受到幻听的困扰，而其他人是感觉不到那些令人惊恐的事件的，此时护士可以握住患者的手表示理解他的感受，并向患者保证他不会受到伤害，同时设法分散患者的注意力，可以嘱患者大声唱歌或朗读、看电视等，当患者症状得到控制、自知力恢复时，要教会其如何调整心态、应付生活和工作的压力、控制情绪、友好地与人交往等，以促进其社会功能的恢复。

2. 抑郁症患者的心理干预　抑郁症严重的患者往往会出现自杀念头，必须留人陪伴。陪伴者应能体贴关心患者并能体会患者的心境，通过与患者的交谈，诱导患者倾吐内心的隐秘和痛苦，了解到患者最关心、最需要和最担心的是什么，从而尽量给予帮助。同时还要劝导患者面对现实，对任何事情都不必过分担心，顺其自然，增强自信心及战胜疾病的决心。

（二）保证安全管理

精神分裂症患者在幻觉妄想的支配下，可能出现攻击他人、毁物等行为；有些患者因抑郁或深感疾病的痛苦可能出现自杀行为；有些患者不承认有病而不愿住院或留在家里，常伺机外走，应指导家属注意以下事项。

1. 患者管理　当患者病情处于不稳定阶段时，要有专人看护，尤其是有严重自杀企图和外走念头的患者。注意观察患者的情绪变化及异常言行，如抑郁型精神病患者，在恢复期自杀率较高，如果发现抑郁状态突然明显好转，更应严密观察，警惕并预防患者自杀。

2. 危险物品管理　一切对患者生命有威胁的物品不能带入患者的房间或活动场所，如金属类的小刀、剪刀、铁丝、各种玻璃制品、绳带、药物等；患者不能蒙头睡觉；上厕所超过 5 分钟要注意查看。

3. 周围环境管理 门窗保持完好。若患者表现异常困扰，不能自控，对自己或他人构成威胁时，要进行控制和约束。

（三）注意用药指导

精神疾病患者服药的护理是家庭康复治疗中的一个关键问题，也是预防疾病复发的重要措施。不同时期、不同症状的精神疾病患者，其护理方法各不相同。

1. 急性发作期患者的服药指导 急性发作期患者一般都无自知力，不承认自己有病，故大多数患者都不愿意服药。对此一般只能耐心地劝说，可找患者最信任或最有权威性的人来劝说。劝说时注意不要说"你有精神病应该服药"之类的话，应该尽量换另一种说法，或带他到平常诊治的医院看病开药后，悄悄将药调换再给其服用。若有些患者能够辨识以往服用过的抗精神病的药物，可将药装在胶囊中给其服用。

2. 恢复期患者的服药指导 恢复期患者服药的护理重点在于不断加强患者对坚持服药重要性的认识，维持服药的目的在于治疗疾病、预防和减少疾病的复发。一般来说，患者病情稳定后需要坚持服药 2~3 年。很多患者出院后往往服药一段时间的就自行停止，其原因就是认为自己的病已经好了；也有患者家属对坚持服药的重要性缺乏明确的认识，擅自同意患者停药，甚至还有家属反对患者继续服药，担心患者过多服用抗精神病药影响智力或肝功能；有些患者因为服药后出现不良反应而不愿服药。因此，患者的药物应由亲属保管，服药要有专人督促检查，家属在给患者喂药时，应看着患者把药服下方可离开，必要时还要检查患者的口腔（舌下或牙缝），以防患者将药物藏起来，储积后顿服而达到自杀的目的。

3. 药物不良反应的观察和护理 使家属了解患者服药后出现嗜睡、动作呆板、便秘、流涎、肥胖是轻微的不良反应，无需特殊处理。如出现头颈歪斜、坐立不安、四肢颤抖这些症状是较重的不良反应，这时就必须在医师的指导下调整服药剂量。在恢复期维持治疗期间，要定期到门诊检查，按医嘱服药并根据病情调整药物剂量，使药物作用"恰到好处"，不良反应也减少到最低限度，使患者乐于坚持服药。利于及时控制病情，防止复发。

4. 逐渐停用催眠药 精神疾病患者常在精神症状控制后睡眠好转，应逐渐试停催眠药，以防药物成瘾。有些患者对催眠药有明显的心理依赖，故可给外观相似的维生素类药物等安慰剂代替。

（四）提高患者睡眠质量

精神疾病患者的睡眠状况往往直接影响病情的变化，所以家属应该做好精神疾病患者的睡眠护理。

1. 为患者创造舒适、安静的睡眠环境 患者房间布置要求简单清雅、光线柔和、温度适宜、睡床舒适。

2. 为患者制订适宜的作息时间 如中午安排午睡 2 小时，晚上 21:00~22:00 督促患者上床休息，早晨 7:00 左右按时起床。恢复工作的患者最好不要参加轮值夜班工作。睡前忌服兴奋性饮料，如酒、浓茶、咖啡，尽量少抽或不抽烟，睡前督促患者解小便；对生活自理能力差的患者应协助就寝时的生活护理。

3. 及时发现失眠现象并解决 注意观察失眠现象，应了解患者是否身体不适或饥饿，及时给予安慰及协助解决。如果患者存在因幻听、妄想所致的焦虑、紧张、烦躁不眠，应有家人陪伴，在给服抗精神病药的基础上加服地西泮。若睡眠情况仍无好转，家属应及时送患者到门诊随访治疗，以利于及时控制病情，防止复发。

（五）注意病情观察

家属应细心观察患者病情，及时发现疾病复发的早期征象和治疗变化，及早到医院复诊。病情复发可以表现为：

1. 自知力动摇或缺乏，拒绝服药或停药。

2. 睡眠时间改变，睡眠质量差。

3. 生活懒散，被动，无规律，生活能力减退。

4. 工作不负责任，效率下降，不遵守纪律。

5. 躯体不适，如头痛、头昏、无力、心悸、食欲缺乏等，但这些主诉常变幻不定、模糊不清。

6. 出现片段精神症状，如幻觉、妄想、言谈举止异常、情绪低落或情绪高涨。

（六）指导能力训练，促进患者回归社会

精神疾病患者的能力训练包括生活技能训练、社会适应能力训练和职业技能训练。

1. 生活技能训练　家属协同患者制订自我照顾计划和活动内容，培养有规律的生活习惯。安排一些有益于身心健康的活动，如做家务、看电视、听音乐、进行体育活动，以增强生活兴趣，提高生活能力。在生活自理能力训练的同时，加强饮食、个人卫生等方面的基本护理，预防并发症。

2. 社会适应能力训练　家属要为患者创造机会，鼓励患者参加适当的社会活动，克服行为退缩、依赖，让患者走出家门，上街购物，与他人谈心，从事力所能及的劳动等，提高社会适应能力；循循善诱地指导患者怎样去做，必要时还应该陪着患者一同去做；应以宽容的态度善待他们，耐心地予以引导和帮助，增进患者回归社会的信心；家属还应帮助患者培养情趣和爱好，让患者快乐地生活。

3. 职业技能训练　通过家庭护理和能力的训练，使患者尽可能地恢复病前的职业技能，发展兴趣，甚至培养有专长的新技能以适应职业需要。训练要根据患者的能力、技巧和兴趣，针对其个别需要给予训练和有效的指导。所有技能训练必须循序渐进和量力而行，逐步增加劳动强度和复杂性，直到恢复原有的各种技能。

帮助精神疾病患者回归社会，像正常人一样学习、工作和生活是精神病防治康复工作的主要目的。

考点提示

对社区精神障碍患者进行管理与护理。

本章小结

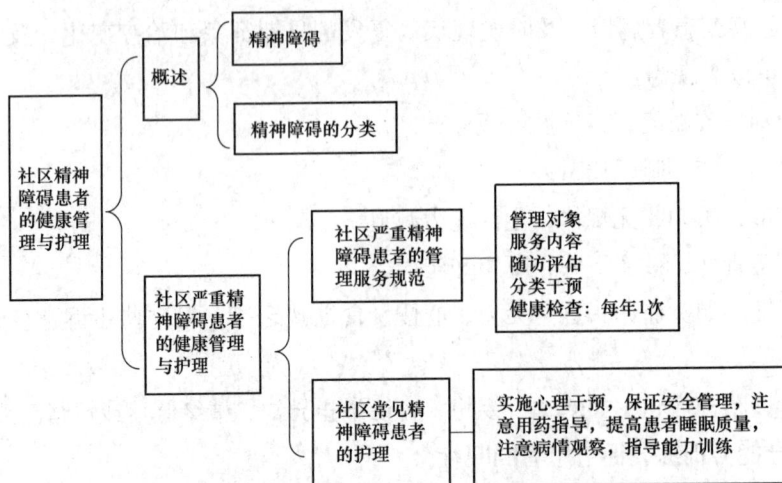

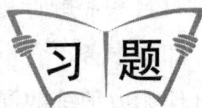

一、选择题

【A1/A2 型题】

1. 精神卫生护理的场所是

    A. 精神病医院   B. 综合医院

    C. 社区、家庭   D. 医院、社区、家庭

    E. 医院、家庭

2. 关于心理、社会因素与疾病的关系，下列说法不正确的是

    A. 与躯体疾病毫无关系

    B. 可以在躯体疾病的发生、发展中起重要作用

    C. 可以引起心身疾病

    D. 可以作为相关因素影响精神障碍的发生、发展

    E. 可以作为原因因素在精神障碍的发病中起重要作用

3. 以下病因比较明确的精神疾病是

    A. 精神分裂症   B. 抑郁症

    C. 焦虑症   D. 脑炎所致精神障碍

    E. 强迫症

4. 一组主要表现为焦虑、抑郁、恐惧，强迫、疫病症状，或神经衰弱症状的精神障碍称为

    A. 癔症   B. 心境障碍

    C. 应激相关障碍   D. 人格障碍

    E. 神经症

5. 护理有暴力倾向的患者时，下列哪项措施不合理
   A. 安排在较安静的地方　　　　　　B. 保证其饮食、睡眠
   C. 避免伤人、自伤　　　　　　　　D. 满足患者的合理要求
   E. 鼓励其多与其他患者交往

6. 接触精神患者的技巧中，下列哪项是不恰当的
   A. 患者遇到惊恐事件时，护士可握住患者的手表示理解
   B. 应多陪伴体贴抑郁症患者
   C. 表情要自然
   D. 善于揣摩患者"弦外之音"
   E. 对抑郁症的患者，不需要了解患者所担心的事情，只需要劝导其面对现实

7. 对严重抑郁症患者，首要护理措施的是
   A. 饮食护理　　　　　　　　　　　B. 睡眠护理
   C. 日常生活护理　　　　　　　　　D. 安全护理
   E. 心理护理

8. 情绪不稳定的患者，导致自杀最多见的是
   A. 严重情绪忧郁者　　　　　　　　B. 部分康复期患者
   C. 被害妄想严重者　　　　　　　　D. 严重药物反应者
   E. 受幻觉支配者

9. 以下对于抗精神病药用药指导正确的是
   A. 急性发作期不需要服药，须立即强行约束
   B. 恢复期患者病情稳定后不需要再服药
   C. 恢复期患者病情稳定后坚持服药 1~2 年
   D. 恢复期患者药物可自行保管
   E. 恢复期患者药物需专人保管

10. 精神疾病患者，安全护理的内容不包括
    A. 药物治疗的护理　　　　　　　　B. 自伤、自杀行为的护理
    C. 睡眠的护理　　　　　　　　　　D. 出走行为的护理
    E. 攻击暴力行为的护理

11. 精神疾病患者的睡眠护理措施中，错误的是
    A. 患者的居住环境应光线昏暗
    B. 失眠的患者可以晚睡
    C. 患者睡前适当喝点酒助睡眠
    D. 患者失眠并存在幻听所致的焦虑，应有专人陪伴
    E. 患者睡眠情况好转，可以停服抗精神病药物

12. 对不同症状患者接触时的要点，不正确的是
    A. 对缄默状态患者，静坐其身旁
    B. 对妄想患者，启发其诉说并以听为主
    C. 对抑郁消极患者，诱导其诉泄内心痛苦
    D. 对攻击行为患者，勿与其交谈

E. 对躁狂患者，让其表达内心真实想法

13. 精神疾病患者病情复发说法错误的是

    A. 拒绝服药   B. 睡眠质量差

    C. 生活主动，能力增强   D. 工作效率降低，不遵守纪律

    E. 出现片段精神症状

14. 对有暴力行为和自伤行为的患者，最重要的护理措施是

    A. 专人护理，注意安全   B. 满足其生理需求

    C. 语言训练   D. 心理治疗

    E. 饮食护理

15. 抗精神病药最常见的不良反应为

    A. 口干   B. 便秘

    C. 视力模糊   D. 锥体外系反应

    E. 呕吐

16. 关于心身疾病的描述，错误的是

    A. 也称为心理生理疾病

    B. 是一组与心理紧张有关的躯体疾病

    C. 有器质性病变或确定的病理、生理过程

    D. 冠心病和消化性溃疡不属于心身疾病

    E. 心理社会因素在疾病的发生、发展、治疗和预后中有相对重要的作用

17. 男性，36岁。一次在田间劳动时，突然看到全家人被一起埋在一个大坑里，当天突然将农场一台拖拉机砸毁，过后解释说是听到国家领导人在空中说："快砸"。体格、神经系统检查正常，既往无癫痫、其他脑器质性疾病病史，该患者的护理重点是

    A. 饮食护理   B. 睡眠护理

    C. 日常生活护理   D. 安全护理

    E. 心理护理

18. 男性，35岁，每年有情绪低落1~2个月。情绪低落严重时有厌世及自杀行为。近来又出现明显的情绪低落，对该患者主要防止

    A. 攻击行为   B. 毁物

    C. 自杀   D. 伤人

    E. 噎食

【A3/A4型题】

(19~20题共用题干)

患者，56岁。患类风湿关节炎20年，全身关节活动受限，生活部分自理。三天前患者企图自杀被家人发现，及时将其送往医院接受治疗，门诊以"重度抑郁症"收治入院。

19. 在实施患者的入院护理时，需要避免的做法是

    A. 将患者安排离护士站近的房间

    B. 将患者安排在单人房间

    C. 着重检查患者入院携带的物品

    D. 向患者介绍主管护士

　　　　E. 向患者介绍同病房的其他患者

20. 对患者实施给药护理时，正确的做法是

　　　　A. 将药物放在床头柜上，让患者自行服用

　　　　B. 将药物交给家属，让其督促患者服用

　　　　C. 将药物混合在患者的食物内，一同服用

　　　　D. 护士看护患者服药，确认服下后离开

　　　　E. 患者拒绝服药时，应以命令式或强制的方式执行

二、思考题

　　患者，男性，48 岁，有精神病史，家属叙述，近几天来，常独处一隅，明显表现出言语减少，愁眉苦脸闷闷不乐，唉声叹气，有时说活在世上无意义，生不如死，食欲锐减，入睡困难。

　　请回答：社区护士如何对该患者进行健康管理与护理？

（甘　纯）

扫码"练一练"

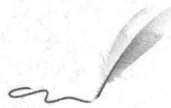

第九章　社区传染病、突发公共卫生事件的预防与应对

学习目标

1. **掌握** 社区传染病、突发公共卫生事件的预防与应对措施。
2. **熟悉** 社区传染病、突发公共卫生事件的特点和影响因素。
3. **了解** 社区传染病、突发公共卫生事件的定义、分类。
4. 基本具备对社区传染病、突发公共卫生事件的管理能力。
5. 具有严谨和团结协作的工作作风，对社区传染病患者、突发公共卫生事件的患者具有爱心、同情心。

在社区传染病防控管理工作中，以家庭为中心，通过社区卫生服务中心与家庭及其成员的联合互动能有效提升传染病防控工作的效率；2003 年 SARS 危机以及随后而来的一系列突发公共卫生事件，给卫生工作人员以很大的震动和启示：防控突发公共卫生事件极端重要，在一次次与瘟疫斗争以及对一系列危机事件的应对总结的经验和教训，不断推动人类的文明进程。

第一节　社区传染病的预防与应对

故事点睛

旁白： 护士小王是某社区护士，今天上午，一位 65 岁的周奶奶拖着虚弱的身子来到社区卫生服务中心，向护士小王叙述：3 天前在植物园吃了烧烤后，出现怕冷、发热，继而腹痛、腹泻，每天大便 8~9 次，大便稀，有黏液和血液，患者情绪紧张。小王耐心倾听患者叙说后，拿出不透水的蜡纸盒指导患者留取大便标本。

人物： 2 名学生分别担任故事人物，进行即兴表演。

请问：

1. 小王如何告知周奶奶目前病情，怎样缓解周奶奶的紧张情绪？
2. 护士应如何对周奶奶进行健康管理？

一、概述

传染病是由病原微生物（细菌、病毒、衣原体、立克次体、支原体、螺旋体、真菌、朊粒等）和寄生虫（原虫、蠕虫、医学昆虫）感染人体后产生的具有传染性的，在一定条件下可在人群中流行的疾病。目前我国传染病已经不再是引起死亡的首要原因，但一些原有的传染病病种发病率有逐渐上升的趋势，如肺结核、肝炎、性传播疾病等；一些新的传

染病种出现，如重症急性呼吸综合征（SARS）和甲型 H1N1 流感等，这些传染病严重威胁着人们的健康。因此传染病防治工作仍是我国重要的公共卫生问题，社区护士应重点做好社区传染病患者的护理和社区管理。

二、传染病的流行过程及影响因素

传染病的流行过程是指传染病在人群中发生、发展和转归的过程。传染源、传播途径和人群易感性是传染病流行过程必须具备的三个基本条件。这三个环节必须同时存在，若缺失任何一个环节，流行即可终止。

（一）传染病流行过程的基本条件

1. 传染源　传染源是指体内有病原体生存、繁殖并能将病原体排出体外的人和动物。传染源包括下列四种。

（1）传染病患者　是大多数传染病的主要传染源。急性期及症状相对严重的传染病患者具有典型病原体排出症状（咳嗽、呕吐、腹泻），而促进病原体播散；慢性和轻型患者也具有传染性，但因症状不典型而不易被发现，且慢性者可长期排出病原体污染环境，成为长期传染源。

（2）病原携带者　慢性病原携带者无明显临床症状而长期排出病原体，在某些传染病（如伤寒、细菌性痢疾）中有重要的流行病学意义。

（3）隐性感染者　在某些传染病（如脊髓灰质炎）中，隐性感染者在病原体被清除前是重要传染源。

（4）感染动物　某些传染病可由动物体内排出病原体，导致人类发病，如鼠疫、狂犬病等，因此受感染的动物也是重要的传染源之一。以啮齿类动物最为常见，其次是家畜、家禽。由动物为传染源传染的疾病称为动物源性传染病。

2. 传播途径　是指病原体离开传染源后到达另一个易感者所经历的途径，同一种传染病可以有多种传播途径。

（1）呼吸道传播　病原体离开传染源后存在于空气中的飞沫或气溶胶中，易感者吸入时呼吸道获得感染，如流感、麻疹、肺结核、禽流感和严重急性呼吸综合征等。

（2）消化道传播　病原体离开传染源后污染食物、水源或食具，易感者进食时消化道获得感染，如伤寒、细菌性痢疾和霍乱等。

（3）接触传播　病原体离开传染源后污染水或土壤，易感者接触水和土壤时获得感染，如钩端螺旋体病、血吸虫病和钩虫病等。易感者伤口如接触被破伤风杆菌污染的土壤则可感染破伤风。易感者和传染源日常活动的密切接触，即可能获得感染，如传播消化道传染病（如痢疾）及呼吸道传染病（如白喉）。通过性接触尤其是不洁性接触（包括同性恋、多个性伴侣的异性恋及商业化性行为）可使易感者感染 HIV、HBV、HCV、梅毒螺旋体及淋病奈瑟菌等。

（4）虫媒传播　被病原体感染的吸血节肢动物如蚊、虱、跳蚤、白蛉、硬蜱和恙螨等，叮咬时把病原体传播给易感者，可分别引起疟疾、流行性斑疹伤寒、地方性斑疹伤寒、黑热病、莱姆病和恙虫病等。根据节肢动物的生活习性，虫媒传播疾病往往具有严格的季节性，有些病例还与感染者的职业及地区相关。

（5）血液、体液传播　病原体存在于携带者或患者的血液或体液中，通过应用血液制品、分娩或性交等传播，如疟疾、乙型肝炎、丙型肝炎和艾滋病等。上述传播统称为水平传播。母婴间传播属于垂直传播，婴儿出生前已从母亲或父亲获得的感染称为先天性感染，如梅毒、弓形虫等。

3. 人群易感性 对某一传染病缺乏特异性免疫力的人称为易感者，他们都对该疾病的病原体具有易感性。当易感者在某一特定人群中达到一定比例，且又有传染源与适合的传播途径时，则很容易发生该传染病的流行。人群易感性的高低还受自然因素和社会因素的影响。降低人群易感性或减少易感者最有效的方法就是普及人工自动免疫，只有这样才能将传染病的流行降到最低，有些传染病可通过全民长期坚持接种疫苗而被消灭，如天花、脊髓灰质炎、乙型脑炎和麻疹等。

（二）影响流行过程的因素

1. 自然因素 自然因素包括地理、气象和生态等对传染病流行过程的发生和发展的影响，寄生虫和由虫媒传播的传染病对自然条件的依赖更为明显。传染病的地区性和季节性与自然因素密切相关，如我国北方有黑热病地方性流行区，南方有血吸虫病地方性流行区，疟疾在夏秋季发病率较高等。自然因素也可以通过降低人体的非特异性免疫力而促进流行过程的发展，如寒冷可以降低呼吸道抵抗力，炎热可减少胃酸的分泌等。某些自然环境为传染病在野生动物间传播提供了良好条件，如鼠疫、钩端螺旋体病等，人类进入此类地区亦可受感染，称为自然疫源性传染病或人畜共患病。

2. 社会因素 社会因素包括社会制度、经济状况、文化水平和风俗习惯等，对传染病的流行过程有非常重要的影响。新中国成立以来，爱国卫生运动的普遍开展和计划免疫的逐步普及，已使许多传染病的发病率明显下降，部分传染病已接近消灭。随着经济的发展，环境污染日益严重，人群基础免疫力下降，人口流动性增强，新的传染病出现如艾滋病和重症急性呼吸综合征（SARS）；已经控制的传染病复燃，如性传播疾病等，这应引起广大医务工作者和卫生管理部门的重视。

三、传染病的特征

（一）基本特征

传染病与其他疾病的主要区别在于下列四个基本特征。

1. 病原体 每一种传染病都是由特异性的病原体引起的，包括微生物和寄生虫，以细菌和病毒最常见。临床上检出病原体对诊断和治疗都具有重要意义。

2. 传染性 是传染病与其他感染性疾病最主要的区别。传染性意味着病原体能够通过某种途径传播给他人。传染病患者具有传染性的时期称为传染期，每一种传染病都有其相对固定的传染期，是决定患者隔离时间长短的重要依据之一。

3. 流行病学特征 传染病的流行过程在自然因素和社会因素的影响下，可表现出以下特征：

（1）流行性 在一定条件下，传染病能在人群中广泛传播蔓延的特性称为流行性。按其强度可分为散发、流行、大流行和暴发。

（2）季节性 某些传染病在每年一定季节的发生和流行有较明显的上升趋势，这一现象称为季节性。如冬春季节，呼吸道传染病发病率高；夏秋季节，消化道传染病发病率高。

（3）地方性 由于受地理气候等自然因素或社会因素的影响，某些传染病仅局限在一定地区内发生，这种传染病称为地方性传染病，如血吸虫病。以野生动物为主要传染源的疾病称为自然疫源性传染病或人畜共患病，也属于地方性传染病，如鼠疫、流行性出血热。存在这种疾病的地区称为自然疫源地。

（4）外来性　指某个地域范围内原来不存在某传染病，而通过其他地区的外来人口或物品传入，如霍乱从印度蔓延至欧洲。

4. 感染后免疫　指免疫功能正常的人体经显性或隐性感染病原体后，都能产生针对病原体及其产物（如毒素）的特异性免疫。保护性免疫可通过抗体（抗毒素、中和抗体等）检测而获知。感染后免疫属于自动免疫，其持续时间在不同传染病中有很大差异。一般来说，病毒性传染病，如麻疹、脊髓灰质炎、乙型脑炎等，在感染后免疫持续时间最长，往往保持终身，但流感属例外。细菌、螺旋体、原虫性传染病，如细菌性痢疾、钩端螺旋体病、阿米巴病等的感染后免疫持续时间通常较短，仅为数月至数年，但伤寒属例外。蠕虫病感染后通常不产生保护性免疫，因而往往发生重复感染，如血吸虫病、钩虫病、蛔虫病等。

考点提示
传染病与其他疾病主要区别的四个基本特征。

（二）临床类型和分期

根据传染病临床过程的长短可分为急性、亚急性和慢性型；按病情轻重可分为轻型、典型和重型。急性传染病典型的发病过程通常具有阶段性，其发生、发展和转归可以分为以下四个阶段：

1. 潜伏期　是指从病原体侵入机体起，至开始出现临床症状为止的时期，它是检疫观察、留验接触者的重要依据。潜伏期的长短通常与病原体的感染量成反比。有些传染病在潜伏期已具备传染性。

2. 前驱期　是指从起病到症状明显这段时间称为前驱期。前驱期的表现通常是非特异性的，如头痛、发热、疲乏、食欲下降和肌肉酸痛等，为许多传染病所共有，一般持续 1~3 天。前驱期已具传染性。起病急骤者可无前驱期。

3. 症状明显期　是指某传染病所具有的症状和体征表现明显的时期。如具有特征性皮疹，黄疸，肝、脾肿大和脑膜刺激征等；有的传染病还具有促进病原体排出的症状，如咳嗽、打喷嚏或腹泻，所以此期的传染性最强。也有一些传染病如脊髓灰质炎、乙型脑炎等大部分患者可不经此期即进入恢复期。

4. 恢复期　当机体免疫力增长至一定程度，体内的病理过程基本结束，患者的症状和体征基本消失，此期称为恢复期。此期体内可能尚有病原体残留，但血清抗体水平已经达到最高水平。伤寒、疟疾和细菌性痢疾等传染病在缓解和恢复期间可再度出现症状和体征，出现复发或再燃，此期仍具有一定的传染性。

恢复期过后，有的传染病可完全恢复，如流感、细菌性痢疾；有的则会留下后遗症，尤其是以中枢神经系统病变为主的传染病如脊髓灰质炎、流行性脑脊髓炎等；另外，还有一些传染病由于变态反应出现免疫性疾病，如猩红热后的急性肾小球肾炎。

考点提示
急性传染病典型的发病过程通常包含的四个阶段。

四、传染病的预防与控制

（一）传染病的预防措施

1. 管理传染源

（1）患者管理　对传染病患者应尽量做到"五早"，即早发现、早诊断、早报告、早隔离和早治疗。传染病报告制度是早期发现和控制传染病的重要措施，必须严格遵守。一旦发现传染病患者，应立即隔离治疗，隔离是防止病原体向外扩散，便于管理、消毒和治疗，也是控制传染源的首要内容和措施。隔离期限按照病原体培养结果而定，应隔离至病原体终止从体内排出为止，不同的传染病因其病程不同隔离期限亦有所不同。

（2）疑似患者管理　除及时报告外，疑似患者应尽早明确诊断。①甲类传染病的疑似患者和乙类传染病中的传染性非典型肺炎，肺炭疽疑似患者必须在指定场所进行隔离观察和治疗；②乙类传染病的疑似患者应在医疗保健机构指导下治疗或隔离治疗。传染病疑似患者必须接受医学检查、随访和隔离治疗措施，疑似患者无权拒绝。

（3）病原携带者管理　要尽早发现和管理，应重点对传染病接触者、曾患过传染病者、恢复期患者、来自流行区的居民、特殊职业人群（如儿童机构、饮食、饮水服务行业等）定期普查，以便及时发现病原携带者，并进行相应的隔离和治疗，教育其养成良好的卫生习惯，必要时调离工作岗位。

（4）接触者管理　接触者是指接触过传染源的易感人群，传染病接触者都应接受检疫，检疫的期限一般从接触最后之日算起，相当于该传染病的最长潜伏期。检疫的主要内容包括：留验（隔离观察）、医学观察、健康教育、应急预防接种和药物预防等。

（5）动物传染源管理　在传染病流行地区，可及早对动物如家禽、家畜等进行预防接种，以降低发病率。若动物已患传染病，应根据动物所患病种及其经济价值，选择隔离、治疗或杀灭。如有一定经济价值的传染病动物，则尽可能给予隔离和治疗；对无经济价值的传染病动物则应杀灭，动物尸体应采取深埋和焚烧等措施，尽可能减少污染。

（6）对疫源地的管理　主要是采取有效的消毒措施，其目的是切断传播途径，杀灭由传染源排到外界环境中的病原体。对传染源的排泄物、分泌物及其所污染的物品进行随时消毒；当患者痊愈或死亡后，对其住所进行终末消毒。

2. 切断传播途径　对于各种传染病，尤其是消化道传染病、虫媒传染病以及许多寄生虫病来说。切断传播途径通常是起主导作用的预防措施。其主要措施包括隔离和消毒。

（1）隔离　是指将患者或病原携带者妥善安排在指定的隔离单位，暂时与人群隔离开，积极进行治疗、护理，并对具有传染性的分泌物、排泄物、用具等进行必要的消毒处理，防止病原体向外扩散的医疗措施。隔离种类有 7 种。

1）严密隔离　对传染性强、病死率高的传染病，如霍乱、鼠疫、狂犬病等，应住单人房，严密隔离。

2）呼吸道隔离　对由患者的飞沫和鼻咽分泌物经呼吸道传播的疾病，如传染性非典型肺炎、流感、流脑、麻疹、白喉、百日咳、肺结核等，应做呼吸道隔离。

3）消化道隔离　对由患者的排泄物直接或间接污染食物、食具而传播的传染病，如伤寒、菌痢、甲型肝炎、戊型肝炎、阿米巴病等，最好在一个病房中只收治一个病种，并加强床边隔离。

4）血液-体液隔离　对于直接或间接接触感染的血液及体液而发生的传染病，如乙型肝炎、丙型肝炎、艾滋病、钩端螺旋体病等，在一个房间中只能收治同种病原体感染的患者。

5）接触隔离　对病原体经体表或感染的部位排出，其他人直接或间接与破溃皮肤或黏膜接触感染引起的传染病，如破伤风、炭疽、梅毒、淋病和皮肤的真菌感染等，应作接触隔离。

6）昆虫隔离　对于以昆虫作为媒介传播的传染病，如乙脑、疟疾、斑疹伤寒、丝虫病等，应作昆虫隔离。病室应用纱门纱窗，做到防蚊、蝇、螨、虱、蚤等。

7）保护性隔离　对于抵抗力特别低的易感者，如长期大量应用免疫抑制剂者、严重烧伤患者、早产儿和器官移植患者等，应做保护性隔离。在诊断、治疗和护理工作中，尤其应避免医源性感染。

对患者采取隔离措施的同时接触者也应进行防护，如进入确诊或可疑呼吸道传染病患者房间时，应戴帽子、医用防护口罩；进行可能产生喷溅的诊疗操作时，应戴护目镜或防护面罩，穿防护服；接触患者及其血液、体液、分泌物、排泄物等物质时应戴手套；手上有伤口时应戴双层手套。从事可能污染工作服的工作时应穿隔离衣，离开隔离病室时应脱下隔离衣并清洗消毒，接触甲类传染病患者应穿防护服。

> **考点提示**
> 针对不同传染病隔离种类的正确选择。

（2）消毒　是指为了防止感染和预防传染病的发生、传播和流行而采取的杀灭或清除人体体表和各种传播媒介上存活的病原体的措施。

1）消毒种类　①预防性消毒是指未发现传染源，对可能受病原体污染的场所、物品和人体进行的消毒措施。目的是预防传染病发生。如对饮水、餐具、空气及垃圾粪便的无害化消毒等就属此类消毒。②疫源地消毒是指对目前存在或曾经存在过传染源的场所进行的消毒工作，包括随时消毒和终末消毒。其目的是杀灭由传染源排到外界环境中的病原体，避免污染的范围扩大和程度加重，也可避免已消毒的地段或物体重新被污染。

2）常用的消毒方法　①物理消毒法是利用物理方法作用于病原体，将其消除或杀灭的方法。常用于被污染的衣物、食具、食物、玻璃器皿、金属器械、废弃物、尸体等的消毒，包括煮沸消毒、流通蒸汽消毒、巴氏消毒、高压蒸汽灭菌、焚烧或烧灼消毒、干烤消毒、紫外线消毒、电离辐射消毒等方法。应根据被消毒物品的特性、病原体的特点等选择恰当的消毒方法。②化学消毒法是应用化学消毒剂使病原体蛋白凝固变性，或使其失去活性而将其杀灭的方法。常用于被污染的家具、墙壁、地面、水源以及传染病患者的呕吐物、排泄物、分泌物等的消毒。常用的化学消毒剂有：高效消毒剂（戊二醛、过氧乙酸、环氧乙烷等）、中效消毒剂（乙醇、部分含氯制剂、氧化剂、溴剂等）、低效消毒剂（汞制剂、氯己定等）。③生物消毒法即利用生物在新陈代谢过程中形成的条件来杀灭或清除病原体。常用于对大量的粪便、垃圾、污水等进行无害化处理。

3. 保护易感人群

（1）增强非特异性免疫力　指导易感人群加强锻炼、规律生活、合理饮食，保持心情舒畅、养成良好的卫生习惯、改善居住和人际环境，增强人们的保健意识，提高机体非特异性免

> **考点提示**
> 传染病的预防措施。

疫力。

（2）增强特异性免疫力·是指将人工制备的抗原或抗体输入机体，使机体获得对某种传染病的特异性免疫力，以提高免疫水平，从而预防和控制该传染病的发生和流行。

（二）传染病的控制措施

患者作为传染源，应采取"五早"措施，即早发现、早诊断、早报告、早隔离、早治疗，才能控制传染源，从而控制传染病。

1. 早发现 是控制传染病的重要步骤，我们要加强传染病的防治知识，提高群众识别传染病的能力，健全社区卫生组织，提高业务水平。

> **考点提示**
> 传染病控制措施的具体内容。

2. 早诊断 根据流行病学资料、临床表现和实验室检查综合分析，作出早期诊断。

3. 早报告 《中华人民共和国传染病防治法》（以下简称《传染病防治法》）规定，疫情报告是疫情管理的基础，是每位卫生工作者的重要的法定职责。

4. 早隔离 隔离方法有家庭隔离、医院隔离和临时集中隔离。隔离期限依据各种传染病的最长传染期并参考检验结果而定，将传染病患者隔离是阻止疫情扩散最有效的方法。

5. 早治疗 早期治疗可尽早地减少传染源，切断传染过程，防止传染病的传播和扩散。对患者而言，及时、正确的治疗可使其早日康复。

（三）社区传染病患者的访视要求

1. 初访要求 初访是指社区护士对社区传染病患者进行初次随访，并建立档案。具体内容包括以下几个方面：

（1）核实诊断 社区护士根据医院填写的"诊断依据卡"核实与传染病流行有关的证据。

（2）调查传染源 调查该传染病发生的时间、地点及传播的途径，以判断疫情的性质及传播情况。

（3）采取切实可行的防疫措施 按照传染病传播的特性，实施有效、适合具体现场情况的措施。以口头或示教的方式对患者及家属进行耐心、细致的健康教育，传授有关防疫知识、隔离方法和治疗护理措施等，使之真正掌握传染病的预防与控制方法，从而达到治愈患者、控制传播的目的。

（4）做好疫情调查处理记录 认真填写相关表格，以备分析、总结时用。

2. 复访要求 复访是指社区护士对社区传染病患者定期随访，并及时记录随访情况。具体内容包括以下几个方面：

（1）了解患者病情的发展与转归，并对继发患者立案管理。

（2）了解防疫措施落实情况以修正初访时的判断及采取的措施，进一步进行卫生宣传教育。

（3）填写相应表格，完善传染病患者的资料。

（4）患者痊愈或死亡即结束本案管理。

五、传染病的报告

严格遵守传染病报告制度是早期发现和控制传染病的重要措施。社区护士要严格执行传染病报告制度，及时按规定程序向卫生行政部门指定的卫生防疫机构报告疫情，并做好疫情登记。

（一）传染病分类

我国《传染病防治法》列入的法定的传染病共分甲、乙、丙三类 39 种。

甲类：共 2 种，包括鼠疫、霍乱，为强制管理传染病。

乙类：共 26 种，包括传染性非典型肺炎（重症急性呼吸综合征）、艾滋病、病毒性肝炎、脊髓灰质炎、人感染高致病性禽流感、麻疹、流行性出血热、狂犬病、流行性乙型脑炎、登革热、炭疽、细菌性和阿米巴性痢疾、肺结核、伤寒和副伤寒、流行性脑脊髓膜炎、百日咳、白喉、新生儿破伤风、猩红热、布鲁菌病、淋病、梅毒、钩端螺旋体病、血吸虫病、疟疾、甲型 H1N1 流感。其中需按甲类传染病管理的有重急性呼吸综合征（SARS）和炭疽（肺炭疽）。

丙类：共 11 种，包括流行性感冒、流行性腮腺炎、风疹、急性出血性结膜炎、麻风病、流行性和地方性斑疹伤寒、黑热病、棘球蚴病、丝虫病，除霍乱、细菌性和阿米巴性痢疾、伤寒和副伤寒以外的感染性腹泻、手足口病。

> **考点提示**
>
> 甲类、乙类传染病的分类。

（二）传染病的限时报告

如在所辖社区范围内出现疫情，社区护士应根据传染病防治法的规定通过传染病监测报告信息系统及时上报，同时还要填写传染病报告卡。

1. 甲类及 SARS、肺炭疽和人感染高致病性禽流感　对甲类传染病和乙类传染病中 SARS、人感染高致病性禽流感和炭疽中的肺炭疽的患者、携带者或疑似者，城镇应于 2 小时内、农村应于 6 小时内报告。

2. 乙类和部分丙类　对其他乙类传染病患者、疑似患者和伤寒、副伤寒、痢疾、梅毒、淋病、乙型肝炎、白喉、疟疾的病原携带者，城镇应于 6 小时内、农村应于 12 小时内报告。

3. 丙类和其他传染病　对丙类传染病和其他传染病，应当在 24 小时内报告。

知识拓展

中国传染病监测报告信息系统简介

中国疾病预防控制中心（CDC）已经建成了对 39 种法定传染性疾病的实时网络监测系统，这是中国疾病预防控制以及公共卫生信息系统国家网络的重要组成部分。该系统包含了从乡镇到国家的 5 级网络传染病监测报告体系以及从地市到国家的 3 级网络平台，在医院检测到传染病个案要实时通过 Internet/NPN 上报到国家 CDC 的中心数据库。全国范围内的所有卫生/医疗机构都可以随时访问中心数据库获得信息。由于对传染病采取了实时的个案报告以及对于危险因素及症状的监测，使得对于可能的疫情暴发的及时预警成为可能。目前，每天有 10000～20000 例法定传染病上报至国家 CDC。所产生的日报、周报、月报提交至各级卫生管理部门。最近已经逐步将该系统进一步扩展到对各种专病如结核、HIV 感染者及艾滋病等的监测。与此同时，各地也正在建设能够沟通区域内各类机构，实现区域信息共享的区域性公共卫生信息系统。

六、社区常见传染病的管理

(一) 病毒性肝炎

病毒性肝炎是由肝炎病毒引起、以肝脏损害为主的一组全身性传染病。按病原学分类主要分为五型,即甲型、乙型、丙型、丁型和戊型肝炎。在此主要介绍社区人群中最为常见的甲型、乙型肝炎的社区管理与护理。

1. 病原学与流行病学

(1) 甲型肝炎 是由甲型肝炎病 (hepatitis A virus, HAV) 引起的以肝脏损害为主的传染病。HAV 属于微小 RNA 病毒科中的嗜肝 RNA 病毒属,主要在肝细胞内复制,通过胆汁进入肠道经粪便排出。HAV 对外界抵抗力较强,耐酸碱,在干粪中 25℃能存活 30 天,在贝壳类动物、淡水、海水、污水、泥土中能存活数月。采用高温、紫外线、含氯消毒剂、甲醛可将其灭活。

传染源主要是急性患者和隐性感染者。HAV 主要从粪便中排出体外,通过日常生活接触而经口传播,水和食物被污染后可引起暴发性流行。甲型肝炎以学龄和学龄前儿童为主,2~10 岁为发病主要人群,其次为青少年。甲型肝炎的流行率与卫生条件、居住条件、生活条件有密切关系,农村高于城市,发展中国家高于发达国家。随着社会发展和卫生条件改善,发病年龄有后移的趋势。感染后可产生持久性免疫。

(2) 乙型肝炎 是由乙型肝炎病毒 (hepatitis B virus, HBV) 引起的以肝脏损害为主的传染病。HBV 属于嗜肝 DNA 病毒科的哺乳动物病毒属,完整的病毒颗粒又名戴恩 (Dane) 颗粒,由包膜与核心两部分组成,包膜内含乙型肝炎表面抗原 (HBsAg)、细胞脂肪和糖蛋白;核心内含环状双股 DNA、DNA 聚合酶、核心抗原 (HBcAg),是病毒复制的主体;HBV 在肝细胞内合成后释放入血,同时可存在于唾液、精液、汗液及阴道分泌物等体液中。HBV 抵抗力很强,对热、低温、干燥、紫外线及一般浓度的消毒剂均能耐受。在 37℃可存活 7 天,56℃可存活 6 小时,在 30~32℃血清中可保存 6 个月。煮沸 10 分钟可灭活,65℃10 小时或高压蒸汽消毒可被灭活,对 0.5%过氧乙酸敏感。

传染源主要是急、慢性患者和病毒携带者。HBV 主要通过血液及体液传播,其传播途径主要有:医源性传播、母婴传播、性接触传播。婴幼儿是获得 HBV 感染的最危险时期,随着年龄增长,感染率逐渐减少。感染后或疫苗接种后 HBsAb 阳性者提示已获得免疫力。乙型肝炎的发生无明显季节性;有性别差异,男性高于女性;以散发为主、有家族聚集倾向;有地区性差异,我国为高流行区,农村高于城市,南方高于北方,西部高于东部。

2. 临床表现 人感染 HAV 后潜伏期一般为 2~6 周,平均 4 周;人感染 HBV 后潜伏期为 1~6 个月,平均 3 个月。根据黄疸的有无及病情轻重,临床上可分为:

(1) 急性肝炎 总病程 2~4 个月,伴黄疸者可分为黄疸前期、黄疸期、恢复期。

1) 黄疸前期 突出症状为疲倦乏力、食欲不振、恶心、呕吐、上腹部不适、腹胀,厌油、尿色可是浓茶样等,本期平均 5~7 天。

2) 黄疸期 患者尿色加深,继而先后于巩膜及皮肤出现黄疸,可伴有皮肤瘙痒,肝脏肿大、质软,有明显压痛和叩击痛,部分患者有轻度脾大,本期可持续 2~6 周。

3) 恢复期 平均可持续 1 个月,症状逐步消失。

(2) 慢性肝炎 总病程超过 6 个月以上。

1）轻度　可反复出现疲乏无力、食欲减退、头晕、厌油、尿黄、肝区不适、肝稍大有轻微压痛，可伴有轻度脾大，大多数患者可好转甚至痊愈。

2）中度　少数患者转为中度慢性肝炎，则症状加重。

3）重度　表现为乏力、纳差、肝肿大，肝区叩击痛、腹胀、腹泻、可伴有肝病面容、蜘蛛痣及肝掌等内分泌失调现象。

（3）重症肝炎　发生率低，病死率高，是一种最严重的临床类型，较多见于孕妇、营养不良者、嗜酒者、原患有慢性肝病者、过度疲劳、长期应用对肝脏有损害的药物者以及合并细菌感染者。急性重症肝炎多以黄疸型开始，2周内出现极度乏力、严重消化道症状，常有皮肤和黏膜出血、腹水、下肢水肿、蛋白尿，并出现烦躁不安、谵妄、狂躁、抑郁、扑翼样震颤等神经精神症状。黄疸出现后迅速加深，肝浊音界明显缩小，有出血倾向，肝臭、肝功能下降，中毒性鼓肠，急性肾功能衰竭等。2周后出现上述症状则为亚急性重症肝炎；若在慢性肝炎或肝硬化的基础上出现上述症状则为慢性重症肝炎。

治疗病毒性肝炎目前尚缺乏特效药物。各型肝炎的治疗原则均以足够的休息、营养为主，辅以适当药物，避免饮酒、过度劳累和使用肝脏损害药物。

3. 社区管理

（1）控制传染源　本病的传染源主要是肝炎患者和病毒携带者，故应对社区人群特别是对高危人群（凡接受过大手术、输血或应用血制品者、血液透析患者、与肝炎患者接触者）进行定期体检和肝功能监测，以及时发现传染源。甲型肝炎急性患者应隔离治疗至病毒消失，乙型肝炎最好应隔离至乙肝病毒表面抗原（HBsAg）转阴。凡是病毒感染者不能从事食品加工、餐饮、托幼保育等工作。

（2）切断传播途径　甲型肝炎的和乙型肝炎的传播途径不同，具体如下：

1）甲型肝炎　重点是要搞好环境卫生，养成良好的个人卫生习惯，加强粪便、水源管理工作，注意饮食卫生，严格执行食具用物消毒制度，饭前便后洗手等，防止"病从口入"。

2）乙型肝炎　重点是提倡使用一次性注射用具，对带血及体液污染物应进行严格消毒处理，加强血制品管理，HBsAg阳性者不得献血，防止通过血液和体液传播；加强美容美发及洗浴中心的消毒管理制度。采取主动和被动免疫阻断母婴传播。

（3）保护易感人群　对社区人群进行健康教育指导，通过各途径向大众进行病毒性肝炎有关知识宣教，使人群认识到病毒性肝炎的危害、预防措施及治疗的意义等。解释劳累、营养不良、吸烟、饮酒、暴饮暴食，不合理用药、感染及情绪不稳定等是肝炎复发和病情加重的危险因素，应尽量避免。接种甲肝疫苗、乙肝疫苗或注射丙种球蛋白、胎盘球蛋白可增强抵抗力，有预防或减少发作的作用。主要接种对象为与肝炎患者密切接触者，尤其是老年人、儿童、体质不良者。

4. 社区护理

（1）实施隔离　对患者实施适当的家庭隔离，生活用品如毛巾、牙具、脸盆、餐具等应一人一份，避免交叉感染。保持餐具的清洁，定期煮沸消毒。患者的粪便、呕吐物、尿及鼻咽分泌物应放在有消毒剂（3%～5%漂白粉）的有盖容器中浸泡约1小时后，再倾倒。照顾者应注意环境卫生，养成良好的个人卫生习惯，勤洗手（特别是接触和照顾患者后），使用杀菌肥皂和流动水洗手，室内经常通风，保持空气清新。家属应及早进行预防接种。

（2）合理饮食　急性肝炎予以清淡易消化饮食，适当补充维生素，蛋白质摄入争取到每日 1~1.5g/kg，热量不足者应静脉补充葡萄糖。慢性肝炎患者给予适当的高蛋白、高热量、高维生素易消化饮食，避免高脂肪饮食，以防发生脂肪肝，此外，还应禁烟酒。

（3）适当休息　肝炎症状明显或病情较重者，嘱患者卧床休息。初起活动时，可在室内散步，如症状好转，体力增加，可逐渐扩大活动范围，延长活动时间，以不觉疲乏为度。慢性肝炎患者或病毒携带者应规律生活，注意劳逸结合。

（4）用药护理　按医嘱正确用药，禁用磺胺类和苯巴比妥类等加重肝肾损害的药物。

（5）心理护理　通过系统的健康教育，使患者正确对待疾病，保持情绪稳定，对肝炎的治疗有耐心和信心。

（6）定时复查　每3个月检查肝功能、血常规、甲胎蛋白，肝纤维化、乙肝病毒学指标等，监测病情变化。如病情加重应及时就诊。

（二）流行性感冒

流行性感冒简称流感，是由流感病毒引起的急性呼吸道传染病，发病率高，传染性强。

1. 病原学与流行病学

（1）流感病毒　属正黏液病毒，根据其内部及外部抗原结构不同，分为甲、乙、丙3型。甲型流感病毒可感染多种动物，为人类流感的主要病原，且易发生变异。乙型及丙型流感相对较少，且仅感染人类。流感病毒不耐热，对常用消毒剂及紫外线均很敏感，但对干燥及寒冷有相当耐受力。

（2）主要传染源　为流感患者及隐性感染者。动物亦可能为主要贮存宿主和中间宿主。主要经飞沫传播。人群对流感普遍易感，病后虽有一定的免疫力，但不同亚型无交叉免疫力。冬季初春发病率高，主要发生于学校、工厂及公共娱乐场所等人群聚集的地方。一次流行持续约6~8周，流行后人群重新获得一定的免疫力。老幼体弱、呼吸道有慢性炎症者更易感染。

2. 临床表现　流行性感冒以上呼吸道症状较轻，而发热与全身中毒症状较重为特点，潜伏期为1~3天。其症状通常较普通感冒重，主要为突然寒战、高热、头痛、肌痛、全身不适；上呼吸道卡他症状相对较轻或不明显，少数病例可有腹泻水样便；发热3~5天后消退，但患者仍感明显乏力。年幼者、老年人和原有基础疾病或免疫受抑制者若感染流感，病情可持续发展，出现高热不退、全身衰竭、剧烈咳嗽、咳血性痰液、呼吸急促、发绀，严重者可出现肺炎表现。

流感的治疗原则主要是对症（解热镇痛药物）和支持治疗。但儿童患者应避免应用阿司匹林，以免诱发致命的 Reye 综合征。对继发细菌性肺炎的有效控制亦十分重要，尤以老年患者病死率高，应积极给予恰当的治疗。流感是自限性的，一般3~4天后病情就会缓解。抗流感病毒药物可口服复方氨酚烷胺来改善流感症状，中药莲花清瘟胶囊也有不错的效果。

3. 社区管理

（1）控制传染源　流感主要传染源为流感患者及隐性感染病毒携带者，应尽可能隔离患者。对老幼体弱、呼吸道有慢性炎症者建立健康档案，在流感流行季节，定期检查，做到及时发现，及时治疗，防止流感流行。

（2）切断传播途径　在流感流行期间，加强环境消毒，减少公众集会及集体娱乐活动，防止疫情进一步扩散。

（3）保护易感人群　接种疫苗（灭活流感疫苗、减毒流感活疫苗）是预防流感的基本措施。接种应在每年流感流行前的秋季进行。对易感人群及尚未发病者，亦可给予药物预防。指导社区人群积极参与体育锻炼和耐寒锻炼，增强机体抵抗力，避免受凉、淋雨、过度劳累等；在流感流行季节，尽量少去公共场所，防止感染。

4. 社区护理

（1）对流感患者尽可能实施隔离　患者应养成良好的卫生习惯，避免在人前咳嗽、打喷嚏，常洗手，不随地吐痰；避免去人多或相对密闭的场所；如有咳嗽、咽痛等呼吸道症状时，应注意戴口罩，避免与人近距离接触。

从事服务行业的人群，包括医务人员、餐馆服务员、公交车或出租车司机、商场或娱乐场所的工作人员等，都属于流感高危人群，可接种流感疫苗，及时洗手，咳嗽、打喷嚏时应用纸巾等遮掩口鼻，避免飞沫传播。身处公共场所，应该佩戴口罩，降低被病毒感染的风险。

（2）饮食护理　给予高热量、高维生素，低脂肪、清淡易消化的流质、半流质饮食，摄入足够的水、盐和维生素。

（3）加强环境管理　确保住所或活动场所通风，保持室内空气新鲜和适宜的温湿度，病情较重者卧床休息，适当限制活动。

（4）对症护理　发热时按医嘱给予解热镇痛剂，如阿司匹林、感冒退热冲剂等，体温达38.5℃以上时需进行物理降温；鼻塞流涕者用1%盐酸麻黄碱滴鼻；咽喉红肿、疼痛或声音嘶哑者用淡盐水漱口或消炎喉片含服，局部雾化吸入；合并细菌感染时需遵医嘱使用抗生素；大量出汗时要及时用干毛巾擦身并更衣，但要注意避免受凉。

（5）心理护理　关心体贴患者，使患者保持乐观稳定的心态，维持健康的心理，均衡饮食，注意保暖，避免疲劳，保证足够的睡眠，能提高机体免疫力。

知识拓展

国家卫计委发布《流行性感冒诊疗方案（2018年版）》

新方案明确抗流感病毒治疗时机，即发病48小时内，抗病毒治疗效果最佳，可减少流感并发症、降低住院患者的病死率、缩短住院时间，如果发病时间超过48小时，症状无改善或呈恶化倾向时也应进行抗流感病毒治疗。推荐使用奥司他韦、扎那米韦、帕拉米韦、连花清瘟胶囊。

在中医轻症辨证治疗方案中，针对"风热犯卫"患者，推荐疏风解表、清热解毒类的金花清感颗粒、连花清瘟胶囊、清开灵颗粒（口服液）、疏风解毒胶囊，以及银翘解毒类、桑菊感冒类等常用中成药。其中儿童可选儿童抗感颗粒、小儿豉翘清热颗粒等；针对"热毒袭肺"患者，推荐清热解毒、宣肺止咳类药物，如连花清瘟胶囊、银黄类制剂、莲花清热类制剂等。儿童可选小儿肺热咳喘颗粒（口服液）、小儿咳喘灵颗粒（口服液）、羚羊角粉冲服。

（三）肺结核

肺结核是由结核分枝杆菌引起的一种慢性呼吸道传染病，是最为常见的结核病。肺结核是《传染病防治法》规定的乙类传染病中需重点防治的疾病之一。

1. 病原学与流行病学　结核分枝杆菌具有抗酸性，对外界抵抗力较强，在阴湿处能生存 5 个月以上，但日光曝晒 2 小时、70% 乙醇 2 分钟或煮沸 1 分钟即可被杀灭，常由于自然变异、诱导变异而产生耐药性。

肺结核主要传染源是排菌肺结核患者，主要通过空气传播，其次通过消化道传播。结核分枝杆菌在体内可经淋巴管、支气管、血运或直接蔓延播散，引起躯体其他部位的结核病变，若感染发生在具有变态反应的人体组织，常可导致液化和空洞形成，细菌大量生长繁殖，所以病灶常有干酪样坏死。过度劳累、营养状况差、妊娠等都是本病的诱发因素。近年因艾滋病、吸毒及免疫抑制剂的应用，耐药菌株的增加，肺结核的发病率呈上升趋势。由于卡介苗的广泛应用，本病的发病年龄后移，60 岁以上的老年患者数量增加。

2. 临床表现　主要表现为低热、乏力、消瘦、盗汗、咳嗽、咯血。全身症状出现早，有全身不适、乏力、午后低热、消瘦、盗汗、食欲减退等，妇女可出现月经失调和闭经。急性粟粒型结核或浸润型肺结核病灶急剧进展或扩散时，体温高达 39~40℃，可出现寒战。局部症状有咳嗽、咳痰、咯血、胸痛、呼吸困难等，一般为干咳或有少量黏液痰，继发感染时则痰液呈脓性，量也较多。部分患者有不同程度的咯血，咯血后低度发热为小支气管内血液吸收引起，高热不退则提示病灶播散，大量咯血阻塞气管可引起窒息；炎症波及胸膜时可出现胸痛，可随呼吸和咳嗽而加重；空洞型肺结核者，因肺组织广泛破坏，空洞形成和纤维组织增生，致呼吸功能损害，可出现渐进性呼吸困难，甚至缺氧发绀。

肺结核的治疗原则在于控制疾病、促使病灶愈合，消除症状，防止复发。控制疾病重要措施是合理应用抗结核药物，常用抗结核药物有异烟肼、链霉素、利福平、对氨水杨酸、乙胺丁醇等。

3. 社区管理

（1）控制传染源　肺结核病的主要传染源是排菌患者，社区人群要定期体检，特别是以往患过结核病者，或密切接触患过结核病的老年人，如果出现低热、不明原因消瘦、咳嗽、气短等症状时，应警惕肺结核的发生，及时就医检查。活动性肺结核患者（有结核毒性症状、痰菌阳性、X 线显示病灶处于进展或好转期）须进行隔离治疗。

（2）切断传播途径　患者应养成良好的卫生与饮食习惯，常洗手，不随地吐痰，咳嗽、打喷嚏时不要直接面向旁人，应掩住口鼻；患者所用的食具须在就餐后煮沸消毒。

（3）保护易感人群　社区应开展结核病的科普宣传；向患者及家属讲解结核病对身体的危害、预防方法及治疗的意义等；培养良好的卫生及饮食习惯；搞好公共环境卫生，保持室内空气清新等。新生儿出生后 24 小时内、与结核患者密切接触者须接种卡介苗。

4. 社区护理

（1）实施隔离　向患者及家属宣传消毒隔离的重要性；室内要经常通风，减少病菌数量，如果通风不好，带菌飞沫可悬浮长达 5 个小时，导致他人感染几率增加。

（2）用药护理　按医嘱正确应用抗结核药物，坚持早期、联合、足量、规律和全程用药的原则，告知药物的不良反应。

（3）饮食护理　指导患者进高蛋白、高热量、高维生素营养丰富饮食，如动植物蛋白及富含维生素的蔬菜、水果等。

（4）休息的护理　重症患者应卧床休息；轻症患者和康复期患者可适当活动。如户外散步、打太极拳、做保健操等。保证充足的睡眠和休息时间，避免身心过度劳累。

（5）心理护理　本病治疗和康复周期较长，应给予心理安慰，消除患者紧张、焦虑、恐惧心理，保持情绪稳定，鼓励患者树立战胜疾病的信心。

第二节　社区突发公共卫生事件的预防与应对

一、概述

近年来，我国突发公共卫生事件频发，如环境污染导致的各种自然灾害；重大急性传染病暴发流行；有毒有害物质滥用和管理不善导致化学污染、中毒和放射事故等逐年增多。如何预防和应对突发事件，减少和避免突发事件造成的损失，科学处理善后工作是医疗卫生机构的任务之一。

（一）概念

2003年国务院颁布的《突发公共卫生事件应急条例》将突发公共卫生事件定义为：突然发生，造成或可能造成社会公众健康严重损害的重大传染病疫情、群体性不明原因疾病、重大食物和职业中毒以及其他严重影响公众健康的事件。主要包括：重大急性传染病暴发流行，重大食物中毒，重大环境污染，以及由于自然灾害、事故灾难或社会治安等突发事件引发的严重影响公众健康的卫生事件，突发公共卫生事件针对的是群体而不是个体。

（二）特点

1. 突发性　指事件是突然、紧迫、非预期发生的。突发公共卫生事件的发生往往比较突然，一般只能做一些模糊的预测。

2. 公共性　突发公共卫生事件是一种公共事件，在事件发生区域内或影响范围内的所有人，都有可能受到突发公共卫生事件的威胁和损害。

3. 严重性　突发公共卫生事件发生后，可在短时间内造成人群的发病和死亡，使公共卫生和医疗体系面临巨大的压力，致使医疗资源相对不足，甚至冲击医疗卫生体系本身、威胁医务人员自身健康，破坏医疗基础设施。

4. 紧迫性　突发公共卫生事件事发突然、情况紧急、危害严重，如不能采取迅速、有效的应对措施，事件的危害将进一步加剧，造成更大范围的影响。所以，要求在尽可能短的时间内做出决策，采取具有针对性的措施，将事件的危害控制在最低程度。

5. 复杂性　突发公共卫生事件种类繁多，原因复杂。事件的发展很难根据经验预测，其蔓延范围、发展速度、趋势和结局都很难确定。

（三）分级

根据突发公共卫生事件的性质、危害程度、涉及范围及可控性等因素，划分为特别重大（Ⅰ级）、重大（Ⅱ级）、较大（Ⅲ级）和一般（Ⅳ级）四个等级。

Ⅰ级：涉及范围广，人数多，出现大量患者或多例死亡，影响重大，危害严重，如发生肺鼠疫、肺炭疽疫情，传染性非典型肺炎及人感染高致病性禽流感病例，并有扩散趋势。

Ⅱ级：在较大范围内发生，出现疫情扩散，尚未达到Ⅰ级公共卫生事件的标准，如霍乱在1个地级以上市行政区域内流行，1周内发病30例以上。

Ⅲ级：在局部地区发生，尚未引起大范围的扩散和传播。如一次发生急性职业中毒10~49人，或死亡4人以下。

Ⅳ级：尚未达到Ⅲ级标准的事件，如一次发生急性职业中毒9人以下（含9例），未出现死亡病例。

二、社区突发公共卫生事件的预防

对于基层医疗卫生机构的社区护士，预防突发公共卫生事件应从日常做起，主要包括：

1. 掌握突发事件应激处理的流程　通过日常学习和演练，熟练掌握突发公共卫生事件应对措施和流程，在事件来临时能够快速反应和正确应对。

2. 组织并参与日常演练　组织社区居民针对常见的突发公共卫生事件进行日常演练，社区护士应主持或参与建立应急小组、准备物资、现场救护、卫生处置、疫情防范等，提高社区突发事件的应对意识、管理水平及急救技能。

3. 评估社区存在的隐患和救援环境　社区护士应熟悉社区周边的环境，与相关部门合作，深入社区，了解社区在交通、卫生、饮食、饮水、安全等方面存在的隐患，及时采取措施，控制这些危险因素，预防各种突发事件的发生；熟悉可利用的救援设施和救援路径，在事件发生时能及时联系和利用，降低民众的生命和财产损失。

4. 健康教育和家庭访视　通过健康教育和家庭访视对居民进行《突发公共卫生事件应急条例》等相关法规知识的宣传教育，强化居民自救、互助、避险、逃生等个人防护技能的培训，提高居民自我防护意识和救护技能。

三、社区突发公共卫生事件的应急处理

（一）主持或参与应急处理措施

1. 现场救援及病患转运　为突发事件致病的人员提供医疗救护和现场救援，对就诊患者必须接诊治疗，并书写详细、完整的病历记录；对需要转送的患者，应当按照规定将患者及其病历记录的复印件转送至接诊的或者指定的医疗机构。

2. 卫生防护　医疗卫生机构内应当采取卫生防护措施，防止交叉感染和污染。

3. 管理与传染病患者密切接触者　应当对传染病患者密切接触者采取医学观察措施，并促使其予以配合。

4. 依法报告突发事件　医疗机构收治传染病患者、疑似传染病患者，应当依法报告所在地的疾病预防控制机构。

（二）突发公共卫生事件报告制度

事件发生后，各级各类医疗卫生机构、监测机构和卫生行政部门以及有关单位为责任报告单位。执行职务的医护人员，检疫人员、疾病预防控制人员、乡村医师、个体开业医师均为责任报告人，同时医疗卫生机构应执行首诊负责制。

1. 报告时限　各级医疗卫生机构（含卫生院、个体诊所）初次报告必须在核实确认发生突发公共卫生事件后24小时内上报，阶段报告可按日报告，总结报告在事件处理结束后10个工作日内上报。

遇到下列情形之一的，应在 2 小时内向上一级卫生机构及卫生局上报：①发生或可能发生传染病暴发、流行的；②发生或者发现不明原因的群体性疾病的；③发生传染病菌种、毒种丢失的；④发生或者可能发生重大食物和职业中毒事件。

2. 报告内容 包括事件名称、初步判定的时间类别和性质、发生时间、发生地点、发病人数、死亡人数、主要临床症状、可能的原因、已采取的措施、报告人员及通讯方式等。填写《突发公共卫生事件相关信息报告卡》。

知识拓展

国家公共卫生服务规范传染病及突发公共卫生事件服务流程

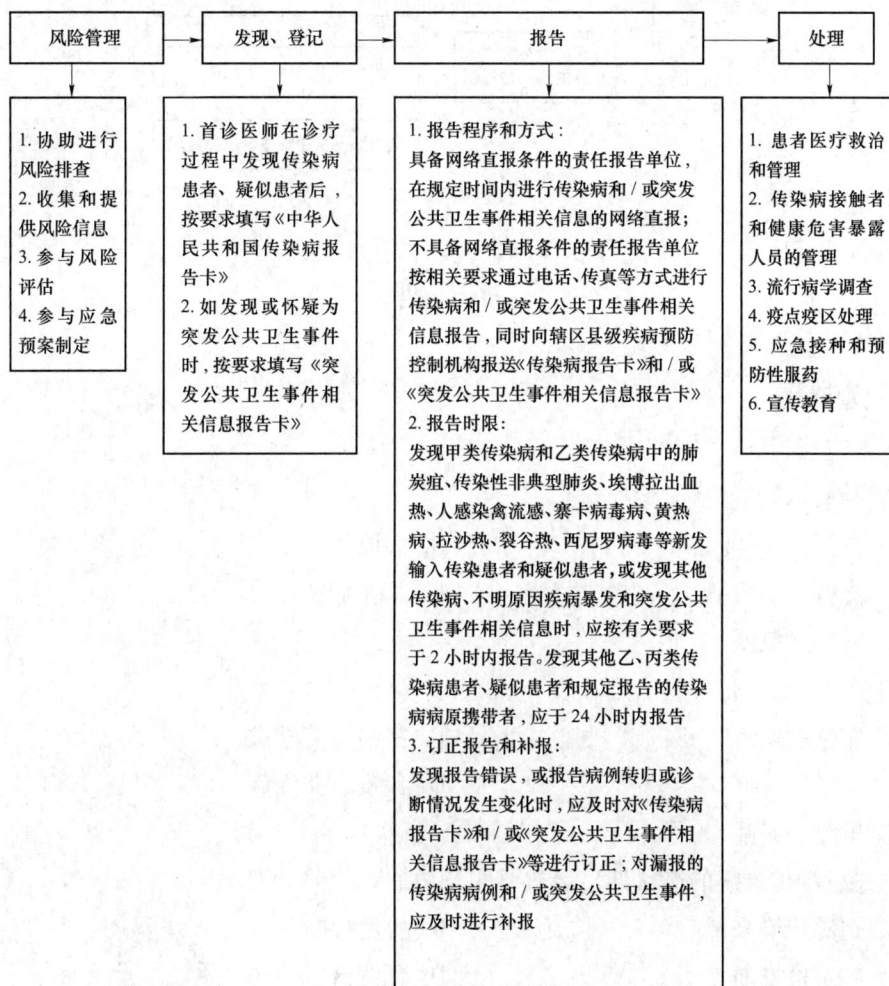

风险管理 → 发现、登记 → 报告 → 处理

风险管理
1.协助进行风险排查
2.收集和提供风险信息
3.参与风险评估
4.参与应急预案制定

发现、登记
1.首诊医师在诊疗过程中发现传染病患者、疑似患者后，按要求填写《中华人民共和国传染病报告卡》
2.如发现或怀疑为突发公共卫生事件时，按要求填写《突发公共卫生事件相关信息报告卡》

报告
1.报告程序和方式：
具备网络直报条件的责任报告单位，在规定时间内进行传染病和／或突发公共卫生事件相关信息的网络直报；不具备网络直报条件的责任报告单位按相关要求通过电话、传真等方式进行传染病和／或突发公共卫生事件相关信息报告，同时向辖区县级疾病预防控制机构报送《传染病报告卡》和／或《突发公共卫生事件相关信息报告卡》
2.报告时限：
发现甲类传染病和乙类传染病中的肺炭疽、传染性非典型肺炎、埃博拉出血热、人感染禽流感、寨卡病毒病、黄热病、拉沙热、裂谷热、西尼罗病毒等新发输入传染患者和疑似患者，或发现其他传染病、不明原因疾病暴发和突发公共卫生事件相关信息时，应按有关要求于 2 小时内报告。发现其他乙、丙类传染病患者、疑似患者和规定报告的传染病病原携带者，应于 24 小时内报告
3.订正报告和补报：
发现报告错误，或报告病例转归或诊断情况发生变化时，应及时对《传染病报告卡》和／或《突发公共卫生事件相关信息报告卡》等进行订正；对漏报的传染病病例和／或突发公共卫生事件，应及时进行补报

处理
1.患者医疗救治和管理
2.传染病接触者和健康危害暴露人员的管理
3.流行病学调查
4.疫点疫区处理
5.应急接种和预防性服药
6.宣传教育

本章小结

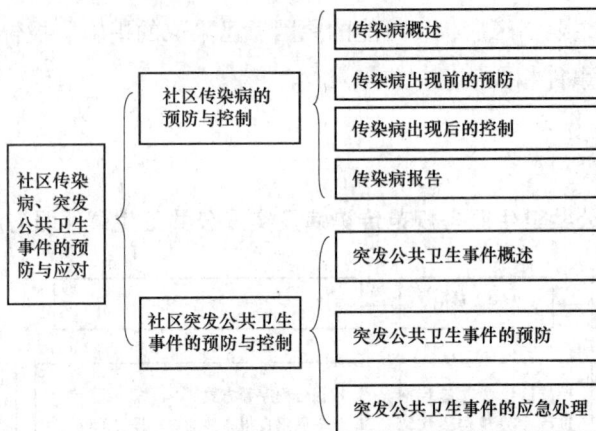

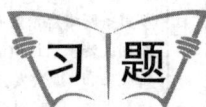

一、选择题

【A1/A2 型题】

1. 传染病的基本特征应除外

    A. 传染性   B. 病原体

    C. 流行病学特征   D. 临床症状

    E. 感染后免疫

2. 属于甲类法定传染病的是

    A. 霍乱、炭疽   B. 霍乱，艾滋病

    C. 鼠疫、炭疽   D. 鼠疫、艾滋病

    E. 鼠疫、霍乱

3. 熟悉各种传染病的潜伏期，最重要的意义是

    A. 追踪传染来源   B. 协助诊断

    C. 确定检疫期   D. 预测流行趋势

    E. 协助治疗

4. 对传染病的确定诊断价值最大的检查是

    A. 尿常规检查   B. 血常规检查

    C. 病原学检查   D. X 线检查

    E. 超声检查

5. 传染病与其他感染性疾病最主要的区别是

    A. 传染性   B. 病原体

    C. 流行病学特征   D. 临床症状

E. 感染后免疫

6. 一般情况下传染病传染性最强的时期是

A. 潜伏期　　　　　　　　　B. 症状明显期

C. 前驱期　　　　　　　　　D. 后遗症期

E. 恢复期

7. 甲类传染病疫情报告时限为

A. 发现后城镇 2 小时内，农村 6 小时内

B. 发现后城镇 6 小时内，农村 6 小时内

C. 发现后城镇 12 小时内，农村 12 小时内

D. 发现后城镇 12 小时内，农村 6 小时内

E. 发现后城镇 6 小时内，农村 24 小时内

8. 突发公共卫生事件报告内容不包括

A. 初步判定的时间类别和性质　　　B. 事件名称

C. 发生时间和发生地点　　　　　　D. 发病人数及死亡人数

E. 全部涉及人员

9. 下列不属于公共卫生事件的是

A. 2003 年的非典流行　　　　　　B. 2004 年冬季南方的冻雨危害

C. 2008 年的四川汶川地震　　　　D. 2009 年的甲型流感流行

E. 2013 年的高致病禽流感流行

10. 甲肝的传播途径是

A. 飞沫传播　　　　　　　　B. 血液传播

C. 粪-口传播　　　　　　　D. 接触传播

E. 虫媒传播

11. 下列需要采取甲类传染病的预防、控制措施的是

A. 艾滋病　　　　　　　　　B. 脊髓灰质炎

C. 肺炭疽　　　　　　　　　D. 伤寒

E. 副伤寒

12. 构成传染过程必须具备的 3 个基本条件是

A. 传染源、传播途径、易感人群

B. 微生物、媒介、宿主

C. 病原体、环境、宿主

D. 病原体、人体和它们所处的环境

E. 病原体的数量、致病力、特异性定位

13. 急性传染病的发生、发展和转归，通常分为

A. 潜伏期、前驱期、症状明显期、恢复期

B. 前驱期、出疹期、恢复期

C. 初期、中期、恢复期

D. 体温上升期、高热持续期、体温下降期

E. 早期、中期、晚期

14. 患儿，男，2岁。因高热、频繁呕吐、颈强直入院，诊断为流脑，应施行的隔离措施为

    A. 接触性隔离　　　　　　　　　　B. 昆虫隔离

    C. 呼吸道隔离　　　　　　　　　　D. 保护性隔离

    E. 血液体液隔离

15. 患者，男，36岁。不慎被大面积烧伤。社区卫生服务中心的护士应对该患者采用

    A. 呼吸道隔离　　　　　　　　　　B. 接触隔离

    C. 严密隔离　　　　　　　　　　　D. 消化道隔离

    E. 保护性隔离

【A3/A4 型题】

(16~17 题共用题干)

16. 患者，男，50岁。因食欲减退、恶心、乏力、肝大及肝功能异常入院，诊断为甲型肝炎。患者的排泄物最好的处理方法是

    A. 含氯消毒剂搅拌　　　　　　　　B. 高温

    C. 紫外线照射　　　　　　　　　　D. 臭氧灭菌灯照射

    E. 甲醛搅拌

17. 对该患者应采取的隔离措施是

    A. 消化道隔离　　　　　　　　　　B. 呼吸道隔离

    C. 保护性隔离　　　　　　　　　　D. 接触隔离

    E. 床边隔离

(18~20 题共用题干)

患者，女，36岁。干咳伴乏力、低热、夜间盗汗、体重减轻3个月余。胸部X线片：右上肺阴影。以肺结核收住入院。

18. 应采取的隔离措施是

    A. 消化道隔离　　　　　　　　　　B. 呼吸道隔离

    C. 保护性隔离　　　　　　　　　　D. 接触隔离

    E. 床边隔离

19. 患者有可能出现的最严重症状是

    A. 全身不适　　　　　　　　　　　B. 咯血

    C. 胸痛　　　　　　　　　　　　　D. 呼吸困难

    E. 窒息

二、思考题

刘某，男，46岁。一年来反复出现疲乏无力、食欲减退、头晕、厌油、尿黄、肝区不适、肝稍大有轻微压痛，伴有轻度脾大。

请回答：

(1) 根据已知信息，刘先生的慢性肝炎属于哪一型？

(2) 社区护士应如何对刘先生进行健康管理和护理指导？

扫码"练一练"

(彭月娥)

第十章 社区灾害与急救护理

灾害是一种自然的或人为的对人类的生存和社会发展造成损害的各种现象。灾害与社区人群的生存问题紧密相关。灾害可使人们受到死亡的威胁，影响到社区的环境，它是一种能够改变社区环境、冲击社区资源的事件。近年来，随着社会经济的发展和城市现代化高速发展，灾害逐渐呈现大规模、长期化的趋势。突发的自然灾害和人为的灾害几乎每年都会不同程度地发生，导致影响和危害人类健康和生命的因素越来越多，影响着人们的健康生活和社会的发展。因此，灾害的急救管理是社区卫生服务实践的一个重要部分。社会已愈来愈清楚地认识到社区（院外）救护工作中护理人员的角色和作用。

第一节 社区灾害的管理与护理

一、概述

（一）灾害的概念

1. 灾害 世界卫生组织认为，任何能够导致设施破坏、经济严重受损、人员伤亡、健康状况及卫生服务条件恶化的事件，如其规模已超出事件发生社区的承受能力而不得不向社区外部寻求专门支援时，即可称为灾害。对灾害的定义，不同学者的观点有所不同，但均认为灾害有两个共性：①突发性和破坏性；②其规模和强度超出灾害社区的自救能力或承受能力，两者缺一不可。

2. 社区灾害 社区灾害是所有在社区发生的，危及人们生命安全或导致人员伤亡的突发灾难性事件，主要是由各种难以预测的自然灾害或人为因素造成。

社区灾难性事件可否形成灾害与下列因素有关：①灾害管理能力，是指社区针对灾害预防、应对、恢复等所做的计划和实施过程的管理。②威胁因素，指有可能发展成为灾害或者加重灾害的因素。③脆弱性，指个人生命或相关因素面临威胁时可能造成的损坏程度。脆弱性与该社区的脆弱群体的多少、危险程度以及社区灾害对策相关。脆弱群体是在灾害发生时易受害、恢复能力差的群体，包括没有家庭和亲人者、孤寡老人、残疾人、孕妇等。

受灾时的危险程度取决于危险因素和社区居民脆弱程度；灾害对策是指个人、社区和地区经济等为了强化灾害应对能力而采取的所有措施。所有灾害都是相对的，不同社区对灾害的承受能力不同，相同破坏性的事件对某些社区可以构成灾害，而对另外一些社区则不构成灾害。

（二）灾害的类型

灾害分类的方法有很多，可按照灾害发生的原因、发展速度、发生地区和反应规模以及所提供的健康服务方法与时限不同进行分类。

1. 按灾害发生原因分类　这是灾害最常见的分类方法，分为自然灾害和人为灾害。

（1）自然灾害　包括台风、海啸、泥石流、地震、洪水等。如2004年印度洋海啸、2008年汶川地震等是典型的自然灾害。

（2）人为灾害　包括交通事故、爆炸灾害、火灾灾害等。如2015年天津港爆炸事件等。

由于人类活动的空间和范围在不断扩大，对自然的人为影响越来越多，自然灾害和人为灾害不能截然分开，如近些年由于人类活动对环境破坏严重，导致沙尘暴增加；洪水、泥石流等既是天灾，也和人类破坏森林、砍伐树木有关。

2. 按照灾害发生的速度分类　根据发生的速度、提供的健康服务方法与时限不同进行分为：非常紧急型；紧急型；长期型。

（三）突发灾害性事件的预防

1. 社区救护体系的构建　社区护士应积极了解所属社区行政部门的灾害管理组织体系，充分熟悉社区环境以及居民的基本情况，并积极和相关部门合作，帮助社区居民排除可能发生灾害的种种隐患。

2. 提高居民应对灾害能力　通过与居民委员会和其他相关部门配合，指导居民正确认识灾害，实施社区居民灾害应对教育和培训，共同提高社区居民灾害应对能力。

3. 积极进行社区灾害预警训练　构建社区救护体系，并进行灾害救护人员培训。通过预案宣传、灾害发生的预警和疏散训练，增强社区救灾时效性，最大程度减轻灾情损失。

4. 制作社区风险图　风险图是标识社区内脆弱性地区或危险区域的地图，如：可能发生火灾的地方、有独居老人的家庭等。风险图使社区具备对其的警惕性，当有异常情况发生时，能及时反应和处理。参与制作风险图，能帮助社区护士了解社区健康风险区域，掌握脆弱群体，并通过宣传引起社区居民注意。

（四）灾害发生时的管理与救助

灾害管理是指社区针对灾害预防、应对、恢复等做的计划和实施过程的管理。通过对社区灾害性事件有针对性的预防管理，及防灾活动的开展，可以将受灾人群的健康问题减少到最小范围。

灾害发生现场，社区医疗护理服务管理的目标是减少损伤、有效应对和尽快恢复。现场的主要救护任务包括三个方面。

1. 上报灾害事件　社区护士获知灾害发生的信息后，应立即上报灾情并启动救灾预案。

2. 预检分诊与现场救助　社区护士在灾区应尽快帮助伤员脱离危险区域，以伤员的迫切需要或从迅速医疗中最大获益的可能性作为依据，对伤员进行分类。争分夺秒、就地取材地对伤员进行现场救助，并尽快将其就近护送到急救中心，做到先救命，后治伤。现场救助包括确认伤员病情、种类、急救措施及转运等过程。

3. 转运工作　负责转运的工作人员应佩戴相应标识，转运伤员到相关医院，负责治疗的人员向相关医院介绍伤员病情。

（五）灾害护理

1. 概念　灾害护理是指在灾害的整个过程中，为那些无法解决自身健康问题的服务对象提供医疗护理服务。灾害护理一般分为三个阶段：①准备阶段；②应对阶段；③恢复阶段。三个阶段可循环发生。对灾害不同阶段进行针对性管理，能够减少遇难者的危害程度，有助于灾后重建工作。

2. 在救灾工作中，社区护士的具体作用　①参与现场救护与转运，②对避难所的灾民进行健康管理，③积极采取各种措施预防传染病，④对灾民以及救援人员提供心理援助。

（六）医疗救援中社区护士应具备的能力

在社区，灾害救护工作具有突击性、复杂性、连续性和任务繁重性的特点。作为社区医疗救护的主要成员之一，社区护士急救护理相关知识、技能的高低，个人素质及其灾害应对能力对控制灾害蔓延及有效救援至关重要。社区护士进入灾区从事灾害救护，应服从统一指挥，加强与其他服务团队之间的沟通和协调，共同完成好救灾工作。参与救灾的社区护士综合素质要求较高，应具备如下能力：协调合作的能力；灾害现场救护的基本能力；灾害心理援助的能力；灾后疾病的管理能力。

二、社区灾害的应对管理与护理

（一）现场救护的准备

1. 迅速赶赴现场　灾害发生时，应立即向上级有关部门报告，并准备相应的救护物资赶赴现场。根据我国《灾害事故医疗救援工作管理办法》（1995 年 4 月 27 日中华人民共和国卫生部令第 39 号）的要求，灾害救护的基本物资包括：

（1）药品　如常用急救药、静脉输液药、注射类药物、口服药、外用药等。

（2）急救箱　如压舌板、绷带、三角巾、四头巾、胶布、夹板、剪子、手电筒等。

（3）手术包　如创伤缝合包、剖腹探查包、麻醉器械及用品、胸科器械包、静脉切开包、骨科器械包、器官切开包、手术布类、产包等。

（4）器械类　如体温表、血压计、听诊器、注射器、输液器、医用手套等。

（5）卫生防疫药械　如检验仪器、试剂、消毒杀菌用器等。

（6）预防接种用药　如霍乱、伤寒、流脑等疫苗。

（7）饮水消毒药　如漂白粉晶片等。

（8）工具及杂物　如手电筒、锤子、火柴、蜡烛、背包等。

（9）生活用品　如被子、水壶、雨具、发电机等。

（10）炊事用品和食品　如锅、碗、盆、油、盐、酱、米、面、罐头、蔬菜等。

2. 成立临时的医疗救护指挥机构　在现场成立指挥机构，统一指挥现场救护工作。同时，现场设立集中处理伤员的治疗点，既对参与救护的人员进行预检分诊、现场治疗、转送伤者等分工，又要求其相互协作，使社区救护工作有条不紊地进行。社区护士应在指挥机构的统一领导和指挥下，在救护的各个环节与其他相关人员密切配合进行现场救护。

（二）伤病员的预检分诊

灾害发生现场杂乱，伤者多，轻重不一，通常无法同时对所有人进行治疗，也无法及时转运。因此，为了减少伤亡人数，提高应对处置的效率，现场救护首先要进行预检分诊，将伤者分类。

1. 预检分诊的目的 灾害现场实施分诊的目的是在资源有限的情况下让尽可能多的伤员获得最佳的治疗效果。这种分类方法仅在救援人员、仪器设备、药品等可利用资源有限时采用，是战时和各种灾害发生时救治批量伤员时应遵循的重要原则。根据分诊的结果分配急救优先权和确定需转送的伤员，它是分类救治的基础。

2. 预检分诊的原则

（1）优先救治病情危重但有存活希望的伤病员。

（2）分诊时不要在单个伤病员身上停留时间过长。

（3）分诊时只做简单可稳定伤情但不过多消耗人力的急救处理。

（4）对没有存活希望的伤病员放弃救治。

（5）有明显感染征象的伤病员要及时隔离。

（6）在转运过程中对伤病员动态评估和再次分类。需要注意的是，以上原则仅用于灾难或突发事件现场医疗救援资源不足、无法满足每个伤病员的救治需求时，为最大限度地提高伤病员存活率的情况。

3. 预检分诊的种类

（1）收容分类 是接收伤病员的第一步，目的是将需要挽救的伤病员快速识别出来，同时帮助伤病员脱离危险环境，安排到相应的区域或科室接受进一步检查和治疗。

（2）救治分类 是决定救治实施顺序的分类。主要是将轻、中、重度伤病员分开，以便确定救治优先权。应首先评估伤病员的伤情严重程度，确定相应的救护措施，还需结合伤病员数量和可利用的救治资源决定救治顺序。

（3）后送分类 是确定伤病员尽快转运到确定性医疗机构顺序的分类。应根据伤病员的伤情紧迫性和耐受性、需采取的救护措施、可选择的后送工具等因素，决定伤病员的后送顺序、后送工具及目的地。

4. 预检分诊的标志 预检分诊救护是指根据威胁生命的程度、损伤的严重性、伤员存活的可能性和资源，迅速进行分类的同时给伤员带上伤情识别卡，提供最基本的治疗护理的方法。常用红色、黄色、绿色、黑色来体现伤员的病情轻重。

（1）红色 标志着应在一小时内接受治疗护理者，要立即把这些人送到综合医院进行抢救，如呼吸困难、中度或深度昏迷状态、张力性气胸、上呼吸道阻塞、大量出血、随时有生命危险或有其他严重外伤体征者。

（2）黄色 标志着应在4~6小时内接受治疗的伤员，可把这些伤员送到附近的医院救治。如中度损伤、有轻度意识障碍、没有致命的损伤但需要治疗者。

（3）绿色 标志着轻度损伤、伤员清醒、对检查能够配合、反应灵敏、生命体征正常、可步行者。这些人不需要优先转运，可以在现场治疗，如孤儿、扭伤的伤员。

（4）黑色 标志着遇难死亡伤员或损伤程度非常严重的没有存活希望的伤员。

5. 预检分诊判断依据 实施START治疗护理方法，即采用简单的分类和迅速的治疗护理的方法。主要观察三个指标RPM，即呼吸（R，respiration）、灌注血量（P，prefusion）和意识状态（M，mind）。在灾害现场遇到伤员时，迅速进行RPM检测，带上标记运送到治疗区域，一般要求在2~3分钟内完成。

（1）**呼吸**　当遇到受伤无呼吸的伤员，首先在 2~3 秒内努力畅通呼吸道。黑色：仍然无呼吸为死亡伤员。红色：虽然恢复呼吸，但病情较重的人，需要紧急救护，有呼吸而频率大于 30 次/分（儿童大于 45 次/分或小于 15 次/分）的伤员，归于重度伤员，给予红色标识。

（2）**灌注血量**　红色：脉搏小于 30 次/分、摸不到脉搏或毛细血管充盈时间超过 2 秒者。

（3）**意识状态**　能摸到脉搏或毛细血管充盈时间小于 2 秒时进一步检查精神状态。红色：有呼吸和脉搏，但无意识者。黄色或绿色：有意识者。

转运伤员的过程中病情有可能发生变化，比如在现场分类为中度病情的伤员在运送过程中有可能转为重度。因此，转运伤员过程中有必要再进行评估。

（三）伤病员的转运

经现场救护及处理后，在病情允许的情况下，应迅速将伤员安全转运至就近医院或专科医院接受继续治疗。伤员转运途中方法及注意事项如下。

1. 避免脊髓损伤

（1）重伤员从车内搬动、移出前，首先应放置颈托，或行颈部固定，以防颈椎错位，损伤脊髓，发生高位截瘫。一时无颈托，可就地取材，如用硬纸板、矿泉水瓶、厚的报纸、厚的帆布，仿照颈托，剪成前后两片，用布条包扎固定。

（2）对昏倒在座椅上的伤病员，安放颈托后，可以将其颈及躯干一并固定在靠背上，然后拆卸座椅，与伤员一同搬出。

（3）对抛离座位的危重、昏迷伤员，应原地放置颈托，包扎伤口，再由数人按脊柱损伤的原则搬运伤员。搬运时动作要轻柔，搬运者用力要整齐一致，平放在木板或担架上。若有脊柱损伤，应将脊柱保持伸直，下垫硬板，颈部两侧用沙袋或异物固定，严防颈部和躯干前屈或扭转。

2. 搬运时注意体位　一般运送时取平卧位，妥善固定在急救担架上，运送工具的速度要平稳，途中避免突然加速或减速以及颠簸。担架转运伤员行走时，应使伤员的头在后、足在前，下楼梯在前面抬担架者，应将担架举高，使担架保持平衡；在将伤员抬入救护车时，应使伤员头在前、脚在后。发生以下情况时，要注意其体位。

（1）**腹部内脏脱出**　紧急处理后转运时取仰卧位，令伤员双腿屈曲，腹肌放松，防止内脏继续脱出，并注意保暖。休克伤员转运时，保持伤员身体水平或头部稍低，切忌头高足低位。最好在当地实施抗休克治疗，待休克好转后转运，如休克状态下必须转运，应边抗休克边转运。

（2）**昏迷**　使伤员取侧卧位或俯卧位，头偏向一侧，以利于呼吸道分泌物引流。

（3）**骨盆损伤**　作紧急处理后，转运时让伤员仰卧于平板或硬质担架上，膝微屈。

（4）**身体带有刺入物**　应避免挤压、碰撞，严禁震动，以防刺入物脱出或深入。

现场急救后伤员根据轻重缓急由急救车运送。切勿现场拦车运送危重伤员，因为其他车辆缺乏专业抢救设备，或缺乏专业指导使伤员采用不正确体位等而加重伤势，甚至死于途中。

三、社区灾害重建期健康管理

（一）灾害重建期的健康管理

受灾后，不仅社区居民的生活环境、生存条件发生巨大变化，其精神状态和心理承受能力也远不能与灾前相比，容易导致疫情的发生或流行，同时可能出现各种心理健康问题。因此，做到大灾后无大疫，促进伤者康复、进行心理支持，帮助受灾居民恢复到健康生活状态就成为社区护理工作的重要内容。

1. 疾病监测和预防　为减少和控制灾后疾病的暴发和流行，首先应实行重点传染病的每日报告和"0"报告制度。其次，要加强监测，及时发现疫情，同时针对灾区可能发生的疾病，开展预防工作。环境污染是灾后疾病发生的关键，因此预防疾病的关键措施是处理污染的环境。

（1）饮用水的处理　灾后水源可能受到污染，供水系统可能受到破坏，因此应把水处理工作放到首位，以预防因水而引发的传染病。社区卫生技术人员应根据灾害类型和灾情指导社区居民对饮用水进行沉淀、消毒处理，并饮用开水。

（2）环境清理和消毒灭菌　动员和指导社区居民清理环境，如污泥浊水、垃圾粪便、血迹、积水等，所有污物集中堆放，用漂白粉或生石灰消毒后运到远离居住区和水源的场所，并保持环境清洁。如发现传染病，应在卫生技术人员的指导下先消毒再清理环境。

（3）尸体处理　死亡人员的尸体应尽快火化或在指定地点深埋，如为传染病死亡者或外源性尸体，应先进行卫生消毒再火化；如来不及火化，所有尸体必须集中放置并进行卫生消毒处理。动物尸体应集中消毒处理后深埋于远离水源之处。

（4）消灭蚊蝇鼠害　灾后由于环境恶劣，容易滋生蚊虫、苍蝇等害虫，引发相应传染病。因此，应指导和协助社区做好消灭此类害虫的工作，合理使用和保管杀虫灭鼠药，避免发生意外中毒。

（5）强化食品卫生　灾后有八方支持，食物匮乏能得到解决和补充，但由于环境条件差，食物在运输和保管过程中被污染或变质的机会也会增加，导致发生食物中毒的概率增加。因此，必须强化食品卫生，重视食物或粮食保管、运输、分发、储藏和烹饪的每一个环节。

2. 开展防病教育　针对灾区可能发生疫病，利用一切可利用的手段、媒介开展卫生防病的宣传教育工作，把简易的卫生知识、各种可能发生的疾病的主要症状和各种防病措施教给群众，提高灾区居民自我防病能力和自我保护能力，做到自防自控、群防群控。

3. 灾民的心理重建　灾害是一种特殊的生活事件，无论是哪种类型的灾害，都会给灾害经历者带来持久和明显的心理反应，造成不同程度的心理创伤，甚至引发精神行为障碍。如果不能对灾民的心理反应给予及时的干预，可出现的后果是遗留下心理创伤，影响今后的社会适应，出现自伤、自毁行为，出现严重的心理障碍或疾病，所以对灾民实施心理支持和疏导与物质支援一样重要。

心理支持早期以个人支持为主，应尽快安排他们离开现场，提供基本生存条件；诱导其倾诉经历的事情和心理感受，以宣泄情感；帮助他们面对现实；同时向他们宣传社会各界的支持和帮助。晚期以群体支持为主，为有相同经历的一组人提供一个可相互倾诉和讨论有关灾害经历的机会，如述说自己发生的事、情感变化、应对经验或遇到的问题等。

4. 健康咨询和训练指导　对于老年人、残疾人、慢性病患者、孕产妇等需要长期照顾的社区成员，则应重点提供家政服务和健康管理，使其明白始终有人在关心和帮助他们。

所以，在社区开展健康咨询进行有针对的康复训练已成为社区护士不可忽视的工作。

（二）灾害修复期的健康管理

灾害以其突发性、不熟悉、未预期、高度的地区性以及报警脉络的变异等特点，使人们身处在危机情境之中，超过人们自认为能应变的程度，破坏了人们对自己、角色和世界的看法，动摇了人们对生命安全的控制感、对公正的信心以及对世界的了解掌握，势必对所有灾害涉入者产生重大的影响而发生各种反应及心理问题。因此，灾害给人们带来的心理反应、产生的心理问题也成为灾害救助中非常重要的工作。

1. 灾害引起的常见心理问题 经历严重心理创伤后，70%的人自行消化，30%的人可能出现各种心理创伤问题，甚至发展成心理障碍。常见的有急性应激障碍创伤后应激障碍、适应性障碍、焦虑障碍、抑郁障碍、自杀、酒精及药物滥用、躯体形式障碍、创伤后人格改变等。

（1）急性应激障碍 又名急性应激反应或急性心因性反应，是一种创伤性事件的强烈刺激引发的一过性精神障碍。本病可发生于任何年龄，在灾难幸存者中发生率可达50%。多数患者在遭受刺激后数分钟或数小时出现精神症状。历时短暂，可在数小时、几天或1周内恢复，预后良好。如处理不当，可有20%~30%的人转为创伤后应激障碍，长期痛苦，难以矫正。突如其来并且超乎寻常的威胁性生活事件和灾难是发病的直接原因。个体易感性和应对能力在其发生和表现的严重程度方面也有一定作用。依据《中国精神障碍分类与诊断标准（第3版）》，急性应激障碍的诊断标准是以急剧、严重的精神打击作为直接原因。在受刺激后立刻（1小时之内）发病。表现为有强烈恐惧体验的精神运动性兴奋，行为有一定的盲目性；或者为精神运动性抑制，甚至木僵。如果应激源被消除，症状往往历时短暂，预后良好，缓解完全。

（2）创伤后应激障碍（PTSD） 又称为延迟性心因性反应，是一种由异乎寻常的威胁性或灾难性心理创伤，导致延迟出现和长期持续的精神障碍。因病程较长、社会功能明显受损而受到关注。经历创伤性应激事件是PTSD最直接的原因，但不是所有经历创伤性应激事件的人都会发生PTSD，目前认为其发生与个体的一些心理社会易感因素有关。研究发现PTSD的发生与体内神经内分泌异常有关。

（3）适应性障碍 一般具有明确应激因素，发生在应激源出现3个月内，一旦应激结束，症状在6个月内不复存在。

（4）抑郁障碍 灾后发生的抑郁障碍主要是指由灾害引起的心因性抑郁障碍。

（5）自杀 重大的灾害后自杀率会有所上升。

2. 常见的灾害心理干预

（1）灾难救援中的心理评估

1）心理评估的目的 ①筛查：通过心理评估从受灾人群中筛选出需要进行干预的高危人群。②判定：对于重点人群的个体通过详细的心理评估，确定其心理问题及严重程度，以便制订有针对性的干预措施。③追踪：干预过程中在不同时间点上进行阶段性评估，以了解前期干预的效果，并为下一阶段干预措施的制订调整提供依据。

2）心理评估的原则 尊重，即尊重评估对象，应征得评估对象知情同意，对评估对象无条件地接纳关注和爱护。保密，即恪守职业道德，向评估对象承诺保密，不向无关人员透露。针对性，即目的要明确，事先明确评估问题。综合性，即综合运用访谈、观察和心理测验等评估方法，从多渠道收集信息，进行综合分析，从而做出可靠的诊断。与干预相结合，即保证在能持续进行心理干预的前提下进行心理评估。

3）心理评估的实施　根据灾难救援过程和幸存者应激反应特点，心理评估和干预的实施可分急性期和恢复期（远期）两个阶段。

急性期评估：是指灾难后约1个月。这个时期是幸存者完成生命救助，生活安全得到基本保证，但心理处于混乱、孤独绝望、产生各种应激反应的时期。急性期心理评估的主要内容是：①针对幸存者当前需求和担忧收集信息，识别风险因素。②筛查识别高危人群，作为心理干预的重点人群。

恢复期评估：通常着眼于灾难后3个月、6个月、1年和2年。这个时期的心理评估主要是在了解受灾人群整体心理健康状况的基础上，对PTSD、适应性障碍、抑郁障碍、焦虑障碍、恐惧障碍等心理障碍进行评估诊断，并在不同时间点上进行阶段性随访评估，检验心理干预的效果，调整心理干预措施。

（2）灾难救援中伤员的心理干预　灾难后心理干预应以不干扰为满足基本需要而进行的活动为前提，主要包括一般干预和对ASD和PTSD患者的干预。

1）一般干预　目的是帮助身处灾难性事件中的各类人员，特别是灾难幸存者，减轻因灾难造成的痛苦，增强其适应性和应对技能。一般包括以下内容：①接触与介入：通过首次接触建立咨询关系。②确保安全感：确保干预场所的安全性。③稳定情绪：安抚和引导情绪崩溃的幸存者，帮助求助对象理解自己的反应，指导一些基本应对技巧。④收集信息：目的是识别求助对象的需求与担忧，制订针对性的干预措施。需要收集的信息主要包括灾难经历的性质和严重程度，家庭成员或朋友的死亡情况，原有的身心疾病及求治情况，社会支持系统，有无负面情绪和物质及药物滥用情况等。⑤实际帮助：从最紧迫的需求着手为求助对象提供帮助，首先满足对物质和身体的需求。⑥联系社会支持系统：帮助求助对象尽可能利用即时可用的社会支持资源。⑦提供必要信息：包括目前灾难的性质与现状，救助行动的情况，可以获得的服务，灾后常见的应激反应，自理和照顾家人的应对方法等。

2）认知干预　其原理是危机根植于对事件和围绕事件境遇的错误思想，而不是事件本身或与事件和境遇有关的事实。当改变个体的思维方式，尤其是改变其认知非理性和自我否定，就可能改变个体对自己生活中危机的控制。

3）社会支持　包括物质上和心理上的支持，来自家庭社区、干预者的自助群体等。其中家庭支持效果最为明显。干预者应正确评估当事人的家庭支持能力，并帮助其强化这些能力，以减少个体缺乏理性的恐惧。

4）药物治疗　对急性期有明显紧张、焦虑、恐惧、抑郁反应和失眠、心悸、出汗等躯体症状的患者，适当使用药物可缓解症状，有助于心理干预的开展和起效。但注意药物使用剂量要小，疗程要短。

（3）创伤后应激障碍（PTSD）的干预　原则是以帮助患者提高应对技巧和能力，发现和认识其应对资源，尽快摆脱应激状态，恢复心理和生理健康，避免不恰当地应对造成更大损害为主。其干预焦点是帮助危机中的个体认识和矫正因创伤性事件引发的暂时认知、情绪和行为扭曲。干预重点是预防疾病和缓解症状，以心理环境干预为主，药物治疗为辅。常用的心理干预技术有认知技术、创伤稳定技术、认知暴露技术、应急接种训练、自我对话训练等。通常由专业心理咨询师实施。

第二节　社区常见急救事件的救护

故事点睛

旁白：赵爷爷昨天因肺癌在家中过世，他的儿子到社区卫生服务中心开具死亡证明，并说起他的妈妈昨晚因太伤心，没睡好，担心妈妈的身体……赵爷爷和老伴郭奶奶都是居家护理的对象，社区护士决定当天上门做家庭访视。郭奶奶82岁，有近30年的高血压病史，护士访视时发现：当天降压药没服用，血压176/98mmHg，心率92次/分，心律不齐，郭奶奶说没力气，胸口疼，左手小拇指也疼……，护士立即给她含服家中备用的硝酸甘油，同时通知家人并联系了急救中心……

人物：3名学生分别担任故事人物，进行即兴表演。

请问：

1. 院前急救与院内急救有何区别？
2. 在家庭中可能使用的紧急救护措施有哪些？

社区是广大群众居住生活的区域，在社区意外事件时有发生，如烧伤、烫伤、电击伤、溺水、中毒等。社区护士应树立忧患意识，认识到意外事件的发生对社区人群的生命、健康的危害。社区护士与社区居民接触最多、距离最近，掌握社区常见急性事件预防和救护基本知识和技能，迅速控制病情，保护生命器官功能，为进一步救护打下基础。以下分别介绍社区常见急性事件的救护技术。

一、心脏骤停

心脏骤停是指心脏泵血功能的停止，虽偶有自发恢复，但通常会导致死亡。猝死是指既往生理功能正常的患者在急性症状发生后24小时内发生的未能预测的自然死亡。它占了非创伤性死亡的三分之一，且大部分发生在院外。大约75%的猝死患者是由心血管疾病引发，25%由非心源性疾病导致。

引起心脏骤停的原因有心源性疾病、呼吸功能衰竭、电解质紊乱、药物中毒和吸毒、电击、低温等意外事件。

（一）心脏骤停的临床表现

迅速判断心脏骤停及其原因有助于指导复苏和复苏后的管理，心脏骤停的临床表现有：突然意识丧失、昏迷、面色由开始的苍白迅速转变为发绀；颈动脉搏动消失，触摸不到搏动；呼吸骤停或呼吸开始抽泣样，逐渐变慢，继而停止；双侧瞳孔散大固定；个别患者可有短暂的抽搐和大小便失禁，伴有头眼偏斜，随即全身肌肉松软；手术过程中出血变紫黑色，或延长切口不见出血；心电图表现为心室颤动、无脉性室性心动过速、无脉性心电活动、心室静止、心电-机械分离。

（二）生存链

心脏骤停导致全身血流的急性中断，人体不同器官对缺血性损伤的易感性有一定差异，脑是人体器官中对缺血性损伤最易受攻击的重要器官，心脏是第二位，心肺复苏就是针对呼吸心搏停止采取的一系列抢救措施，在急性事件发生的现场，最先采取的是基础生命支持。

由于心脏骤停的突发性，美国心脏协会采用"生存链"表明对心脏骤停患者紧急抢救的紧迫性、连续性，分为成人生存链和儿童生存链。

1. 成人生存链

（1）立即识别心脏骤停并启动应急反应系统。

（2）早期心肺复苏（CPR）强调胸外按压。

（3）快速除颤。

（4）有效的高级生命支持。

（5）综合的心脏骤停后治疗。

2. 儿童生存链

（1）预防心脏骤停。

（2）早期高质量的旁观者心肺复苏。

（3）迅速启动急救系统（EMS）或其他应急反应系统。

（4）有效的高级生命支持（包括快速稳定病情和转送指定医疗与康复机构）。

（5）综合的心脏骤停后治疗。

（三）心肺复苏

对于患者的基础生命支持的重点在于胸外按压（C）、开放气道（A）和人工呼吸（B）。

1. 循环支持　对于心脏骤停的成年人先给予胸外心脏按压，按压速率大于每分钟100次，每次按压深度至少5cm，避免不必要的停顿，如果现场有两个人，可以轮流操作，避免一个人过于疲劳而降低按压的速率和深度。尽快使用除颤仪。

2. 呼吸支持　清除患者口、鼻、喉部异物、血块、呕吐物，解开患者衣领、腰带、文胸。采用仰头提颏法开放气道。当患者有多系统损伤或疑似头部或颈部受伤，怀疑存在脊柱受伤可能时，应采用推下颌法来开放气道，保护颈部，避免二次损伤。如有可能，在基础生命支持过程中，另一名救援者应用手固定患者头、颈部直至由携带器械的专业人员使用器械固定脊柱。气道开放后如无呼吸或仅喘息，应给予人工呼吸。切勿混淆临终喘息和有效呼吸。

3. 医务人员进行成人、儿童、婴儿CPR步骤总结　详见表10-1。

表10-1　成人、儿童、婴儿CPR步骤

操作	建议		
	成人	儿童	婴儿
识别	无反应（所有年龄）		
	无呼吸或呼吸不正常（例如：仅喘息）	无呼吸或仅喘息	
	10秒内没有触及脉搏		
心肺复苏程序	胸外按压，开放气道，人工呼吸（C-A-B）		
按压速率	每分钟至少100次		
按压幅度	至少5cm	至少1/3前后径 大约5cm	至少1/3前后径 大约4cm

续表

操作	建议		
	成人	儿童	婴儿
胸廓回弹	保证每次按压后胸廓完全回弹 每两分钟轮换一次按压职责		
按压中断	尽可能减少胸外按压中断 尽可能将按压中断时间控制在 10 秒钟以内		
气道	仰头提颏法（疑似外伤：使用推举下颌法）		
按压-通气比例 （直至置入高级气道）	30：2 1 或 2 名施救者	30：2 单人施救者 15：2 两名施救者	
使用高级气道通气	每 6~8 秒钟一次呼吸（每分钟 8~10 次呼吸） 与胸外按压不同步 大约每次呼吸 1 秒时间 明显的胸廓隆起		
除颤	尽快连接并使用自动体外除颤仪（AED） 尽可能缩短电击前后的胸外按压中断 每次电击后立即从胸外按压开始继续 CPR		

二、烧伤和烫伤

烧伤或烫伤是由于热作用于人体所引起的损伤，不仅能引起皮肤及皮下组织、肌肉、骨骼的损伤，还会引起呼吸道等其他器官的损伤，严重时危及生命。

（一）概念

烧伤是指高热火焰、电能、化学物质、物理因素（如放射线）等作用于机体而引起的局部或全身的急性损伤性疾病。

烫伤是由高温液体如沸水、热油、高温固体或高温蒸汽等所致的损伤。

（二）现场急救处理

迅速清除致伤原因，脱离现场。如附近有冷水，可用冷水浸泡（化学物质烧伤不可浸泡）或冲淋，在确保安全的情况下可以跳入附近的河中，可起到灭火、降温或稀释致伤的有害化学物质。如果附近没有水源，要就地翻滚灭掉身上的火，剪开并去除身上的衣物，避免强脱，加重皮肤损伤。

较大面积烫、烧伤患者经体表丢失大量体液，对于二度及以上烧伤面积较大或口渴患者，为防止休克发生，尽快静脉给予复方氯化钠注射液等以补充有效循环血量。如果现场没有条件，对于清醒患者，口服含氯化钠的液体或含钠离子的饮料如汽水，但切忌饮用糖水、白开水等，以免加重组织水肿。

对于气管灼伤者，为防止喉头水肿导致的窒息，尽早行气管切开术，争取在短时间内送医院治疗。

烧伤或烫伤的创面可用无菌敷料包扎，避免伤口感染。如现场没有无菌敷料，可用干净的聚氯乙烯薄膜黏附于创面上，而不是缠绕，这对肢体烧伤尤为重要，因随后的创面水肿，可能会造成肢体受压。创面水疱不需做现场处理，保持其完整性，以减少感染的机会。

受伤20分钟内，对有条件的创面进行冷却处理，不仅可以带走热量阻止烧（烫）伤进展，还可减轻疼痛，减少水肿，减轻烧伤深度，减少感染。通常的冷却处理有：流动冷水冲洗，忌用冰水。

三、气道异物

（一）概念

气道异物是指异物误吸入气管或支气管，以咳嗽、呼吸困难为主要表现，为社区急症。多见于2~5岁及以下的儿童。

（二）原因及症状表现

1. 原因

（1）儿童　儿童在进食或口含物品时，因哭闹或突然跌倒或被打惊吓等原因不慎将异物吸入呼吸道内。

（2）成年人　成年人进食急促、过快、吞咽过猛，或大量饮酒后咽喉部肌肉松弛而吞咽失灵，容易使食物滑入呼吸道。成人在工作时有把针、钉等物咬在嘴里的习惯。

（3）老年人　个别老年人不慎将义齿或牙托误吸入呼吸道。

（4）昏迷患者　昏迷患者将呕吐物误吸入呼吸道。

2. 症状表现

（1）特殊体征　当异物阻塞气道时，患者不由自主地表现为手呈"v"字状紧贴于颈前喉部，表情痛苦。

（2）呼吸困难、呛咳　如异物卡在喉部常有声嘶、呼吸困难等；异物吸入气管、支气管即发生剧烈呛咳、喘憋、面色青紫、呼吸困难。较大异物完全阻塞喉部或气管，患者面色青紫，不能咳嗽，不能呼吸，不能说话，很快发生窒息，呼吸、心跳停止。

（3）典型特征　阵发性、痉挛性咳嗽是气管、支气管异物的典型症状。

（4）三凹征　气管异物患儿多有吸气性呼吸困难，重症有明显的三凹征（胸骨上窝、锁骨上窝、肋间隙或腹上角凹陷）。异物进入支气管后，患儿咳嗽、呼吸困难及喘鸣症状减轻或无症状。仅有轻度阵发性咳嗽伴喘息。

（5）并发症　支气管异物可引起肺炎、肺脓肿、肺气肿、肺不张、气胸等并发症。

（三）急救护理

1. 手拳冲法

> **考点提示**
> 气道异物的急救护理。

（1）腹部冲击法　①立位腹部冲击法。适用于神志清楚的患者，取立位，救护者站在患者背后使其弯腰头部前倾，救护者用双臂环绕患者腰部，一手握拳，使拇指倒顶住患者剑突与脐之中点的位置，另一手紧握此拳，快速向内上冲击，将拳头压向患者腹部，连续6~10次，诱发人工咳嗽，将异物咳出。②卧位腹部冲击法。适用于神志不清的患者，也适用于救护者身体矮小，不能环抱住清醒者的腰部时，患者置于去枕仰卧位，使头后仰，开放气道，救护者跪在患者身旁，骑跨在两大腿上，救护者一手的掌根部置于患者腹部正中线脐略上方，不可触及剑突，另一手压在第一只手背上，快速向内上冲击患者的腹部，连续6~10次，检查口腔，如异物排出在口腔内，用手取出异物，若无，可冲击腹部6~10次，再进行检查。

（2）胸部冲击法　①立位或坐位胸部冲击法。适用于神志清醒妊娠后期或明显肥胖的患者。救护者站在患者背后，双臂经腋下抱胸，一只手握拳并置于患者胸骨中下部，另一只手抓住拳头，向后做 4 次快速连续冲击。②卧位胸部冲击法。适用于神志不清的妊娠后期或明显肥胖的患者；患者仰卧位，头偏向一侧，解开领扣，保持气道通畅，救护者跪于患者一侧，双手掌重叠，左手掌根部置于患者胸骨中下 1/3 交界处，右手压在左手背上，向下做 4 次快速连续冲击。

2. 拍背法　拍背法适用于婴幼儿。

（1）立位或坐位拍背法　一手置患者胸部，另一手用掌根部在患者肩胛骨之间的背部快速连续拍击 4~6 次。须注意：让患者头部保持在胸部或低于胸部水平，以促进异物排出。

（2）卧位拍背法　患者屈膝侧卧位，救护者以膝部和大腿抵在患者胸部，按上法迅速有力拍击背部 4~6 次。

3. 自救腹部冲击法　一手握拳头，另一手握住该手，快速冲击腹部，或用钝角物体或椅背快速挤压腹部，使阻塞物排出。

4. 心理安慰　告知患者不要过于紧张，全身放松。如患者为婴幼儿或儿童时，嘱患儿家属不要让患儿哭闹，以免加重病情。

5. 内镜下取出异物　如经过上述处理异物仍未排出，做好支气管镜检查术前准备，检查前禁食 6~8 小时，禁水 4 小时。必要时气管切开。

（三）健康教育

1. 成年人应改掉工作时把针、钉等物咬在嘴里的习惯。

2. 成年人进食不可过于急促、过快，吞咽过猛，或大量饮酒。

3. 老年人清理义齿时最好有家人看护。

4. 最好不要给五岁以下儿童瓜子、豆类等食物。进食时避免说笑、哭闹和打骂小孩。

5. 教育儿童不要把小玩具含在口中。

6. 昏迷患者取去枕平卧位，头偏向于一侧，防止分泌物、呕吐物误吸入呼吸道。

四、中暑

（一）概念

中暑又称为急性热致疾病，是指在高温环境或烈日暴晒等情况下，引起体温调节功能紊乱，汗腺功能衰竭和水、电解质代谢紊乱所致的疾病。根据发病机制不同，中暑分为 4 种类型，分别为热射病、日射病、热衰竭和热痉挛。

（二）原因及症状表现

1. 原因

（1）机体产热过多　高温环境（室温超过 35℃）下，劳动或活动强度大、时间长，使机体代谢产热增多，容易发生热蓄积。

（2）机体散热障碍　高温、高辐射、湿度高、气压低等环境，穿紧身或透气不良衣服及汗腺功能障碍等均可导致散热障碍。

（3）机体对高温耐受力差　如老年人、糖尿病患者、心血管疾病患者、过度疲劳者、肥胖者等，对高温耐受力较差，易发生中暑。

2. 症状表现

（1）热射病　又称为中暑，高热多见于老年人、心血管疾病者，是致命性急症，以高热、无汗、意识障碍"三联征"为典型表现。早期表现为头痛、头晕、疲乏无力、多汗，随之表现为体温迅速升高，可达41℃以上，皮肤干热无汗，嗜睡，甚至谵妄、昏迷、抽搐，脉搏细速、血压下降、呼吸表浅等。严重者出现脑水肿、肺水肿、休克、弥散性血管内凝血、肝肾功能损害等。

（2）日射病　在烈日下暴晒过久，引起脑组织充血、水肿，表现为剧烈疼痛、头晕、眼花耳鸣、烦躁不安、呕吐，严重者可发生惊厥、严重的意识障碍。

（3）热衰竭　又称为中暑衰竭，此型最常见，多见于慢性病患者、老年人、儿童。表现为疲乏无力、头晕、头痛、面色苍白、出冷汗、脉搏细数、血压下降、体位性晕厥、意识模糊等。

（4）热痉挛　又称为中暑痉挛，多见于健康青壮年，表现为四肢无力、肌肉痛性痉挛、疼痛，以腓肠肌痉挛最多见，也可引起腹直肌、肠道平滑肌痉挛性疼痛。

（三）急救护理

1. 脱离高温环境　迅速将患者从高温环境运送到通风良好的阴凉环境（20~25℃）中，患者取平卧位，解开或脱掉外衣。

2. 迅速降温

（1）轻症患者　可用冷水反复擦拭全身，直至体温降到38℃以下，饮用含盐冰水或饮料。

（2）重度中暑　迅速采取各种降温措施。

1）环境降温　室温在20~25℃。

2）体表降温　①用25%~35%乙醇或冰（冷）水擦拭全身皮肤，边擦拭边按摩，使血管扩张，促进散热；②可行冰水浴，将患者浸浴在4℃的水中，要不断按摩四肢皮肤，15~20分钟测肛温一次，直到肛温降至38℃，停止冰水浴。

3）体内降温　①用4~10℃5%葡萄糖氯化钠液1000ml经股动脉注射；②用4~10℃5%葡萄糖氯化钠液1000ml灌肠或注入胃内。

4）药物降温　与物理降温同时应用。①氯丙嗪25~50mg、4℃的5%葡萄糖氯化钠液500ml一并快速静脉滴注，不超过2，低血压患者禁用；②地塞米松10~20mg静脉注射；③人工冬眠。氯丙嗪8mg、盐酸哌替啶25mg、盐酸异丙嗪8mg，一并从莫非管内滴入，1小时后无反应，可重复给药。

3. 维持水电解质及酸碱平衡　静脉补充液体，维持水电解质及酸碱平衡，改善微循环，防治休克，鼓励患者多饮水，监测尿量。

4. 监测生命体征　降温过程定时监测并记录肛温、血压、脉搏、呼吸、尿量变化。热衰竭者15~30分钟测量血压一次。物理降温同时使用药物降温时15分钟测肛温一次，肛温降到38℃时应暂停降温，注意观察药物副作用。

5. 防治并发症　给予氧气吸入。如急性肾功能衰竭应用20%甘露醇、呋塞米，保持尿量在30ml/h以上。昏迷患者头偏向一侧，保持呼吸道通畅，做好口腔、皮肤护理，预防感染。惊厥者肌内或静脉注射地西泮，防治舌咬伤。老年人、心肺功能不好者，控制输液速度，防治左心衰竭。

6. 心理护理　关心体贴患者，告知病情状况，解除恐惧心理，说明治疗的重要意义，使其配合治疗。

（四）健康教育

1. 宣传教育 普及降温防暑知识，夏季天气炎热，外出时戴防晒帽，农民最好利用早晚时间到田间干活。

2. 缩短高温作业时间 工人不要在高温环境长时间工作，每天补充足够饮料，出现中暑症状应及时治疗。

五、溺水

溺水又称淹溺，是指人淹没于水中，呼吸道被水、泥沙、杂草等堵塞，或因反射性喉、气管、支气管痉挛，而导致换气功能障碍、急性缺氧和窒息的危急状态。如抢救不及时可导致呼吸、心搏停止而死亡。

（一）溺水的社区现场救护

1. 迅速将溺水者救出水面 缺氧时间和程度是决定溺水预后的最重要因素。救护者应镇定，尽可能脱去衣裤，尤其是鞋靴，迅速游到溺水者后面，一手托住他的头或颈，将面部托出水面，或抓住腋窝仰游，将溺水者救上岸。

2. 保持呼吸道通畅 一旦把溺水者从水中救出，立即清除其口、鼻中的污泥、杂草，有义齿者取下义齿，将舌根拉出，避免后坠堵塞呼吸道。松解衣领和紧裹的内衣、腰带，确保呼吸道通畅。紧急治疗是尽快对溺水者进行通气和供氧。

3. 倒水处理 可以选择用下列方法迅速倒出淹溺者呼吸道、胃内积水。

（1）膝顶法 急救者取半蹲位，一腿跪地，另一腿屈膝，将溺水者腹部横置于救护者屈膝的大腿上，使头部下垂，并用手按压其背部，使呼吸道及消化道的水倒出来（图10-1）。

（2）肩顶法 急救者抱住溺水者的双腿，将其腹部放在急救者的肩部，使溺水者头胸下垂，急救者快步奔跑，使积水倒出（图10-2）。

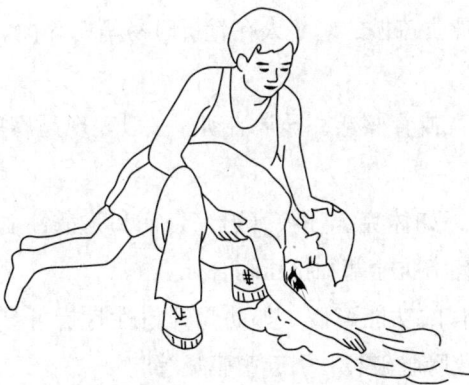

图10-1 膝顶法

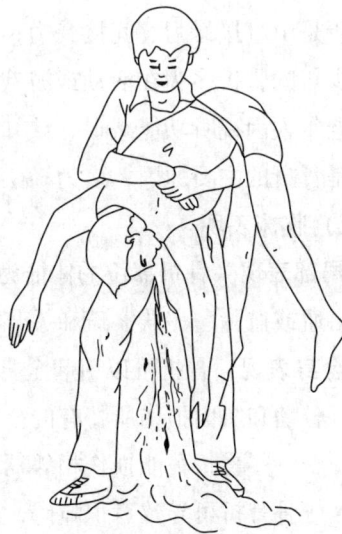

图10-2 肩顶法

（3）抱腹法 急救者从溺水者背后双手抱住其腰腹部，使溺水者背部在上，头胸部下垂，摇晃溺水者，以利倒水（图10-3）。

体位引流不必过分强调，根据理论研究和实际经验，溺水者约85%吸入水量不多，一

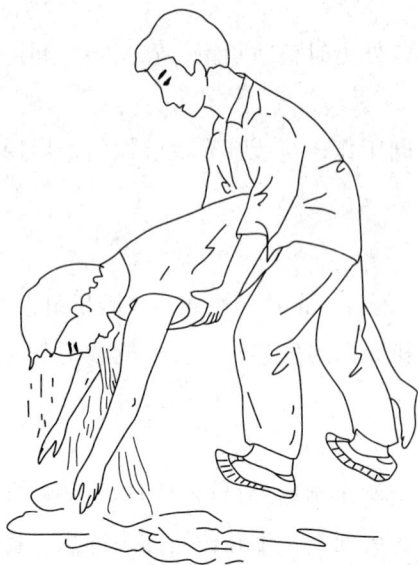

图 10-3　抱腹法

般在 20ml/kg 以下，淡水吸入后吸收极为迅速，长时间体位引流反而浪费时间。海水溺水后由于血浆等渗入肺泡内，根本无法引出。因此，只有在不耽搁人工呼吸的前提下或胃高度膨胀时进行适当的体位引流。

4. 心跳呼吸停止者，立即心肺复苏　心肺复苏是溺水抢救工作中最重要的措施。因气体进入肺内阻力较大，故口对口人工呼吸时吹气量要大。现场急救后，如心肺功能恢复，应立即转送至医院继续救治。

（二）溺水的社区预防

无自救能力的落水者，或对河流池塘水流和地形不熟悉而误入险区，是发生溺水的常见原因。另外，在水中体力不支、肌肉抽搐或投水自杀均可致溺水。因此，社区护士在溺水的预防上应注意如下几点。

1. 向游泳者宣传安全防护知识，如：不到陌生水域游泳；做好下水前的准备工作；学习紧急情况的自救、互救技术。

2. 对水上、水下作业或船上工作人员要做好救生物资准备及救护知识、技术培训。

3. 对自杀溺水者通过健康教育，帮助其正确认识压力源，采取恰当的应对方式，从而提升社会适应能力。

六、机械性损伤

（一）骨折的病因

骨折是由直接暴力、间接暴力、肌力牵拉、劳力受损及骨质病变引起。在社区中，儿童、青少年的骨折多为在活动或游戏中因对环境认知或对危险认识不足，因碰撞、跌倒而引起；老年人因视听功能减退、认知功能障碍、一些慢性病等引起行动不便，在日常起居中跌倒是骨折的主要原因，多为轻微外伤所致，骨质疏松的老年人在骨折时易呈粉碎性。

（二）临床表现

1. 局部表现　骨折部位的体征为畸形、骨擦音或骨擦感、异常活动。一般表现是疼痛、压痛、出血或血肿、皮肤瘀斑和关节活动障碍。

2. 全身表现　骨折可以引起全身状况的改变，如休克、呼吸窘迫综合征和弥散性血管内凝血。骨骼和肌肉损伤所特有的全身改变主要有脂肪栓塞和挤压综合征。

另外，一些骨折可能损伤相邻器官导致该器官的功能障碍，如肋骨开放性骨折可导致血气胸，颅骨骨折可导致意识障碍，骨盆骨折导致膀胱破裂，引起腹膜炎等。

（三）骨折的现场处理

1. 在安全地带，快速评估可能危及生命的紧急情况并优先处理。

2. 开放性骨折不可在现场复位，以免引起感染，最好用无菌敷料覆盖伤口。如果现场没有敷料，可用清洁的无绒毛的衣物、床单等替代。

3. 制止活动性大出血并给予静脉输液。

4. 减少不必要的搬运，怀疑椎体骨折时，使用相应的固定器材。

5. 安全转运。转运前做好暂时的骨折外固定。

七、动物性中毒

中毒是指某种化学物质进入人体，在效应部位累积到一定量而引起的损害，导致器质性损害和功能障碍的全身性疾病。引起中毒的化学物质称为毒物。毒物可经皮肤黏膜、呼吸道、消化道等途径进入机体。小剂量毒物长期持续或反复地进入人体，蓄积到一定量时引起的中毒为慢性中毒。大量毒物或少量毒性较大的毒物在短时间内进入人体，迅速引起中毒症状甚至死亡称为急性中毒。急性中毒发生时，由于发生突然、发病急骤、病情发展迅速，需要社区护理人员争分夺秒进行有效抢救。

（一）概念

蛇咬伤是指被蛇牙咬入了肉，特别是毒蛇咬人时，毒液从唇上腺经毒牙上的导管注入人体内，蛇毒吸收到血循环，引起全身中毒。被无毒的蛇咬伤后，对人的危害不大，而被毒蛇咬伤后，被咬处皮肤留下一对大而深的牙痕，并出现全身中毒症状。

（二）原因及症状表现

1. 原因　蛇毒是含有溶组织酶、多种毒性蛋白、多肽的混合物，蛇毒按其毒性质可分为血液毒素和神经毒素。

（1）血液毒素　以竹叶青蛇、五步蛇、蝰蛇为主。毒素由透明质酸酶、磷脂酶、溶蛋白酶等组成，对血管内皮细胞、血细胞及组织有破坏作用，导致溶血、出血等。

（2）神经毒素　以金环蛇、银环蛇、海蛇等为主。毒素主要对中枢神经和神经肌肉节点有选择性毒性作用，引起呼吸麻痹和肌肉瘫痪。

（3）混合毒素　以眼镜蛇、眼镜王蛇、蝮蛇为主。兼有神经毒素和血液毒素特点。

2. 症状表现　中毒程度与蛇毒类型、咬伤深度、吸收速度及量等有关，其症状表现依蛇毒性质而异。

（1）血液毒素中毒　咬伤后，伤口剧痛，出血不止，局部明显肿胀，出现瘀斑和血性水疱。严重者广泛出血、溶血、血压过低、皮肤湿冷、心动过速、休克、急性肾功能衰竭、呼吸表浅，最后呼吸停止。

（2）神经毒素中毒　咬伤后疼痛轻，局部红肿不明显，出血少，10～15分钟内，伤口处开始发麻，并向肢体近侧蔓延。0.5～2小时可出现运动失调、眩晕、视力模糊、血压下降、心律失常、呼吸困难，甚至意识丧失、呼吸麻痹、循环衰竭。

（3）混合毒素中毒　兼有上述两种征象，以神经毒素为主，局部损害也较严重。主要死于呼吸麻痹、循环衰竭。

（三）急救护理

1. 肢体制动　保持安静，勿惊慌奔跑，伤肢放低且制动，减少毒素吸收。

2. 止血带绑扎　立即在伤口的近心端5～10cm处绑扎，可用止血带，也可用宽布带，不可用细绳绑扎，松紧度以阻止静脉血和淋巴回流为宜。每20～30分钟松开1～2分钟，待清创排毒后3小时解除绑扎。

3. 清创排毒　先用冷皂液或冷盐水反复冲洗伤口，再用3%双氧水或0.1%高锰酸钾溶液冲洗。20分钟内用锐器以咬痕为中心做"+""++"或"※"切口，切开皮肤、皮下组织 0.5cm，用手自上而下、由外周向中心挤压伤口，促进蛇毒排出。被能分泌血液毒素的蛇咬伤者禁忌切开。救护者也可用口吸吮伤口，随吸随漱口，排毒效果更好。用拔火罐、吸乳器等方法抽吸残余蛇毒，每 0.5 小时一次。

4. 局部降温 可将咬伤肢体浸泡在 4~7℃ 冷水中，3~4 小时后用冰袋，或用 1∶5000 冷高锰酸钾溶液冲洗、浸泡 24~36 小时。

5. 病情观察 密切观察记录患者意识状态、体温、脉搏、呼吸、血压、尿量等，观察局部肢体状况、伤口引流情况等。

6. 排毒、解毒 静脉输液，使用利尿剂，促进利尿排毒，应用单价或多价抗蛇毒血清，需做过敏试验，结果阳性者脱敏注射。口服和外敷解蛇毒中成药，如南通蛇药、上海蛇药等。胰蛋白酶（为强力蛋白水解酶）2000U 加入 0.5% 普鲁卡因 10~20ml，在伤口四周做局部浸润，在伤口上方做环状封闭促进蛇毒分解。或用 0.25% 普鲁卡因 50ml 加地塞米松 5mg 在伤口近侧肢体封闭，12~24 小时可重复注射。

7. 对症处理 给予高热量、高维生素、易消化饮食，多饮水，给予抗生素预防感染，注射破伤风抗毒素。静脉补液，纠正水电解质、酸碱平衡紊乱。扩充血容量，预防休克及多器官功能障碍。

（四）健康教育

（1）在野外作业时，尽量不要赤脚。

（2）在有毒蛇生存环境中，随身携带解毒药，学会被毒蛇咬后自救方法。

扫码"看一看"

本章小结

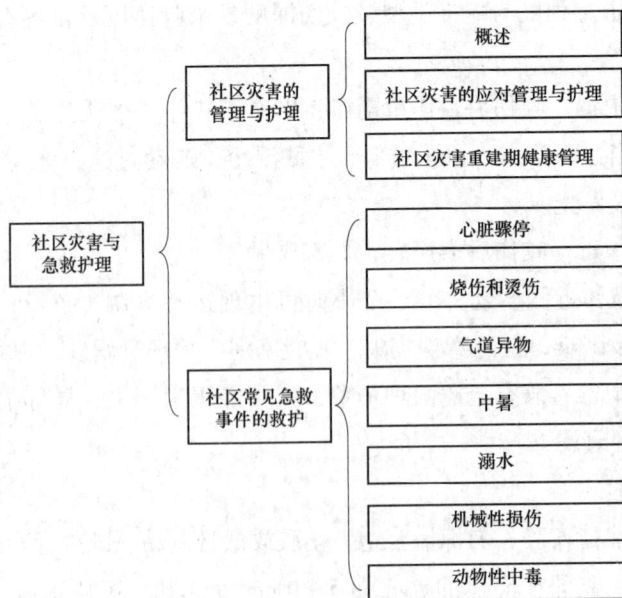

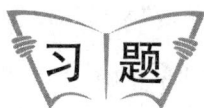

习　题

一、选择题

【A1/A2 型题】

1. 以下不属于现场预检分诊任务的是
   - A. 专科治疗
   - B. 分类
   - C. 急救措施
   - D. 转运
   - E. 确认伤员病情

2. 预检分诊救护中，常用红、黄、绿、黑显示伤病员的病情轻重，红色标志代表
   - A. 应在 30 分钟内接受治疗者
   - B. 应在 1 小时内接受治疗者
   - C. 应在 2~4 小时内接受治疗者
   - D. 应在 4~6 小时内接受治疗者
   - E. 不需要优先转运

3. 被火焰烧伤者，应立即
   - A. 脱去衣服
   - B. 逃离现场
   - C. 呼救
   - D. 边跑边呼救
   - E. 就地翻滚

4. 患者，男，32 岁，近 2 天咳嗽、咯血，第三天晨起突然剧烈咳嗽、咯血 100ml，口唇发绀，烦躁不安。最关键的急救护理措施是
   - A. 卧床休息
   - B. 心理护理
   - C. 立即进行心肺复苏
   - D. 立即体位引流，清除血块
   - E. 立即吸氧

5. 患者，男，67 岁，在炎热的夏天到农田除草，2 小时后感觉全身乏力，体温无汗，嗜睡，有脉搏细速、血压下降、呼吸表浅等表现，首要急救护理措施是
   - A. 降温
   - B. 吸氧
   - C. 皮肤护理
   - D. 维持水电解质及酸碱平衡
   - E. 治疗脑水肿

【A3/A4 型题】

(6~8 题共用题干)

患者，男，23 岁，驾驶汽车时不慎翻车，被沸水烫伤、车压伤，30 分钟后社区护士达到现场，患者面色苍白，四肢湿冷，可见胸部、髋部、右下肢多处伤口，鲜血外溢、头面部、双上肢、双手被沸水烫伤。

6. 护士到达现场后抢救休克患者的关键措施是
   - A. 伤口包扎止血，建立静脉通路
   - B. 饮食指导
   - C. 采集标本送检
   - D. 口腔护理
   - E. 皮肤护理

7. 患者采取的卧位姿势是
   - A. 中凹卧位
   - B. 半卧位

C. 俯卧位 D. 头低足高位

E. 头高足低位

8. 护理估计烧伤面积时，下列哪些不正确

A. 头、面、颈部各为 3% B. 躯干为 27%

C. 双手为 5% D. 双大腿为 20%

E. 双小腿为 13%

（9~10 题共用题干）

患者，女，29 岁，口服敌百虫药液后 3 小时被家属发现，当社区护士到达现场时，患者已经处于中度昏迷状态。

9. 患者采取的卧位姿势是

A. 中凹卧位 B. 半卧位

C. 俯卧位 D. 头低足高位

E. 去枕平卧头偏向一侧

10. 不宜采取的急救护理措施是

A. 用 2% 碳酸氢钠液洗胃 B. 应用解毒剂

C. 对症处理 D. 病情观察

E. 补充水分和电解质

三、思考题

1. 在预检分诊中给予伤员红色、黄色、黑色标志的含义和依据是什么？

2. 试述灾害重建期的健康管理内容。

3. 简述灾害后应激障碍的心理干预原则和常用方法。

4. 患者呼吸微弱，意识不清，脉搏不能触及，旁观者从家中取来大锅反扣于地上，将患者腹部压在大锅上，及时倒出呼吸道胃内积水，随即患者呼吸、心跳停止。

请回答：

（1）旁观者对该患者的救护是否恰当？

（2）如果出现呼吸、心跳停止如何处理？

5. 患儿，男性，5 岁，在玩耍一个小铁片时，不慎吸入呼吸道，表现为呼吸困难，口唇、皮肤明显发绀，剧烈呛咳，喘憋，痛苦病容，家属及患儿非常紧张。

请回答：

（1）对于该患儿应如何进行救护？

（2）如何对患儿及家属做好心理安慰？

（3）如何预防气道异物的发生？

扫码"练一练"

（谭　庆）

第十一章　社区康复与中医护理

📖 **学习目标**

　　1. **掌握**　康复、社区康复、社区康复护理的概念、服务对象和工作内容；社区老年人中医药健康管理服务的对象和服务内容；社区0~36个月儿童中医药健康管理服务的对象和服务内容。

　　2. **熟悉**　康复护理的概念；社区康复的服务方式和社区康复网络的组成；社区康复护理的特点和基本方法；中医护理的概念和特点；社区常用中医健康指导的内容。

　　3. **了解**　社区中医药健康管理服务的要求和工作指标；中医护理与社区护理的结合。

　　4. 具备开展社区康复护理服务和社区中医药健康管理服务的能力。

　　5. 能够建立起整体护理的理念；培养严谨和团结协作的工作作风和良好的职业素养，对服务对象具有爱心、耐心。

　　《"健康中国2030"规划纲要》提出："将残疾人康复纳入基本公共服务，实施精准康复，为城乡贫困残疾人、重度残疾人提供基本康复服务。推动基层医疗卫生机构优先为残疾人提供基本医疗、公共卫生和健康管理等签约服务"。只有依靠和利用患者所在社区的康复资源，调动患者自身的潜能，建立自助和互助的管理机制，通过长期持续的社区康复，才能实现全面康复的目标。

　　中医护理在预防、保健、医疗、养生、康复等方面所具有的独特优势，能很好地适应社区卫生服务功能，深受广大社区群众的青睐，在社区卫生服务体系应用前景广泛。

第一节　社区康复护理

故事点睛

　　旁白：姚大妈，68岁，企业退休职工，有15年高血压病史，长期服用降压药，半年前因急性脑梗死导致左侧肢体偏瘫，现在家康复，由老伴儿照顾。社区护士小王在进行家庭访视时，老伴儿抱怨患者依赖性强，自暴自弃，不愿做力所能及的事情，而且家人没有康复方面的知识，希望得到社区的帮助。

　　人物：由2~3名学生分别担任故事人物，进行角色表演。

　　请问：

　　1. 社区护士应对姚大妈采取哪一级预防措施？

　　2. 社区护士可为姚大妈提供哪些康复护理服务？

　　随着人口老龄化和疾病谱的变化，康复事业在我国已经全面兴起。习近平指出，要重视残疾人的健康，努力实现残疾人"人人享有康复服务"。国务院《"十三五"深化医药卫生体制改革规划》指出，推进形成诊疗-康复-长期护理连续服务模式。形成"小病在基层、大病到医院、康复回基层"的合理就医格局。

一、概述

（一）康复与社区康复

1. 康复 "康复"原意是指"恢复""复原"。世界卫生组织对康复的定义为：康复是综合协调地应用各种措施，最大限度地恢复和发展与病伤残者的身体、心理、社会、职业、娱乐、教育和周围环境相适应的潜能，以减少病伤残者身体、心理和社会的障碍，使其重返社会，提高生活质量。康复是为病伤残者全面服务的事业，一般可分为医学康复、康复工程、社会康复、教育康复和职业康复五个工作领域。康复的目标是：通过康复，服务对象能在疾病无法完全消除的情况下达到一种相对稳定的平衡，保持自身生理、心理和社会功能和谐的理想状态。康复目标可归纳为以下几点：①提高自我照顾能力；②最大程度实现自理；③维持或恢复机体功能；④预防并发症、保障安全；⑤发掘最大潜能，提高适应能力；⑥改善生存质量；⑦维护尊严；⑧再教育和再就业；⑨回归家庭；⑩重返社会。康复最重要的目标是通过功能改善和环境条件改变而使残疾者重返社会。

我国目前约有 8500 万残疾人，每年新增近 200 万人，有 40% 的残疾人有康复需求。许多经历了严重慢性病、车祸、工伤、自然灾害等疾病或事件的人，虽经临床救治后保住了生命，但却遗留下不同程度的言语交流障碍、认知障碍、心理障碍、肢体残缺及活动障碍等，给他们的生活、学习和工作带来很大困难，生活质量严重下降。

2. 社区康复 我国对社区康复的定义为：社区康复是在社区范围内，在政府领导下，相关部门密切配合，社区力量广泛支持，残疾人及其亲友积极参与，采取社会化方式，使广大残疾人得到全面康复，以实现机会均等、充分参与社会生活的目标。

（1）社区康复的服务方式 我国社区康复主要有以下几种形式：①世界卫生组织模式：以社区和家庭为基础，依靠初级卫生保健系统及上级医疗系统，建立社区康复网络的社区康复模式，主要由卫生部门负责，通过残疾人或患者家属、社区康复员，采用简单、实用、有效、经济的康复措施。②社区服务模式：将社区康复纳入社区服务系列的社区康复模式，主要由民政部门负责，目的是为残疾人、老年人及生活能力有限的人提供职业康复和社会康复。如开办福利工厂、敬老院、残疾儿童寄托，康复站等社区康复机构。③家庭病床模式：为社区康复对象在家庭建立家庭病床，进行医疗、预防、保健、护理和康复服务的社区康复模式，主要由社区卫生部门和医疗康复机构负责。④特殊类型残疾人的社区康复模式：一种专门为特殊类型的残疾人提供社区康复服务的社区康复模式，主要由民政部门与社区卫生部门、社区康复组织负责。如残疾儿童社区康复中心、脑血管病后遗症患者社区康复站，精神病患者社区康复院等。

（2）社区康复服务的网络与管理社区康复服务的开展 必须建立健全康复服务网络，是属于社区发展范畴内的一项战略性计划，它的目的是促进所有残疾人得到康复，享受均等的机会。我国的社区康复工作，始终是在政府的指引下进行，并以社区为依托，相关部门密切配合，社会各界共同参与的社会化服务方式。社区康复服务的网络主要由以下 3 部分组成：

1）组织管理网络　全国残疾人康复工作办公室承担全国残疾人社区康复服务的组织管理工作。建立省级康复服务指导中心、市级康复服务指导部、县级康复服务指导站。

2）技术指导网络　依托省、市、县（区）、民政、教育、残联等部门的有关机构，建立社区康复技术指导中心，加强街道、社区人力资源和社会保障服务平台建设，制定培训大纲和教材、技能培训标准、职业指导和社区信息咨询中心，充分利用国家有关部门，卫生、民政、教育、残联等所属的机构建立康复服务技术指导机构，分别承担社区康复相关领域的业务指导、技术服务、人员培训、知识普及和转诊服务等任务。

3）社区训练服务网络　依托现有信息基础设施和应用系统，建立市、区、街道、社区信息网络，以社区、家庭为基础，充分利用现有资源和基层力量，并充分发挥社区卫生服务中心（站）、乡镇卫生院、学校、幼儿园、福利企事业单位、残疾人活动场所等现有机构、实施和人员的作用，进行资源共享，形成社区康复训练服务网络，为残疾人提供方便、及时有效的进行康复训练与服务。积极开展邻里互助等活动，形成社区网络服务组织体系新格局。

（二）社区康复护理

1. 概念　康复护理是整体护理的一部分，是以提高病、伤、残者生存质量，并最终回归社会为目标，紧密配合康复医师和康复治疗专业人员，针对病、伤、残者的功能障碍，护理人员在进行基础护理、心理护理的同时进行的功能康复护理。社区康复护理指在社区康复过程中，社区护士在康复医师的指导下，根据总的康复医疗计划，围绕全面康复目标，针对病、伤、残者的整体进行生理、心理、社会诸方面的康复指导，使他们自觉地坚持康复锻炼，减少残疾的影响，预防继发性残疾，以达到最大限度的康复。

2. 服务对象

（1）残疾人　残疾人包括视力残疾、听力残疾、言语残疾、肢体残疾、智力残疾、精神残疾、多重残疾和其他残疾的人。第二次全国残疾人抽样调查结果显示：全国残疾人口中，残疾等级为一、二级的重度残疾人为 2457 万人，占 29.62%；残疾等级为三、四级的中度和轻度残疾人为 5839 万人，占 70.38%。

（2）老年人　进入老年阶段，人们将经历逐年增加的功能障碍，如老年痴呆、老年慢性阻塞性肺疾病、慢性骨关节疾病等带来的功能障碍。社区康复护理的措施就是帮助他们延缓衰老、提高生活质量。

（3）慢性病患者　很多慢性病患者病程缓慢或反复发作，致使相应的脏器与器官出现功能障碍，而功能障碍可加重原发病的病情，形成恶性循环。慢性病患者更多的时间是在社区家庭中生活，社区护士可帮助慢性病患者进行功能恢复等锻炼，同时防止原发病的恶化和并发症的发生。

（4）疾病和损伤的恢复期患者　疾病和损伤如骨折、骨关节病、脑外伤、脊髓损伤等的恢复期一般是在家中度过的，社区康复护理服务可以巩固治疗效果、预防残疾、防止并发症、节省医疗费用。

知识拓展

国家残疾预防行动计划（2016-2020年）

1. 有效控制出生缺陷和发育障碍致残。加强婚前、孕前健康检查；做好产前筛查、诊断；加强新生儿及儿童筛查和干预。

2. 着力防控疾病致残。有效控制传染性疾病；有效控制地方性疾病；加强慢性病防治；加强精神疾病防治。

3. 努力减少伤害致残。加强安全生产监管；加强道路交通安全管理；加强农产品和食品药品安全监管；加强饮用水和空气污染治理干预；增强防灾减灾能力；减少儿童意外伤害和老年人跌倒致残。

4. 显著改善康复服务。加强康复服务；推广辅助器具服务；推进无障碍环境建设。

3. 特点

（1）立足社区　从社区的实际情况出发，充分利用社区的各种资源，依靠社区的人力、物力、财力来开展工作，动员全社区参与，因地制宜地实施康复护理计划。

（2）坚持全面康复　按整体护理观从心理、生理、职业、教育、社会生活等方面对康复对象实施全面的整体的康复护理。

（3）强调自我护理　社区康复护理对象对他人或辅助器都存在不同程度的依赖性，这严重妨碍了他们自立生活能力的建立，同时也加大了家庭负担。社区护士帮助他们学会并掌握在功能障碍的情况下，充分发挥其残余的功能和潜在的功能，进行自我护理。

（4）倡导早期介入　社区康复护理不仅强调全面康复，而且提倡功能训练的早期介入。早期介入功能训练不仅能改善患者的肢体运动功能，预防残疾的发生、发展以及继发性残疾，还能减少伤病后的抑郁发生。

（5）落实持续干预　社区康复对象分散在各个家庭，病因多、病情复杂，大多需要长期护理等。

（6）避免高额费用　社区康复护理利用患者家庭、社区以及社会的各种资源，使大多数服务对象能够享有服务。由于得到社区内一系列的支持与协助服务，避免了专门康复机构以及综合医院的高额费用，减轻了患者家庭以及社会的负担，提高了社会效益。

4. 基本方法

（1）物理疗法　是指用物理方法进行的康复治疗。物理疗法可以预防和减少手术后并发症、后遗症、功能障碍、残疾的发生；预防老年慢性心肺疾病的发生、发展；解除或减轻病变所产生的疼痛；预防和治疗压疮；改善关节功能等。常用的有电疗法、光疗法、超声波疗法、水疗法、磁疗法等。

（2）运动疗法　又称体育康复，是根据病伤残者的特点和功能障碍状况，运用现代科学知识、方法和技术，以现代医学和体育学理论为基础，结合使用训练器械和设备进行运动。运动疗法可加强中枢神经系统、内分泌和代谢功能的调节，提高心血管和呼吸系统的功能，达到强化功能、促进肢体康复、改善精神和心理状态的作用。常用的运动疗法有医疗体操、耐力运动、拳术与气功等。

（3）作业疗法 作业疗法是有目的、有针对性地从日常活动、职业劳动、认知活动中选择一些作业活动，对患者进行训练，以缓解症状和改善功能。常用的有家务活动训练、日常生活行动训练、职业性劳动训练、工艺作业、文娱疗法、假肢穿戴后的活动训练等。

（4）按摩疗法 按摩疗法是康复治疗者用手、肘、膝、足或器械等在人体体表施行各种手法来防治疾病的一种方法。通过按摩来调节神经系统兴奋性，改善循环、松解粘连和挛缩的组织、改善肌肉功能状态等。常用于治疗关节、软组织的疾病和损伤、偏瘫等。

（5）针灸疗法 针灸疗法是利用针刺或艾灸刺激人体的穴位，激发经络之气，调节脏腑气血功能，从而达到防治疾病，使机体康复的一种方法。针灸疗法对各种痛症有较快且明显的疗效。常用的有电针、梅花针、三棱针和水针等。

（6）心理疗法 又称精神疗法，是一种心理调整和干预，以求达到改变人们行为、思想和情感的方法。常用的有支持性心理疗法、暗示和催眠疗法、行为疗法（条件反射疗法）和认知疗法等。

（7）语言疗法 语言疗法是对有语言障碍者进行矫治，以恢复或改善其言语能力的治疗方法。采用的方法有发音器官的训练，如伸舌、卷舌、鼓腮、吹口哨等；另外还有构音练习、模仿练习、朗读、会话练习等。

（8）日常生活活动能力训练 日常生活活动是指人在独立生活中反复进行的最必要的基本活动，即衣、食、住、行、个人卫生等。日常生活活动能力训练的目的是帮助康复对象促进和恢复生活自理能力，改善健康状况，提高生活质量，包括进食、排泄、更衣、个人卫生和移动训练等。

（9）呼吸功能训练 有效的呼吸功能训练能增大换气量；增强耐久力，促进肺内分泌物的排出；改善脊柱和胸廓的活动状态，维持正确姿势。通常是利用吹气囊、吹蜡烛的方法和胸廓向上抬举、上肢外展扩大胸廓的辅助性呼吸运动以增加肺活量、防止肺功能下降。

二、社区康复护理的工作内容

（一）社区残疾普查

依靠社区各方面的力量，在本社区范围内开展社区状况及社区病、伤、残者普查，了解病、伤、残者的人数、程度、分布等，并进行分类统计，为残疾预防和康复护理计划提供依据。

（二）残疾预防

协调和依靠社区各方面的力量，进行健康教育，落实各项残疾预防措施，尽量避免或减少残疾的发生。

1. 第一级预防 第一级预防主要是针对可能导致残疾的各种损伤或疾病，避免发生原发性残疾的过程，是最为有效的预防。如优生优育、产前检查、合理营养、防治老年病、防治意外事故、注重精神卫生保健等。

2. 第二级预防 第二级预防是在疾病或损伤发生之后，采取积极主动的措施，限制或逆转由损伤造成的残疾。如通过筛查、定期健康检查来早发现、早诊断、早治疗；适当药物治疗，如结核病、高血压、糖尿病等患者的治疗；基本手术治疗，如创伤、骨折、白内障的手术治疗等。

3. 第三级预防 第三级预防残疾发生后，采取各种积极的措施防止残疾恶化的过程。

如通过各种功能训练，改善或提高患者躯体和心理功能；通过适应、代偿和替代的途径，提高患者生活自理和自立能力，恢复或增强娱乐、工作和学习的能力；通过职业咨询和训练，促使残疾者重返家庭和社会。

考点提示

残疾的三级预防。

（三）康复功能训练和康复指导

在社区卫生服务中心、服务站、康复机构及家庭里对残疾人进行有针对性的可行的康复功能训练和康复指导。包括教育康复、职业康复、社会及独立生活等方面的指导。

（四）残情动态观察

观察患者的残疾情况以及康复训练过程中残疾程度的变化，并注意矫正患者的姿势，预防继发性残疾和并发症。

（五）心理护理

残疾人有其特殊和复杂的心理活动，甚至会有精神及心理障碍和行为异常。康复医护人员应理解他们、同情他们，时刻掌握他们的心理动态，及时和耐心地做好心理护理工作。不允许有讥笑、讽刺等任何伤害残疾人人格、尊严的言行。

（六）指导和参与社区、家庭环境改造

社区残疾人存在不同的功能障碍，需要进行康复训练。所以，社区护士在社区层次上要尽可能地为其创造安全、舒适的康复治疗环境，帮助残疾者改善家居环境及社区内无障碍生活环境，以适应残疾者的需要。

（七）转介服务

转介服务是社会康复的重要内容，一些康复技术由上级机构下转，而难以在社区解决的问题则向上级机构转送。因此，社区护士在转介服务中做到全面、评估患者康复情况，识别需要转介服务的康复对象及其需求；进行转介登记，积极协助转介过程的实施；对转介效果进行随访及评价。

第二节　社区中医护理

故事点睛

旁白：孙大爷，66岁，城镇居民，现为某社区街道清洁工人，老伴儿患有糖尿病。社区护士小王在进行糖尿病患者家庭访视时，他向小王陈述："儿女外出打工，自己照顾有病的老伴儿常常感到孤独、失落，自己比别人怕冷，常常手脚冰凉，不能吃凉的东西，身体虚弱，已经不适合清洁工的工作。"孙大爷问有没有适合他的中药。

人物：由2~3名学生分别担任故事人物，进行角色表演。

请问：

1. 小王通过详细询问，请对孙大爷的体质类型进行判断。

2. 社区护士可以向孙大爷提供哪些中医药健康管理服务？

2016年国务院《"十三五"深化医药卫生体制改革规划》中指出："到2020年，力争

所有社区卫生服务机构和乡镇卫生院以及 70% 的村卫生室具备中医药服务能力，同时具备相应的医疗康复能力"。

一、概述

（一）中医护理的概念

中医护理是在中医药理论指导下，施以独特的护理技术，结合预防保健等医疗活动，以保护人类健康的一门应用学科。中医历来高度重视护理，"三分治疗、七分护理"的理念，突出强调了护理在治疗疾病和维护健康中的重要作用。经历了几千年的发展，中医护理学已经形成了独具特色的技术方法和服务流程，为保障我国人民的健康发挥了巨大的作用。

（二）中医护理的基本特点

中医护理的基本特点主要包括整体观念和辨证施护。

1. 整体观念

（1）人体是一个有机的整体　中医护理认为人体是以五脏为中心的有机整体，其结构上不可分割，生理上密切联系，病理上相互影响，故在诊断、治疗和护理疾病时必须从整体出发。局部的病变往往是整体病理变化在局部的反映，因此，治疗和护理应从整体考虑，要在探求局部病变与整体病变内在联系的基础上确立正确的治疗原则和方法，全面整体地护理患者。如对心火上炎所致口舌生疮的治疗和护理，应用清心泻火的方法，心火得泄，口舌生疮自愈；对肝火上炎所致的目赤肿痛，又当清泻肝火。

（2）人与自然环境的统一性　自然界存在着人类赖以生存的必要条件，人类生活在自然界中，必然会直接或间接地受到自然环境变化的影响。中医护理学认为季节气候的转换、昼夜阴阳的交替、地域环境和起居环境都会对人体产生影响。故《内经》说："人与天地相应也"，即天人合一。因此，在疾病的治疗和护理过程中，要遵循因时、因地制宜的原则，根据不同季节、不同地理特点来选择用药，及做好生活起居及饮食护理。在养生防病方面，倡导人们要顺应自然规律，与自然环境保持协调统一。

（3）人与社会环境的统一性　社会环境的改变主要是通过影响人体的精神情志活动而对人体的生理功能和病理变化产生影响。因此，在治疗疾病和护理患者时，要做好对患者精神和心理的调节，帮助其消除不良心理状态，以促进疾病的好转。在养生防病时，要充分考虑到社会因素对人体身心功能的影响，尽量减少社会不良因素对人体的刺激，以维系身心健康。

2. 辨证施护　辨证施护是中医护理学认识疾病和护理疾病的基本原则。中医在治疗和护理疾病时，强调辨证论治和辨证施护，同时又讲究辨证与辨病相结合。

（1）病　即疾病，是指有特定发病原因、发病规律及病理演变的一个完整的异常生命过程，常常有较为固定的症状和体征。如感冒、水痘、痢疾等均属疾病的概念。

（2）证　即证候，是指疾病过程中某一阶段或某一类型的病理概括，能揭示疾病的原因、部位、性质和邪正盛衰变化。如肝阳上亢、气血两虚等均是证的概念。中医学将证候作为确定治法、处方遣药的依据。

（3）症　即症状和体征，是疾病的临床表现，既包括疾病过程中患者主观的异常感觉和行为表现，如发热、头痛、恶心、呕吐等症状，又包括医生检查患者时发现的异常征象，如面色苍白、舌质紫黯等体征。同一症状可由不同的致病因素引起，其病理机制也不尽相同，所以，孤立的症状和体征不能反映疾病或证候的本质。症是中医学诊断疾病、辨识证候的主要依据。

（4）辨证施护　辨证即辨别、确立证候，是将望、闻、问、切所得到的病情资料进行综合分析，辨清疾病的原因、部位、性质及邪正之间的关系，最后判断为某种证候的过程。施护，即实施护理，是在辨证的基础上，确定相应的护理原则和措施。辨证是中医治疗和护理的前提和依据，治疗和护理是辨证的延续和目的，也是对辨证是否正确的实践检验。

（5）同病异护　同一种疾病，由于发病的时间、地域不同，或所处疾病的阶段不同，或患者的体质不同，所表现出的证就不同，因而治疗和护理方法也就不同，这是"同病异治""同病异护"。如麻疹，由于病变发展的阶段不同，其治疗、护理方法也各异：初起病位在表，宜发表透疹；中期热毒蕴肺，宜清热解毒；后期阴液被伤但余热未退，则宜养阴清热。

（6）异病同护　不同的疾病在其发展过程中，可出现基本相同的证候，因而可采用相同的治疗和护理方法，这是"异病同治""异病同护"。如胃下垂、子宫脱垂、脱肛这三种不同的病变，因都属于中气下陷证，故都可用升提中气的治疗方法。这种针对疾病过程中不同质的矛盾采用不同方法来解决的法则，是辨证论治、辨证施护的思想精髓。

3. 中医护理与社区护理的结合

（1）国家政策支持中医药与社区卫生服务相结合　2013 年《国家中医药管理局关于加强中医护理工作的意见》中指出："以机构为支撑、家庭为基础、社区为依托，促进中医护理服务逐步向基层和家庭拓展，向老年护理、慢病护理、临终关怀等领域延伸，增强中医护理服务的连续性、稳定性、协调性与整体性，为社会提供高效、优质、便捷的中医护理服务"。

（2）中医护理与社区护理具有共同的服务理念　首先，社区护理是以健康为中心，遵循"生物-心理-社会"医学模式，向居民提供整体护理服务，这与中医护理"天人合一"和"形神合一"的整体观一脉相承。其次，中医历来重视预防保健，围绕"治未病"理念，几千年来通过实践逐步构成的"未病先防、已病防变、瘥后防复"的理论体系，这与社区护理的预防观具有相似性。第三，社区护理和中医护理都具有便捷、可及性强的特点。

（3）中医护理在社区慢性病患者居家护理中发挥着重要的作用　社区护理工作中大部分护士能够向慢性病患者提供生活起居调养、健康饮食、用药指导、情志调护等中医护理干预措施，并向居民传授中医保健知识和中医自我保健方法。这些均有利于预防慢性病、稳定病情、防治并发症和提高生命质量。

（4）中医护理在社区老年人居家护理中发挥着重要的作用　目前我国已步入老龄化社会，经济发展实际决定了居家养老成为我国养老服务的主体。社区护士为老年人，尤其是为分居养老的老年人提供饮食养生、起居养生、睡眠养生、运动养生、精神养生、药膳养生等方面的知识指导以及传授灸法、按摩、中药敷贴、中药熏洗等简便易行的中医护理技术，对于提高老年人生命质量起着举足轻重的作用。2015 年国务院《中医药健康服务发展规划（2015-2020 年）》中指出："探索中医医院与养老机构合作新模式，延伸提供社区和居家中医药健康养老服务，加强老年家政护理人员中医药相关技能培训。"

（5）中医护理广泛应用于社区健康教育实践中　在社区健康教育内容中渗透着中医护

理知识与技术，社区健康教育处方中经常涉及中医环境养生、起居养生、膳食指导、心理调适、性养生保健、用药指导、运动养生等内容。

（6）中医护理在社区中具有良好的群众基础　中医护理来源于民间，根植于祖国悠久的传统文化，其特有的饮食文化、养生保健及简、便、验、廉等特点更容易为广大社区居民所接受；情志护理、药膳护理等中医养生保健方法贴近生活，因其护理方法简便易学、直观安全、效果显著，更适合在社区普及推广；中药贴敷、中药熏洗、中药静脉注射和穴位注射等中医治疗技术可以由社区护士按照医嘱实施。社区人群对中医护理有着深厚的感情，这为构建符合我国国情的社区中医护理模式奠定了坚实的群众基础。

二、社区常用中医健康指导

社区常用中医健康指导，包括情志调摄、饮食调养、起居调摄、运动保健和穴位保健等内容。

（一）情志调摄

中医学将人的心理活动统称为情志，可归纳为"七情"，即喜、怒、忧、思、悲、恐、惊，是人在接触和认识客观事物时本能的正常生理反应。七情在正常情况下并不致病，但如果七情过激就会气机逆乱，气血失和，有损于健康。激动不已而诱发心脏疾患的，为"喜伤心"；大发脾气，面红耳赤甚至昏厥的，为"怒伤肝"；悲伤哀号导致胸闷气憋的，为"忧伤肺"；郁闷思虑过度而无食欲的，为"思伤脾"；突然遭受惊吓以致大小便失禁的，为"恐伤肾"。宋代陈无择的《三因极一病证方论》认为内伤七情是致病的内因。

情志调摄是指保持稳定、积极、乐观的心态，正确对待生活中的不利事件，及时调节自己的消极情绪，提高健康水平。情志调摄的方法有很多，在开展社区中医健康指导时，可根据居民实际情况选择合适的方法。

1. 清净养神　是保持心神清净，心志平和，并顺应外界刺激的变化，适当地控制情绪，排遣情思的一种方法。清净养神要做到提高自身品德修养，提高自我控制能力，"节喜怒，清六欲"，避免过度思虑，以恬淡怡然的心态对待生活中的得与失。静坐、散步、阅读等都是清净养神的好方法。明代高濂在养生专著《遵生八笺》中就提出以鉴赏书画、文房四宝、各种花卉及游览、登高等活动来陶冶精神。

2. 劝慰开导　通过正面说理疏导，取得患者信任，找到症结所在，晓之以理，动之以情，帮助患者从负面情绪中解脱出来。

3. 宣泄排郁　通过发泄、哭诉等方式把积聚在心中的不良情感疏导发泄出去，恢复正常情志活动的一种方法。对于确有悲郁之情的患者，应鼓励其毫无保留地向医护人员进行倾诉，充分宣泄内心深处的矛盾和痛苦，使悲郁之情得以发泄舒展，使气机调畅。

4. 以情治情　根据五行相克原理，有意识地采用一种情志抑制另一种情志，达到淡化甚至消除不良情志，保持良好精神状态的一种方法，如怒胜思、思胜恐、恐胜喜、喜胜悲、悲胜怒。常用的以情治情方法有激怒疗法、喜怒疗法、悲哀疗法、惊恐疗法等。

（二）饮食调养

饮食是人体获取营养最基本、最重要途径，它直接关系到人的生长发育、脏腑功能与体质强弱。饮食调养是指在中医理论指导下，通过调节饮食，合理摄取食物，以强壮体质，预防疾病，促进健康，达到延年益寿的目的。饮食调养的方法包括以下几方面：

1. 饮食有节 指饮食要有节制，养成定时定量的良好进食习惯。首先，进食量要适度，不可暴饮暴食或过饥过饱。暴饮暴食或过于饱胀，会加重胃肠负担，影响消化吸收，甚至引起胃肠疾病；若食欲不振，甚至忍饥挨饿，则气血生化不足，营养不良，危害健康。其次，进食要有规律，合理分配三餐，强调"按需进食""按时进食"。

2. 饮食有方 指养成良好的饮食习惯和进食方法。进食时应遵循"食宜缓、宜专、宜乐、宜暖、宜洁"的原则。"食宜缓"，即进食时要细嚼慢咽，以免增加胃肠负担或引起噎、呛、咳等危险；"食宜专"，即进食时要专心，不要同时兼做其他事；"食宜乐"，即进食时要保持乐观，轻松愉快的心情可增加食欲，促进消化；"食宜暖"，即进食要以温热饭菜为主，以免过于寒凉损伤脾胃之气；"食宜洁"，即饮食要干净新鲜，禁食腐烂变质及被污染的食物，同时要讲究饮食卫生，如餐前洗手、餐具洁净、生熟分开等。

3. 合理搭配 人体要维持正常的生长发育和生理功能，需要各种不同的营养物质，所以食品要合理搭配，不断摄取各种不同的食物，切忌单调、偏嗜，只有平衡膳食，合理营养，才能保证生长发育和健康长寿。《素问·藏气法时论》说："五谷为养，五果为助，五畜为益，五菜为充。气味合而服之，以补精益气。"这就是说谷、果、畜、菜要合理搭配，互为补充，既营养均衡，又有利于消化吸收。其次，饮食还应注重寒、热、温、凉"四气"合理选择。鸭肉、苦瓜、海带、梨等寒性食物具有清热泻火、凉血解毒的作用，但是不适合阳气不足、脾胃虚弱者使用；狗肉、葱、枣、樱桃、辣椒等热性食物具有温中祛寒的作用，但是热病、阴虚火旺者应忌用。第三，饮食还应注意酸、苦、甘、辛、咸"五味"的合理搭配。五味偏嗜会伤及脏腑，损害健康。如多食咸伤心，多食苦伤肺，多食辛伤肝，多食酸伤脾，多食甘伤肾。

4. 合理烹调 食物在加工过程中，如果不注意合理烹制，很多营养成分就会被破坏，食物在人体内的利用率就会下降。一般来说，食物所含的蛋白质、脂肪、碳水化合物、无机盐等因性质比较稳定，在烹制过程中损失较少，而所含的维生素，尤其是水溶性维生素因易水解，如烹制加工方式不当，很容易被破坏而损失。不同的烹制方法导致营养素的流失不同，只有在烹调食物时把良好的色、香、味、形与营养素的保存相互兼顾起来，才能更好地发挥食物的营养保健作用。

（三）起居调摄

起居调摄是指在日常生活中，要科学地、有序地安排作息时间，养成良好的生活习惯，以提高人体对环境的适应能力和对疾病的抵抗能力。起居调摄主要涉及起居、劳逸、衣着、睡眠四个方面。

1. 起居有常 是指作息时间及日常活动要有规律，要顺应四时变化和人体生理变化规律。一般来讲，一日之中，白天阳气较充盛，适合工作学习；夜晚阴气当令，适于卧床休息。一年之中，春季阳气升发，万物以荣，宜晚卧早起；夏季阳气旺盛，万物繁盛，宜晚卧早起；秋季阳气渐收，阴气渐盛，宜早卧早起；冬季阴气最盛，万物闭藏，宜早卧晚起。建立良好的生活秩序，规律生活，有益于脏腑调和，阴阳平衡，为健康长寿提供基本保障。

2. 劳逸适度 是指合理地安排各种活动，动静结合以养生的方法。"劳"指劳作、运动；"逸"指安逸、休息。"劳"和"逸"是相对而言的，适度的"劳"，可以流通气血、疏通经络、调和脏腑；适度的"逸"，则可养精蓄锐，消除疲劳，恢复体力。劳逸养生要把握好劳逸的"度"，否则会因过逸而气血郁滞，脏腑功能减退，或因过劳而积劳成疾，损伤机体正气而发生疾病。例如：可在体力劳动、脑力劳动之余进行多种休闲活动，如聊天、散步、养花、钓鱼、观光旅游等。

"劳"除包含劳神劳力之外，还包括房劳，中医强调节制房事、行房有度。科学而健康的性行为，是有益于身心健康的，但过度纵欲就会耗竭肾精，损伤元气，甚至早衰。

3. 衣着适宜　根据季节、地域、气候的特点来选择和增减衣物，以使机体适应外界环境，从而维持人体内外阴阳平衡。舒适得体是选择服装的基本原则。衣着不宜过于宽大，衣不着身，易中风寒；衣着也不宜过于窄小，紧衣束身易影响血液循环。春秋冷暖适中，宜选用透气性、吸湿性适中的棉纺织品；夏季炎热多汗，宜选用麻、纱等透气性好、利于散热排汗的面料；冬季寒冷，要选用透气性小、保温性强的棉、毛及羽绒类服饰。还要注意在季节更替时循序渐进地增减衣物，不可骤然穿脱。

4. 睡眠充足　适度的睡眠能有效地消除疲劳，调节情绪，充养精神，增强正气，预防疾病，健身益寿；睡眠不足，易耗伤正气。一般每日睡眠时间不应少于 8 小时，患者要适当延长睡眠休息时间。常人宜采用右侧卧位睡姿，可利于心肺功能活动和胃肠的消化吸收。孕妇，尤其妊娠中后期，宜采取左侧卧位，利于胎儿生长，减少妊娠并发症。要避免长期熬夜、昼夜颠倒，睡前不宜思虑过度、心神不定，否则易导致失眠。

（四）运动保健

运动是健康之本，是祛病延年的良方。运动能锻炼人体各器官的功能，能促进新陈代谢以增强体质，能提高人体抗病能力，能防止早衰。《吕氏春秋·达郁》记载："流水不腐，户枢不蠹。"认为适度的形体锻炼可以疏通经络、滑利关节、流通气血、强壮筋骨，借形动以济神静，从而使身体健康，益寿延年。运动保健的方式很多，传统的运动方式有太极拳、五禽戏、八段锦等；现代的运动方式有散步、慢跑、骑行、爬山、器械锻炼等。运动保健因人而异，可根据个人的喜好及体质特点选择适合自己的运动方式和运动量，不可勉强为之，也不可操之过急。

（五）穴位保健

穴位保健是以中医理论为指导，以经络腧穴学说为基础，以按摩为主要方法，用来防病治病的一种保健方法。穴位保健通过刺激人体特定的穴位，激发人的经络之气，以达到放松肌肉、解除疲劳、调节人体机能、疏通经络、平衡阴阳、延年益寿的目的。体质不同，保健穴位不同，所采用的穴位保健手法也不尽相同。如平和质的穴位保健主要为涌泉、足三里两个穴位，用大拇指或中指指腹按压穴位；阳虚质的穴位保健主要为关元、命门两个穴位，可采用温和灸的方法，关元穴还可采用掌根揉法。

三、社区中医药健康管理

开展中医药健康管理服务，充分发挥中医药在基本公共卫生服务中的优势和作用，是促进基本公共卫生服务逐步均等化的重要内容，也是传播中医"治未病"理念、传授中医药养生保健知识和技术方法、传承中医药文化的有效途径，对于提高人民健康水平具有十分重要的意义。

社区中医药健康管理主要包括老年人中医药健康管理服务和 0~36 个月儿童中医药健康管理服务。根据《国家基本公共卫生服务规范（第三版）》的要求，具体内容如下：

（一）老年人中医药健康管理服务

1. 服务对象　辖区内 65 岁及以上常住居民。

2. 服务内容　每年为 65 岁及以上老年人提供 1 次中医药健康管理服务，内容包括中医体质辨识和中医药保健指导。

（1）中医体质辨识　按照老年人中医药健康管理服务记录表（表 11-1）前 33 项问题采集信息，根据体质判定标准（表 11-2）进行体质辨识，并将辨识结果告知服务对象。

（2）中医药保健指导　根据不同体质从情志调摄、饮食调养、起居调摄、运动保健、穴位保健等方面进行相应的中医药保健指导。

> **考点提示**
> 老年人中医药健康管理服务的服务对象、服务内容。

3. 社区老年人中医药健康管理服务流程　见图 11-1。

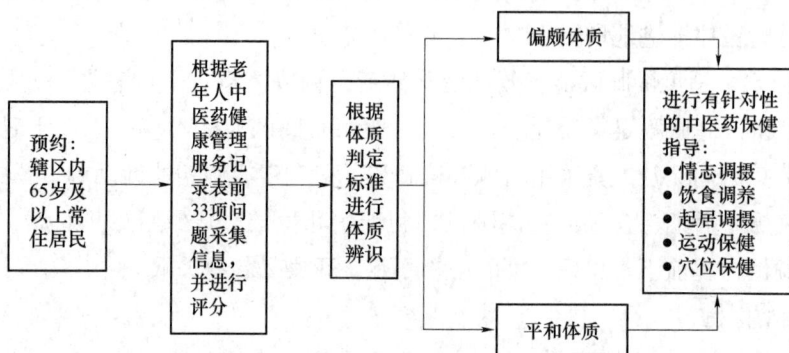

图 11-1　老年人中医药健康管理服务流程图

——国家基本公共卫生服务规范（第三版）

4. 服务要求

（1）开展老年人中医药健康管理服务可结合老年人健康体检和慢性病患者管理及日常诊疗时间。

（2）开展老年人中医药健康管理服务的乡镇卫生院、村卫生室和社区卫生服务中心（站）应当具备相应的设备和条件。有条件的地区应利用信息化手段开展老年人中医药健康管理服务。

（3）开展老年人中医体质辨识工作的人员应当为接受过老年人中医药知识和技能培训的卫生技术人员。开展老年人中医药保健指导工作的人员应当为中医类别执业（助理）医师或接受过中医药知识和技能专门培训能够提供上述服务的其他类别医师（含乡村医生）。

（4）服务机构要加强与村（居）委会、派出所等相关部门的联系，掌握辖区内老年人口信息变化。

（5）服务机构要加强宣传，告知服务内容，使更多的老年人愿意接受服务。

（6）每次服务后要及时、完整记录相关信息，纳入老年人健康档案。

5. 工作指标　老年人中医药健康管理率=年内接受中医药健康管理服务的 65 岁及以上居民数/年内辖区内 65 岁及以上常住居民数×100%。

上式分子中接受中医药健康管理是指建立了健康档案、接受了中医体质辨识、中医药保健指导、服务记录表填写完整。

表 11-1 老年人中医药健康管理服务记录表

姓名：　　　　　　　　　　　　　　　　　　　　　　　　　编号□□□-□□□□□

请根据近一年的体验和感觉，回答以下问题	没有 （根本不/ 从来没有）	很少 （有一点/偶尔）	有时 （有些/少数时间）	经常 （相当/多数时间）	总是 （非常/每天）
（1）您精力充沛吗（指精神头足，乐于做事）	1	2	3	4	5
（2）您容易疲乏吗（指体力如何，是否稍微活动一下或做一点家务劳动就感到累）	1	2	3	4	5
（3）您容易气短，呼吸短促，接不上气吗	1	2	3	4	5
（4）您说话声音低弱无力吗（指说话没有力气）	1	2	3	4	5
（5）您感到闷闷不乐、情绪低沉吗（指心情不愉快，情绪低落）	1	2	3	4	5
（6）您容易精神紧张、焦虑不安吗（指遇事是否心情紧张）	1	2	3	4	5
（7）您因为生活状态改变而感到孤独、失落吗	1	2	3	4	5
（8）您容易感到害怕或受到惊吓吗	1	2	3	4	5
（9）您感到身体超重不轻松吗（感觉身体沉重）[BMI 指数=体重（kg）/身高^2（m）]	1 （BMI<24）	2 （24≤BMI<25）	3 （25≤BMI<26）	4 （26≤BMI<28）	5 （BMI≥28）
（10）您眼睛干涩吗	1	2	3	4	5
（11）您手脚发凉吗（不包含因周围温度低或穿得少导致的手脚发冷）	1	2	3	4	5
（12）您胃脘部、背部或腰膝部怕冷吗（指上腹部、背部、腰部或膝关节等，有一处或多处怕冷）	1	2	3	4	5
（13）您比一般人耐受不了寒冷吗（指比别人容易害怕冬天或是夏天的冷空调、电扇等）	1	2	3	4	5
（14）您容易患感冒吗（指每年感冒的次数）	1 一年<2 次	2 一年感冒 2~4 次	3 一年感冒 5~6 次	4 一年 8 次以上	5 几乎每月
（15）您没有感冒时也会鼻塞、流鼻涕吗	1	2	3	4	5
（16）您有口黏口腻，或睡眠打鼾吗	1	2	3	4	5

请根据近一年的体验和感觉，回答以下问题	没有 （根本不/ 从来没有）	很少 （有一点/偶尔）	有时 （有些/少数时间）	经常 （相当/多数时间）	总是 （非常/每天）
（17）您容易过敏吗（对药物、食物、气味、花粉或在季节交替、气候变化时）	1 从来没有	2 一年 1、2 次	3 一年 3、4 次	4 一年 5、6 次	5 每次遇到上述原因都过敏
（18）您的皮肤容易起荨麻疹吗（包括风团、风疹块、风疙瘩）	1	2	3	4	5
（19）您的皮肤在不知不觉中会出现青紫瘀斑、皮下出血吗（指皮肤在没有外伤的情况下出现青一块紫一块的情况）	1	2	3	4	5
（20）您的皮肤一抓就红，并出现抓痕吗（指被指甲或钝物划过后皮肤的反应）	1	2	3	4	5
（21）您皮肤或口唇干吗	1	2	3	4	5
（22）您有肢体麻木或固定部位疼痛的感觉吗	1	2	3	4	5
（23）您面部或鼻部有油腻感或者油亮发光吗（指脸上或鼻子）	1	2	3	4	5
（24）您面色或目眶晦暗，或出现褐色斑块/斑点吗	1	2	3	4	5
（25）您有皮肤湿疹、疮疖吗	1	2	3	4	5
（26）您感到口干咽燥、总想喝水吗	1	2	3	4	5
（27）您感到口苦或嘴里有异味吗（指口苦或口臭）	1	2	3	4	5
（28）您腹部肥大吗（指腹部脂肪肥厚）	1 （腹围<80cm，相当于 2.4 尺）	2 （腹围 80~85cm，2.4~2.55 尺）	3 （腹围 86~90cm，2.56~2.7 尺）	4 （腹围 91~105cm，2.71~3.15 尺）	5 （腹围>105cm 或 3.15 尺）
（29）您吃（喝）凉的东西会感到不舒服或者怕吃（喝）凉的东西吗（指不喜欢吃凉的食物，或吃了凉的食物后会不舒服）	1	2	3	4	5
（30）您有大便黏滞不爽、解不尽的感觉吗（大便容易黏在马桶或便坑壁上）	1	2	3	4	5
（31）您容易大便干燥吗	1	2	3	4	5

请根据近一年的体验和感觉，回答以下问题	没有（根本不/从来没有）	很少（有一点/偶尔）	有时（有些/少数时间）	经常（相当/多数时间）	总是（非常/每天）
（32）您舌苔厚腻或有舌苔厚厚的感觉吗（如果自我感觉不清楚可由调查员观察后填写）	1	2	3	4	5
（33）您舌下静脉瘀紫或增粗吗（可由调查员辅助观察后填写）	1	2	3	4	5

体质类型	气虚质	阳虚质	阴虚质	痰湿质	湿热质	血瘀质	气郁质	特禀质	平和质
体质辨识	1. 得分 2. 是 3. 倾向是	1. 得分 2. 是 3. 倾向是	1. 得分 2. 是 3. 倾向是	1. 得分 2. 是 3. 倾向是	1. 得分 2. 是 3. 倾向是	1. 得分 2. 是 3. 倾向是	1. 得分 2. 是 3. 倾向是	1. 得分 2. 是 3. 倾向是	1. 得分 2. 是 3. 倾向是
中医药保健指导	1. 情志调摄 2. 饮食调养 3. 起居调摄 4. 运动保健 5. 穴位保健 6. 其他：	1. 情志调摄 2. 饮食调养 3. 起居调摄 4. 运动保健 5. 穴位保健 6. 其他：	1. 情志调摄 2. 饮食调养 3. 起居调摄 4. 运动保健 5. 穴位保健 6. 其他：	1. 情志调摄 2. 饮食调养 3. 起居调摄 4. 运动保健 5. 穴位保健 6. 其他：	1. 情志调摄 2. 饮食调养 3. 起居调摄 4. 运动保健 5. 穴位保健 6. 其他：	1. 情志调摄 2. 饮食调养 3. 起居调摄 4. 运动保健 5. 穴位保健 6. 其他：	1. 情志调摄 2. 饮食调养 3. 起居调摄 4. 运动保健 5. 穴位保健 6. 其他：	1. 情志调摄 2. 饮食调养 3. 起居调摄 4. 运动保健 5. 穴位保健 6. 其他：	1. 情志调摄 2. 饮食调养 3. 起居调摄 4. 运动保健 5. 穴位保健 6. 其他：
填表日期	年 月 日	医师签名							

表 11-2　体质判定标准表

姓名：　　　　　　　　　　　　　　　　　　　　　编号□□□-□□□□□

体质类型及对应条目	条件	判定结果
气虚质（2）（3）（4）（14） 阳虚质（11）（12）（13）（29） 阴虚质（10）（21）（26）（31） 痰湿质（9）（16）（28）（32） 湿热质（23）（25）（27）（30） 血瘀质（19）（22）（24）（33） 气郁质（5）（6）（7）（8） 特禀质（15）（17）（18）（20）	各条目得分相加≥11 分	是
各条目得分相加 9~10 分	倾向是	
各条目得分相加≤8 分	否	
平和质（1）（2）（4）（5）（13） （其中，（2）（4）（5）（13）反向计分， 即 1→5，2→4，3→3，4→2，5→1）	各条目得分相加≥17 分， 同时其他 8 种体质得分都≤8 分	是
各条目得分相加≥17 分， 同时其他 8 种体质得分都≤10 分	基本是	
不满足上述条件者	否	

（二）0~36 个月儿童中医药健康管理服务

1. 服务对象 辖区内常住的 0~36 个月常住儿童。

2. 服务内容 在儿童 6、12、18、24、30、36 月龄时，对儿童家长进行儿童中医药健康指导，具体内容包括：

（1）向家长提供儿童中医饮食调养、起居活动指导。

（2）在儿童 6、12 月龄给家长传授摩腹和捏脊方法；在 18、24 月龄传授按揉迎香穴、足三里穴的方法；在 30、36 月龄传授按揉四神聪穴的方法。

3. 服务流程 见图 11-2。

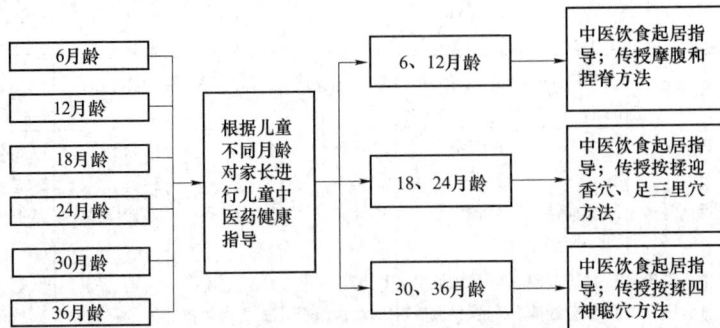

图11-2　0~36 个月儿童中医药健康管理服务流程图

——国家基本公共卫生服务规范（第三版）

4. 服务要求

（1）开展儿童中医药健康管理服务应当结合儿童健康体检和预防接种的时间。

（2）开展儿童中医药健康管理服务的乡镇卫生院、村卫生室和社区卫生服务中心（站）应当具备相应的设备和条件。

（3）开展儿童中医药健康管理服务的人员应当为中医类别执业（助理）医师，或接受过儿童中医药保健知识和技能培训能够提供上述服务的其他类别医师（含乡村医生）。

（4）服务机构要加强宣传，告知服务内容，提高服务质量，使更多的儿童家长愿意接受服务。

（5）每次服务后要及时记录相关信息，纳入儿童健康档案。

5. 工作指标 0~36 个月儿童中医药健康管理服务率＝年度辖区内按照月龄接受中医药健康管理服务的 0~36 个月儿童数/年度辖区内应管理的 0~36 个月儿童数×100%。

6~18 月龄与 24~36 月龄儿童中医药健康管理服务记录表，分别详见表 11-3、表 11-4。

表 11-3　6~18 月龄儿童中医药健康管理服务记录表

姓名：　　　　　　　　　　　　　　　　　　　　　　　　　编号□□□-□□□□□

月龄	6 月龄	12 月龄	18 月龄
随访日期 中医药健康管理服务	1. 中医饮食调养指导 2. 中医起居调摄指导 3. 传授摩腹、捏脊方法 4. 其他：	1. 中医饮食调养指导 2. 中医起居调摄指导 3. 传授摩腹、捏脊方法 4. 其他：	1. 中医饮食调养指导 2. 中医起居调摄指导 3. 传授按揉迎香穴、足三里穴方法 4. 其他：
下次随访日期 随访医师签名			

表 11-4　24~36 月龄儿童中医药健康管理服务记录表

姓名：　　　　　　　　　　　　　　　　　　　　　　　　编号□□□-□□□□□

月龄	24 月龄	30 月龄	36 月龄
随访日期			
中医药健康管理服务	1. 中医饮食调养指导 2. 中医起居调摄指导 3. 传授按揉迎香穴、足三里穴方法 4. 其他：	1. 中医饮食调养指导 2. 中医起居调摄指导 3. 传授按揉四神聪穴方法 4. 其他：	1. 中医饮食调养指导 2. 中医起居调摄指导 3. 传授按揉四神聪穴方法 4. 其他：
下次随访日期			
随访医师签名			

本章小结

扫码"看一看"

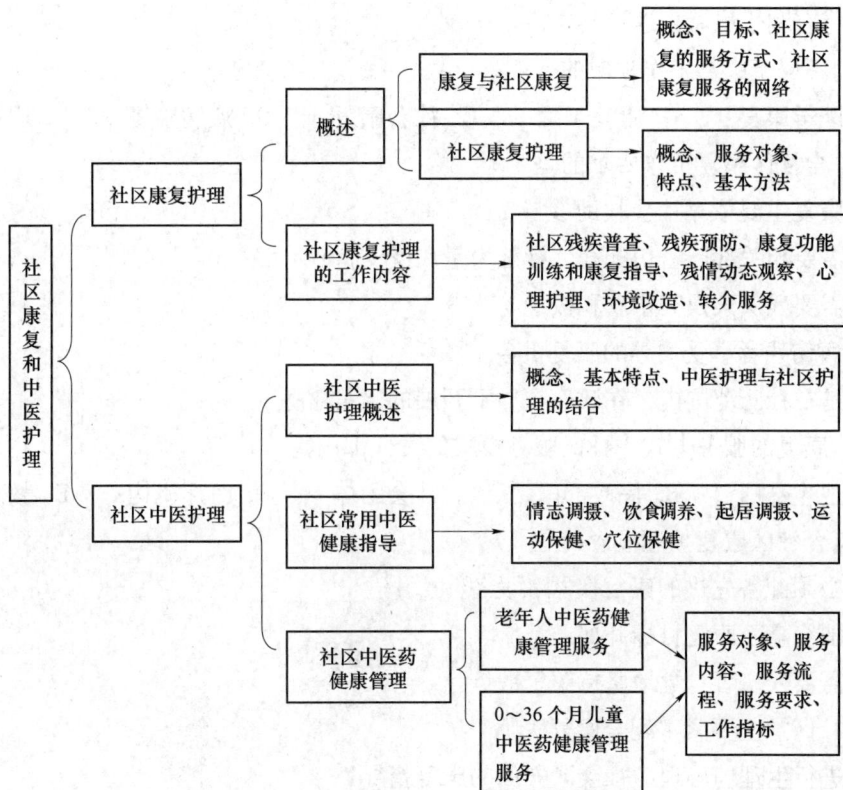

习 题

一、选择题

【A1/A2 型题】

1. 康复的最重要的目标是
    A. 提高自我照顾能力　　　　　B. 最大程度实现自理
    C. 防并发症、保障安全　　　　D. 维持或恢复机体功能
    E. 通过功能改善和环境条件改变而使残疾者重返社会

2. 根据康复定义下列说法不正确的是
    A. 减少病伤残者身体、心理和社会的障碍
    B. 最大限度地恢复和发展病伤残者的身体潜能
    C. 以疾病为导向的康复
    D. 综合协调地应用各种措施
    E. 将有利于患者重返社会

3. 下列不属于康复工作领域的是
    A. 医学康复　　B. 康复工程　　C. 社会康复　　D. 疾病康复　　E. 职业康复

4. 不符合社区康复工作要求的是
    A. 康复主要依靠社会救助参与
    B. 需要相关部门密切配合，社区力量广泛支持
    C. 需要残疾人及其亲友积极参与
    D. 病伤残者享受均等的康复机会
    E. 是在社区范围内，在政府领导下开展的康复服务

5. 社区康复的服务方式中社区服务模式的责任部门是
    A. 卫生部门　　B. 民政部门　　　C. 社会团体　　　D. 医疗机构　　　E. 教育部门

6. 不符合社区康复护理概念的是
    A. 必须配备先进的康复仪器和设备
    B. 围绕全面康复目标开展
    C. 需要残疾者自觉地坚持康复锻炼
    D. 社区护士要紧密配合康复医师
    E. 进行生理、心理、社会诸方面的康复指导

7. 下列哪项不是社区康复护理的服务对象
    A. 残疾人群　　B. 慢性病患者　　C. 老年人　　　D. 孕妇
    E. 疾病或损伤的恢复期

8. 下列哪项不是社区康复护理的特点
    A. 坚持全面康复　　　　　　　B. 强调自我护理
    C. 依托先进仪器　　　　　　　D. 倡导早期介入
    E. 落实持续干预

9. 社区康复护理中用手、肘、膝、足或器械等在人体体表施行各种手法来防治疾病的方法是

  A. 按摩疗法 B. 物理疗法 C. 作业疗法 D. 针灸疗法 E. 运动疗法

10. 社区康复护理中使用的电疗法、光疗法、水疗法等属于

  A. 按摩疗法 B. 物理疗法 C. 作业疗法 D. 针灸疗法 E. 运动疗法

11. 下列属于残疾预防第一级预防措施的是

  A. 防治意外事故   B. 筛查

  C. 定期健康检查   D. 基本手术治疗

  E. 药物治疗

12. 下列哪项是残疾第二级预防的特点

  A. 预防可能导致残疾的各种损伤或疾病

  B. 采取积极主动的措施，限制或逆转由损伤造成的残疾

  C. 是最为有效的预防

  D. 采取各种积极的措施防止残疾恶化的过程

  E. 是避免发生原发性残疾的过程

13. "天人合一"体现了中医护理的哪种观点

  A. 同病异护 B. 异病同护 C. 整体观念 D. 辨证施护 E. 以上均对

14. 下列哪种是症

  A. 水痘 B. 气血两虚 C. 痢疾 D. 中气下陷 E. 面色苍白

15. 下列哪种不是情志调摄的要点

  A. 劳逸结合 B. 清净养神 C. 劝慰开导 D. 宣泄排郁 E. 以情治情

16. 春季起居应

  A. 早卧早起 B. 早卧晚起 C. 晚卧晚起 D. 晚卧早起 E. 没有规律

17. 社区老年人中医药健康管理服务的对象是

  A. 辖区内 50 岁及以上常住居民

  B. 辖区内 55 岁及以上常住居民

  C. 辖区内 60 岁及以上常住居民

  D. 辖区内 65 岁及以上常住居民

  E. 辖区内 70 岁及以上常住居民

18. 王女士，35 岁，带着 2 岁的孩子到社区儿保门诊做常规检测，社区护士对王女士进行了儿童中医药健康指导，不包括下列哪项服务

  A. 中医饮食调养指导   B. 中医起居调摄指导

  C. 传授按揉迎香穴的方法 D. 传授按揉足三里穴的方法

  E. 传授捏脊的方法

19. 患儿，3 岁，脑瘫导致腕关节下垂，使用矫形器后，大大改善了腕关节过度下垂现象，提高了双手抓放物品动作的质量。矫形器属于

  A. 医学康复 B. 康复工程 C. 社会康复 D. 教育康复 E. 职业康复

20. 患者，男，60 岁，脑梗死导致左侧偏瘫，日常生活活动部分依赖。患者每日坚持锻炼 1 小时，每日自我监测血压 3 次，每月测血糖 1 次，每日听音乐放松心情。这属于

A. 第一级预防   B. 第二级预防

C. 第三级预防   D. 第四级预防

E. 第五级预防

二、思考题

张阿姨，68 岁，退休职工，最近总是感觉眼睛干涩，皮肤、口唇发干，大便干燥，偶尔便秘，因怀疑自己得了糖尿病到社区就诊。查体：T 36.1℃，P 65 次/分，BP 130/88mmHg，肝功能、肾功能正常，血糖 6.3mmol/L。社区护士根据张阿姨的情况进行了中医健康指导。

请回答：

（1）如何判断张阿姨属于哪种体质？

（2）中医健康指导应包括哪些内容？

（贾　茜）

扫码"练一练"

第十二章　社区临终关怀

人的一生有生必有死，有死必有临终阶段，完整的生命终结过程包括临终和死亡。临终患者在生理和心理上可能都承受着比其他患者更多的痛苦，同时家属也面临着很大的压力。临终关怀的发展是现代疾病和治疗模式转变的必然结果，它强调以人为本的理念，针对实践中不告诉患者不可治愈的疾病以及忽视临终患者生活质量的现状，应把重点放在为临终患者及其家属提供优质的护理和关怀，包括对患者生理、心理、社会和精神方面的护理。

第一节　社区临终关怀

故事点睛

旁白：李女士，63岁，胃癌切除后癌细胞已转移到胰腺，目前已由医院转入到社区卫生服务中心临终关怀病房，"在医院的时候，我妈妈她痛得哇哇叫，我们家属也很痛苦，这个地方太好了，能让她没有身体上的痛苦，她的心情好多了，还开始和我们聊天呢。"患者的女儿向医师和护士诉说着患者的情况。

人物：由3名学生分别担任故事人物，进行即兴表演。

请问：

1. 对于晚期癌症患者，社区护士应该进行哪些护理？

2. 在李女士去世前，社区护士应该为家属提供哪些帮助？

一、概述

（一）临终的概念

我国大部分学者认为：凡由于疾病末期或意外事故造成生理功能趋于衰竭、生命活动走向终结，死亡不可避免地要发生的过程，称为临终；或是由于现代医学手段不能彻底医治的疾病，经过一段时间的维持治疗仍不能好转，自医师宣布无效治疗至患者临床死亡的这段时间，称为临终。关于临终的界定时间范围，各个国家有不同的标准，国外多将临终界定在预期生存期不超过 6 个月，而我国多数学者界定临终预期生存期不超过 2~3 个月。

（二）临终关怀的概念

临终关怀又称善终服务、安宁照顾，是指对生存时间有限（6 个月或更少）的患者提供全面的舒缓疗护，以缓解临终患者的极端病痛，维护临终患者的尊严，使其得以舒适安宁地度过人生最后旅程。临终患者的生活质量在一定程度上反映了社会的文明程度。临终关怀是姑息护理的一部分，它包含了一种护理理念，也是一种护理方法。其护理内容涉及对患者生理、心理、社会等方面的全面照顾，提高其尚存生命质量；并对患者及家属进行死亡教育和心理关怀，缓解对死亡的恐惧，帮助患者和家属平静地接受和面对死亡，实现"优死"的目标。最终使逝者死而无憾，生者问心无愧。

知识拓展

临终关怀的起源与发展

临终关怀一词，原始于中世纪，现已成为国际通用术语。当时，是用来做朝圣者或旅客中途休息，重新补足体力的一个中途驿站，现引申其义，用来指一套组织化的医护方案，帮助那些暂停于人生旅途最后一站的人。现代临终关怀始于 20 世纪 60 年代。1967 年，在英国伦敦近郊锡典罕（Sydeaham），由桑德斯医师首创圣克里斯多福临终关怀机构（St. Christopher's Hospice），成为全世界现代临终关怀的典范。1974 年，美国首家临终关怀医院建立。英国现有临终关怀机构 400 家，多以居家照顾为主，有住院病房的约 120 家，2004 年英国首先提出把 2005 年 10 月 8 日作为第一个世界临终关怀及舒缓治疗日。1988 年 8 月，我国第一个研究死亡的机构——天津临终关怀研究中心成立。之后，中国心理卫生协会临终关怀专业委员会和临终关怀基金会、上海临终关怀机构也相继成立。

二、社区临终关怀的原则及方法

临终关怀护理的目的是提高患者的生命质量，通过消除或减轻病痛及其他生理症状，排解患者心理问题和精神烦恐，使其能够安宁、平静地面对死亡，少痛苦甚至无痛苦地走完人生的最后旅程，并使其家属的身心健康得到维护。具体目标是：第一，缓解疼痛和其他痛苦症状；第二，肯定生命并把死亡视为生命的一部分；第三，既不加速也不延缓死亡；第四，提供生理、心理、社会的全面照顾，支持患者积极、安详地度过生命的最后一刻；第五，帮助家属度过悲伤期。

（一）临终关怀的原则

1. 以照料为中心，有效控制症状　对临终患者来讲，治愈希望已变得十分渺茫，而最需要的是身体舒适、控制疼痛、生活护理和心理支持。因此，目标以由治疗为主转为以对症处理和护理照顾为主，这是临终关怀的首要工作。

2. 尊重生命，维护患者尊严　患者尽管处于临终阶段，但个人尊严不应该因生命活力降低而递减，个人权利也不可因身体衰竭而被剥夺，医护人员应维护和支持其个人权利，如保留个人隐私和自己的生活方式，参与医疗护理方案的制订，选择死亡方式等。

3. 满足需求，重视生命质量　在护理过程中以患者和家属为单位，并强调患者和家属的参与，正确认识和尊重患者最后生命的价值，提高其生活质量是对临终患者最有效的服务。

4. 多学科协作，全方位照护　临终关怀强调对患者全方位的整体照顾，终末期患者经常存在身体、心理、精神等多方面的问题，在治疗护理中，多学科协作共同解决问题是临终关怀工作中特别强调的，而多学科协助正是社区护理的优势和特点。因此，社区临终关怀护理是更符合我国国情的临终关怀服务方式。

5. 移情恰当，注重心理护理　护理工作人员首先建立正确的生死观，才能坦然地指导患者面对死亡、接受死亡，珍惜即将结束的生命的价值；同时应和临终患者一起共同面对死亡，将他们的经历视为自己的体验，要有恰当的移情，站在他们的角度去考虑和处理一些事情。

（二）临终关怀的方法

1. 院内照护　由临终关怀团队全体成员在临终关怀医院或社区医院为临终患者提供全方位、人性化的照护，如临终关怀院、姑息治疗病区、护理之家等。这个团队应包括医师、护士、社工、志愿者（义工）、物理治疗师、营养师、心理师、宗教人士等。多学科协作能有效地控制症状，减少不必要的检查与治疗，节约医疗资源。

临近死亡时最明显的体征是身体状况日益恶化，主要表现为极度虚弱和疲乏，卧床时间延长，生活完全需要他人帮助；食物和液体摄入量减少；昏睡或认知能力下降，不能判断时间和地点，精神难以集中，不能主动配合治疗和护理；极度消瘦；吞咽困难等。在生命最后 48 小时常出现烦躁不安、呼吸道分泌物增多、疼痛、呼吸急促、恶心、呕吐、抽搐等。因此临终患者的院内具体护理措施为：

（1）加强基础护理

1）恶心、呕吐的护理　评估患者恶心、呕吐的程度，记录呕吐次数，呕吐物的性质、颜色和量；了解引起患者恶心、呕吐的常见原因，协助医师明确病因，正确执行治疗措施；呕吐严重者不应再经口给予任何液体和药物，可选择其他途径给药；严重呕吐可导致电解质失衡和脱水，护士应注意血压、脉搏及体重变化，记录每日液体出入量，准确记录液体丢失量，监测血电解质变化情况，以及时调整补液的速度和量；终末期患者卧床，虚弱，应嘱其头偏一侧，以免呕吐时发生吸入性肺炎，观察患者有无呼吸频率加快、心动过速、发热、咳嗽、痰多等症状和体征，如有发生应能够做到及时发现并及时通知医师治疗。

2）躁动的护理　全面评估相关症状和体征，协助医师明确病因，及时处理；做好治疗相关的护理，正确实施非药物治疗，并及时评价护理效果；护理人员相对固定，保证护理行为的连续性，给患者以安全感；允许专人陪护（包括家属），病床加床档，提供安静、安全的治疗环境，减少有创操作。

3）及时清除呼吸道分泌物　患者到了终末期，经常不能自主清除呼吸道分泌物，这种状况称为"死亡怒吼"。大部分患者伴随意识丧失，也无法评价排痰的有效性。常用的清除呼吸道分泌物的方法有改变体位和药物治疗，必要时给予吸痰。主要护理措施包括：评估患者的意识和自主清除呼吸道分泌物的能力，意识清楚者可协助其采取合适的体位，教会患者自主清除呼吸道分泌物的方法（如咳嗽）；正确给药，尽量减少口服给药，并及时评价效果；吸痰操作要轻柔，间歇性给氧，监测血氧饱和度。

4）排尿异常的护理　超过 50% 的患者在终末期会出现排尿形态紊乱的问题，主要表现为尿潴留和尿失禁。便秘、下腹部肿瘤是引起尿潴留的主要原因，插尿管导尿是最快的对症治疗方法。主要护理措施包括：评估患者的症状和体征，及时发现尿潴留；留置导尿管的护理必须严格执行无菌操作原则；固定好尿管和引流袋，避免打折或脱出；引流袋放置低于患者会阴部，防止尿液反流；每日更换引流袋；做好会阴部清洁；观察尿液颜色、性状，记录每日尿量；尿失禁患者的护理，应使患者皮肤清洁干燥，感到舒适。

5）排便异常的护理　正常成年人每日排便1~3次，量为100~300g，排便异常主要表现为便秘和腹泻。注意保持患者床单清洁，可给患者使用舒适的纸尿裤、一次性尿垫，并及时更换。主要护理措施包括：注意连续评估患者的排便情况，包括排便时间、颜色与量，必要时给予适当处理；评估患者伴随症状，如有无排气、出血、腹部不适、眩晕、直立性低血压、恶心、呕吐、发热等；协助留取标本，及时送检；保持患者舒适体位，便秘者在排便前提供温热水，轻轻按摩腹部；腹泻者可用多层尿垫或合适便器，及时清洁减少异味；合理安排膳食，避免生冷辛辣食物；指导正确使用药物治疗。

（2）疼痛控制　疼痛是临终患者尤其是癌症临终患者最严重的症状，常伴有内分泌失调、代谢、免疫和精神、心理改变，不仅严重影响患者的饮食、睡眠、活动和情绪，也给他们的临终期生活造成了严重的威胁。同时，疼痛也会使家属感到极度的恐慌和失望。护士在患者临终期的首要责任是帮助其解除疼痛所造成的痛苦。因此，控制疼痛是症状控制的重要措施，其目的是最大程度地止痛和提高生活质量。

1）疼痛的评估　有效控制癌症疼痛基于精确、详尽及严密的评估。由于疼痛是一种主观感受，进行疼痛评估时，必须有正确的观念和态度，体现人文关怀的精神，遵守原则及配以完整的评估工具。首先评估疼痛的一般情况：包括疼痛部位、程度、性质、持续时间、使疼痛加重和缓解的因素及目前的治疗情况等；其次评估疼痛对患者功能活动的影响：包括对自理能力、睡眠、社会交往、娱乐、家庭角色等方面的影响。患者往往诉说对睡眠影响最严重，或限制了穿衣、进食、如厕等活动；再次评估患者对疼痛治疗的态度和治疗依从性：多数患者出现不能遵医嘱使用止痛药、不愿意汇报疼痛、不按时服药、自行减量、延迟、停药、拒绝服药或要求针剂等现象，分析其原因主要是他们对疼痛及疼痛治疗的误解和担忧；最后评估社会家庭支持系统在疼痛控制中的作用：家属在癌症患者的疼痛治疗中起着重要作用，如提醒患者按时服药，记录疼痛变化和缓解情况，预防和处理止痛药物的不良反应，实施非药物治疗措施，提供情感支持等。另外，家属对止痛药物的顾虑在一定程度上也会影响患者的态度和行为。

知识链接

疼痛的评估

疼痛的强烈程度，可以用Higginson的主诉分级法来评估，需要时也可用划线法和数字分级法作为辅助评估工具。Higginson的主诉分级法将疼痛的强烈程度分为五级，以0~4代表。

"0"代表无痛。

"1"代表偶发性轻度疼痛，但患者不觉烦扰。

"2"代表比较频密的中度疼痛，而疼痛间限制了某些活动。

"3"代表经常发生的重度疼痛，活动和注意力受到明显影响。

"4"代表持续性极重度疼痛，患者因为很焦虑而不能顾及其他事情。

2）疼痛的治疗　癌症疼痛的三阶梯治疗原则：WHO 于 1990 年设计了一套简单有效、公认的、可合理安排的癌症疼痛治疗方案，即三阶梯治疗方案。其含义是根据患者疼痛轻、中、重不同程度分别选择第一、第二和第三阶梯止痛药物。第一阶梯是以阿司匹林为代表的非阿片类药物；第二阶梯是以可待因为代表的弱阿片类药物；第三阶梯是以吗啡为代表的强阿片类药物。非阿片类药物可以增强阿片类药物的止痛效果，针对疼痛不同性质均可加辅助药物。阿片类药物不是治疗癌症疼痛的万能药，很多时候都需要用上其他辅助药物，才能控制疼痛。其他疗法有化疗、放疗、物理治疗、椎管止痛和神经切除手术等。

知识链接

止痛药应用要点

WHO 推荐了止痛药应用的五个要点：口服、按时、按阶梯、个体化、注意细节。口服给药方便、经济，既可免除创伤性给药的不适，又能增加患者的独立性。按时给药即按照规定的时间间隔给药，如每 4~6 小时使用一次吗啡 5~10mg。按阶梯给药即遵循三阶梯止痛原则，根据疼痛强度选择不同阶梯的止痛药。个体化给药是指个体对麻醉性止痛药物的敏感度差异较大，阿片类药物没有标准用量，凡是能够使疼痛得到有效缓解的剂量就是正确剂量，可根据患者的具体情况进行调整。注意细节是指对用止痛药的患者要密切观察药物的不良反应和程度，如恶心、便秘、镇静等。

3）疼痛药物治疗的护理　①对患者进行疼痛治疗教育，临床患者最常见的顾虑是止痛药物的成瘾性和耐药性。长期应用阿片类药物会产生生理依赖性和耐药性，但不应与成瘾性混淆。阿片类药物的精神依赖性，也称成瘾性，是滥用药物的行为。事实上麻醉性止痛药用于缓解癌症疼痛，极少发生成瘾，其成瘾率低于 4%。生理依赖性是阿片类药物的药理特性之一，一般出现在突然停用药物或使用阿片类药物拮抗剂纳洛酮时，其典型症状有焦虑、易怒、寒战、出汗、鼻溢液、恶心、呕吐、腹痛等，也称戒断症状。护士应告诉患者无需担心停药带来的不适，因为当病因解除后，按照阿片类药物规范化的撤药方案，戒断症状完全可以避免。耐药性是指为了维持镇痛效果，需不断增加药物剂量。产生耐药性的最初表现是一定剂量的药物作用时间缩短。很多患者担心现在增加止痛药物剂量，以后再增加就不起作用了，因此在需要加量时拒绝加量。护士应告诉患者合理调整用药剂量，按原有剂量的 25%~50% 逐渐增加，药物的镇痛作用将随之增加。作为护士应主动与患者讨论这些问题，并给予正确的解释，以消除患者的顾虑，提高治疗依从性，保证治疗的顺利进行。②给药途径的护理，很多患者认为使用针剂止痛，起效快、效果好。这时，护士应教育患者尽量首选口服用药，告诉患者口服是无创伤的给药途径，相对安全。同时，口服给药，患者可以自己控制，增加患者在治疗中的主动性。经皮给药也是一种无创伤的给药途径，一般用于相对稳定的疼痛治疗，应尽量避免肌内注射，注射给药不仅给患者带来疼痛，而且在家用药不方便，吸收也不可靠。③给药时间的护理，很多患者认为只有疼痛无法忍受时才需要用止痛药，这是临床治疗中最常见的误区。事实上，规范化的给药方法是，要控制持续性疼痛，应按时给予止痛药物，必要时增加剂量。因为只有这样，才能使止痛药物在体内保持稳定的血药浓度，保证疼痛得到持续缓解。护士应告诉患者按时服药对于持续缓解疼痛的重要性。④止痛药物不良反应的护理，阿片类药物常见的不良反应有便秘、恶心、呕吐、镇静、尿潴留、中枢神经系统毒性反应等。初次使用阿片类药物，应向患者解释可能会出现以上情况，并密切观察，程度严重者，应给予相应的拮抗剂解救，如应用润肠通便药以防便秘，甲氧氯普胺预防恶心、呕吐，纳洛酮解救呼吸抑制等。

（3）临终患者的心理护理　美国精神医学专家库伯勒·罗斯指出临终患者的心理变化通常要经过五个阶段，包括否认期、愤怒期、协议期、抑郁期和接受期。社区护士要根据患者所处的时期给予相应的护理。

1）否认期　患者获知自己的病情和诊断，最初的反应是否认和不相信，"不可能，一定是你们搞错了"。这种反应是人们的一种心理防御机制，医护人员应给予充分的理解，不要强迫患者立即接受，而是为患者提供一些时间和空间，让他们逐渐接受事实。

2）愤怒期　当否认无法再持续下去时，患者常表现为生气和激怒，往往将愤怒的情绪向医护人员、朋友、家人等接近他的人发泄，或对医院的制度、治疗等方面表示不满，并怨恨自己的命运以弥补内心的不平。这时患者正处于一种高度应激状态，医护人员及家属应给予理解和关怀，鼓励患者多与家属、朋友沟通。

3）协议期　表现为逐步接受临终的事实，为了尽量延长生命，做出许多承诺作为交换条件，希望能改变目前的状况。这时患者愿意配合医护人员的治疗和护理。

4）抑郁期　当患者发现身体状况日益恶化时，会出现焦虑、不安、悲哀、沉默、哭泣等反应。这时医护人员应给患者表达自己情感和顾虑的机会，耐心给予解释，并帮助他们实现可能实现的愿望，指导家属尽量多地陪伴患者，注意有自杀倾向者保证其安全。

5）接受期　患者能够平静地对待自己的病情，或临近死亡表现平静，精神和肉体均极度疲劳和衰弱，常处于嗜睡状态，对外界反应淡漠。这时医护人员应为患者提供安静的环境，允许家人陪伴，鼓励他们表达对患者的关爱，让患者平和、安祥地走完人生旅途。

（4）临终患者的家属支持　家属是临终患者的重要精神港湾，是支撑患者脆弱心灵强有力的家庭系统，家属的任何不良情绪都会严重感染患者的心态。临终护理视患者和家属为一个整体，临终患者家属常存在厌烦、焦虑、绝望、恐惧死亡等心理，这些不良心理反应会直接影响患者的情绪。护士应同情和理解家属的心理状态，指导家属在患者面前保持良好的心态及与患者沟通的方法与技巧。同时，护士还应该做好患者死亡后家属的哀伤护理。

2. 居家照护　在社区家庭修养的临终患者，除了患癌症外，大部分是患多种慢性病且体质衰弱者，他们因反复住院，心理压力大，情绪消极，并且害怕孤独，因而当积极治疗无效后，绝大部分患者会选择在自己温馨、熟悉的居住环境中接受护理，希望在生命最后日子里身边有亲人陪伴。因此社区护士应尽量鼓励患者家属参与关怀与护理，以满足患者各方面的需求。患者在自己熟悉的家庭环境中，由家属提供基本的生活照顾，由医疗机构定期巡诊，提供帮助。巡诊小组可由全科医师、护士及志愿者组成。工作内容主要有药物注射、伤口换药、疼痛控制、生活护理、心理支持等。该方法满足了一部分患者希望在最后的时间能与家人在一起的愿望，费用低且能缓解医院病床紧张的状况。居家照护主要护理措施如下。

（1）改善居家环境　首先，为患者安排一张清洁、平整、舒适、利于休息与睡眠的床是对临终患者关怀的必要条件之一；其次，床旁设有患者日常物品存放处，可用来存放患者日常用物，如体温表、眼镜、血压计、痰杯、水杯、手纸等；最后，须注意室内通风，定时开窗通风，保持室内空气清新无异味，通风时注意遮盖患者，避免受凉。

（2）加强营养膳食　根据患者的生活习惯、家庭条件及病情需求，为患者提供适合患者的个性化食谱。注意原则：少食多餐，易消化、吸收，富含营养，符合卫生条件。

（3）注重基础护理　加强口腔、皮肤护理，预防各种感染与压疮的发生。指导家属为临终患者提供日常生活照料的技巧，如日常大小便的管理与大小便失禁的护理，包括使用尿管的护理。

（4）情感支持

1）加强交流　家庭关怀中鼓励家属与患者多交谈，交谈中运用谈话技巧让患者认识到死亡是世界上每个人都要面临的、无法抗拒的自然规律。同时让患者明了他所担心的事及死后遗留的焦虑都已妥善安排。通过交流减轻临终患者对病情发展和治疗效果的不确定，以及对未尽事宜的担忧，使其从心理上平静地接受死亡。

2）适时触摸　护理临终患者时应实施触摸式护理。交流或者进行日常护理时，托起患者的手腕并加上目光的交流使患者感到关爱，既可以拉近情感距离，也可以满足患者的心理需求。

3）追忆美好的回忆　家属应常启发患者愉悦、美好的回忆来满足患者的心理需求。

4）完成夙愿　临终患者在临终前必然会顾及自己的家庭和亲友，尽可能去完成自己尚未完成的事业和使命，家属应尽量满足其夙愿。

3. 签订居家临终护理协议书　居家临终护理是在患者的家里，由家属提供基本的生活照顾，由医疗机构定期巡诊，需医患双方共同完成临终关怀护理。由于家属缺乏专业的护理知识与技术，需要医护人员及时给予指导和帮助，医患双方最好签订居家临终护理协议书，以规范医护人员的岗位职责及收费标准（表12-1）。

表12-1　临终关怀护理协议书（范例）

甲方：_____　　　　　　　　乙方：_____

甲方为专业从事宁养护理的机构，可常年为_____社区居民提供居家临终关怀护理服务。

为了满足乙方对居家宁养护理的需要，甲乙双方经友好协商达成如下协议：

一、合作项目：居家宁养护理服务。

二、合作时间：从_____年_____月_____日至_____年_____月_____日，每周休息_____日。

三、甲方权利和义务

1. 遵守本合作协议中的各项条款，诚信服务，客户至上。

2. 甲方在协议有效期内根据乙方需求向乙方提供专业护理人员，如因甲方派出的护理人员不能胜任乙方工作要求，甲方应为乙方更换护理人员，直到乙方满意为止。

3. 甲方派出的工作人员应该严守职业道德，尊重客户隐私，有义务为客户保密。

4. 甲方为乙方提供的服务包括：_____、_____、_____等。

四、乙方权利和义务

1. 遵守本合作协议中的各项条款，为甲方工作人员提供安全的工作环境。

2. 甲方派出的护理人员如果不能满足乙方的工作要求，乙方有权要求给予调换。

3. 乙方在护理服务结束后，填写居家护理服务反馈表，对于甲方派出的工作人员给予服务评价。

4. 甲方工作人员不得以任何理由向乙方索要除协议约定范围外的任何薪金、酬劳或礼品；如系乙方自愿提供给甲方工作人员上述酬劳的，属于乙方单方行为，甲方不因此承担任何附加责任。

---

5. 未经甲方许可，不论在合同期内或合同期结束，乙方均不得直接与甲方工作人员产生雇佣关系，违者甲方有权向乙方追索 5000~10000 元的经济赔偿。

6. 乙方不能单方面要求甲方工作人员提供本协议范围之外的其他服务。

五、本合同未尽事宜，甲乙双方协商解决，若协商不成，甲乙双方任何一方可到机构申请仲裁或到所在地人民法院提起诉讼。

六、本协议一式两份，甲乙双方各执一份。本合同经甲方盖章、甲乙方代表签字生效，具有法律效力。

甲方（盖章）：	乙方（盖章）：
代表（签字）：	代表（签字）：
联系地址：	联系地址：
日　期：	日　期：
签订地点：	签订地点：

三、社区护士在临终关怀中的职责

临终关怀是为临终患者提供舒适的医护环境、温暖的人际关系和坚强的精神支柱，帮助患者完成人生的最后旅途，并给予家属安慰和关怀的一种综合性卫生医疗服务。护士在其中承担着健康照顾者、管理者、教育者、研究者、咨询者、协调者等角色，社区护士在完成这些角色时所应尽的职责主要有以下几个方面。

> **考点提示**
> 临终关怀的概念，临终关怀的具体措施。

1. 生活照料　社区护士在临终关怀中最基本的角色是照顾者，为临终患者提供舒适的居室环境、日常生活照料和基础护理，满足其基本生理需求。

2. 减轻痛苦　社区护士最重要的职责是减轻临终患者痛苦，包括躯体上和心理上的痛苦，尤其对癌症患者，减轻痛苦有着特别的意义。

3. 促进舒适　临终关怀的服务理念之一是重视生命质量胜于延长生命的时间，护士要帮助临终患者消除或减轻疼痛、身体不洁、焦虑、恐惧等引起的不舒适，提高患者生命质量。

4. 情感支持　临终患者及其家属在患者病情变化及面临死亡时，会经历一系列的心理、行为反应，表现为焦虑、恐惧、绝望、悲伤等，医护人员和其他社会支持系统的情感支持会帮助患者和家属减轻痛苦。

5. 健康教育　社区护士对临终患者及其家属开展死亡教育，宣传科学的死亡观，帮助临终患者树立正确的生命观，解决对死亡的焦虑、恐惧和各种思想负担，帮助临终患者家属适应患者病情的变化和死亡，帮助他们缩短悲痛过程，减轻悲痛程度，使患者死得无憾、家属活得无虑。

第二节　死亡教育

完整的生命过程应包括死亡过程，这是不容置疑的客观事实。死亡的不可避免是人类延续的必要条件，从这个意义上讲，死亡是伟大的。所以，完整的尊敬生命应包括尊敬死亡，尊敬死亡是我们迈出的第一步，它属于死亡教育的一部分。

一、概述

（一）死亡标准

传统的死亡标准是以心肺功能的停止为标志。然而随着医疗技术的进步，心肺功能暂停的患者也有可能通过心肺复苏技术苏醒，因此这一死亡标准已不适合现实的发展情况。1968 年世界医药科学组织评议会在日内瓦召开，借鉴了"脑功能不可逆性丧失"的脑死亡标准，将其作为判断死亡的新标准。脑死亡标准是指对周围环境没有反应；完全没有反射和肌肉张力；没有自主呼吸；如果用人工辅助器，血压会骤降；脑电图呈直线反应。

（二）死亡态度

死亡态度是指人们对死亡的思考或看法。通常死亡态度有三种类型：接受死亡，认为死亡是不可避免的，生老病死是人类自然规律；蔑视死亡，多见于有宗教信仰的人，认为死亡是一种解脱或新生活的开始；否认死亡，认为医学的发展可以让人永生。

二、社区死亡教育

（一）死亡教育的目的

其目的在于消除人们因挫折、不解、失意、恐惧死亡而带来的悲观、不安、无常和空虚，培养正确的死亡观，有助于患者减轻对濒死死亡的恐惧，提高临终生存质量；有助于家属缓和悲痛情绪安然度过这一特殊阶段。

帮助人们正确地面对自我之死和他人之死，理解生与死是人类自然生命历程的必然组成部分，从而树立科学、合理、健康的死亡观；可以消除人们对死亡的恐惧、焦虑等心理现象，教育人们坦然面对死亡；使人们思索各种死亡问题，学习和探讨死亡的心理过程以及死亡对人们的心理影响，为处理自我之死、亲人之死做好心理上的准备；可以勇敢地正视生老病死的问题，加深人们对死亡的深刻认识，并将这种认识转化为珍惜生命、珍爱健康的强大动力，进而提高自己的生命和生活质量；使更多的人认识到人生包括优生、优活、优死三大阶段，以便使人们能客观地面对死亡，有意识地提高生命质量。

（二）死亡教育的对象

死亡教育是实施临终关怀的一项重要内容，其教育的对象为：

1. 临终患者 帮助濒死患者克服对死亡的恐惧，学习"准备死亡，面对死亡，接受死亡"。

2. 患者家属 对临终患者家属进行死亡教育，在于帮助他们适应患者病情变化和死亡，帮助他们缩短悲痛过程，减轻悲痛程度。

3. 医护人员 对医护人员开展死亡教育，帮助人们形成科学的人生观和死亡观，能够正确地对待死亡问题；提高护士照顾临终患者的护理质量，帮助患者舒适、安详地逝去；提高护士与患者及其家属沟通的能力，更好地帮助患者及家属接受和坦然对待死亡；提高护士照顾临终患者的能力，以减轻工作压力。

（三）死亡教育的内容

死亡教育的内容应包括生命的历程、死亡的原因、死亡标准等。

1. 尊重患者的权利 患者有知情权、参与权和选择权。医护人员应了解并尊重患者的权利，特别是在患者临终阶段，医护人员应在全面评估的前提下告知病情信息，并尊重患者对临终或濒死阶段的治疗和抢救措施的意见，引导患者正确坦然地对待死亡，而不应采取回避或敷衍的态度。

2. 针对不同心理阶段实施死亡教育 库伯勒·罗斯指出的五个阶段不一定按照顺序发展，有时交错，有时重叠。护士应准确评估患者对死亡的心理反应，针对不同心理阶段进行死亡教育，适时给予辅导和支持。

3. 对患者不同的死亡观念及言行不能妄加评断 对死亡的态度受到个人因素和社会文化因素的影响，医护人员应尊重患者的文化和信仰，理解患者对死亡的态度和观念，使用患者的语言谈"死"，而不应取笑或刻意去纠正患者的说法。

4. 全面评估患者的意愿而不勉强患者谈及死亡 很多患者会问这样的问题"我是不是要死了？"，有些患者实际上并没有在心理上做好准备接受坏消息，而是希望医护人员的回答是否定的。那么，回答时可以给患者提问题来确认他们是否已经准备好，如"你为什么会这么想？"，"你为什么觉得自己要死了？"等，有的患者能够说出一些理由，有的患者可能转移话题，这部分患者实际上没有准备好接受坏消息。这时，医护人员不应勉强患者谈论死亡。

5. 告诉患者信息要用恰当的方式 是否告诉患者信息取决于患者希望知道的信息、患者的想法和愿望以及应对危机的能力。对于在心理上准备好接受"死亡临近"这一消息的患者，医护人员应运用适当的沟通技巧，引导他们提出问题，鼓励他们说出对死亡的顾虑和担忧，并结合患者的具体情况给予充分的解释。

6. 对家属的死亡教育 死亡不仅会对患者本身造成冲击，对患者家属而言也是一种非常大的压力，因此在对患者进行死亡教育时，也要对家属进行教育。有些家属自身对死亡有恐惧心理而在患者濒死期疏远患者，有家属认为亲人的死亡应归咎于自己关心不够，有家属执意要求医师抢救而不征求患者的意见，有家属不停地对患者说"你会好起来的"而阻止患者提及死亡。由于家属的这些心理和行为导致了患者不能够表达自己的愿望，不能选择自己离开的方式。因此，及时评估家属对死亡的想法，指导他们正确面对死亡并克服自身的恐惧，才能够有效支持患者，帮助他们平静安详地离开。例如，如果患者愿意讨论自己死亡相关的问题，家属不要回避，生前遗嘱对于患者和家属都有很重要的意义。在患者濒死期，告诉家属可以坐下来陪伴、触摸、倾诉，表达他们对亲人的爱，允许亲人离开，向患者保证离开后你会好好活着，让患者毫无牵挂地离开。

本章小结

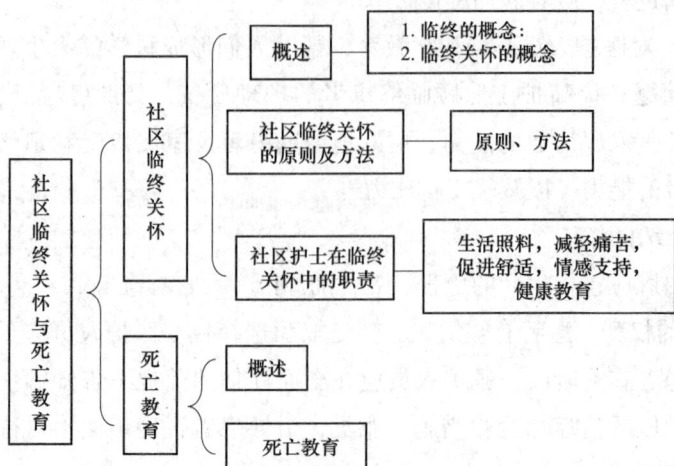

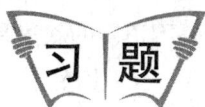

一、选择题

【A1/A2 型题】

1. 临终关怀的首要工作是
   A. 有效地控制症状 　　　　B. 多学科协作
   C. 对临终患者进行死亡教育　D. 对家属进行悲伤辅导
   E. 积极治疗原发病

2. 当患者诉说的疼痛强度与他的行为不相符时，护士应该
   A. 告诉患者不要夸大病情
   B. 如实记录患者主诉的疼痛强度并及时处理
   C. 怀疑患者是否服用阿片类药物成瘾
   D. 测量血压有无改变
   E. 测量呼吸脉搏有无改变

3. 下面不是患者临近死亡时的常见的表现有
   A. 极度虚弱和疲乏　　　　B. 食物和液体摄入量减少
   C. 昏睡或认知能力下降　　D. 吞咽药物困难
   E. 抑郁状态

4. 对止痛药三阶梯用药原则的含义正确的理解是
   A. 根据患者疼痛强度选择不同阶梯的止痛药物
   B. 选择止痛药从第一阶梯开始
   C. 不到万不得已不用阿片类药物
   D. 第一阶梯止痛药物是最安全的
   E. 疼痛治疗必须加辅助药物

5. 关于临终关怀的目标，不正确的叙述是
   A. 缓解疼痛和其他痛苦症状　B. 肯定生命并把死亡视为生命的一部分
   C. 为了减轻痛苦可加速死亡　D. 提供身、心、灵全面照顾
   E. 帮助家属度过悲伤期

6. 对医护人员开展死亡教育的目的不包括
   A. 帮助护士形成科学的人生观和死亡观，正确对待死亡问题
   B. 提高护士照顾临终患者的护理质量
   C. 提高护士与临终患者及其家属沟通的能力
   D. 促进安乐死的实施
   E. 提高护士照顾临终患者的知识和能力，以减轻工作中的压力

7. 对临终患者及家属进行死亡教育的要点不包括
   A. 尊重患者的权利　　　　B. 针对不同心理阶段实施死亡教育
   C. 经常教育患者要面对死亡　D. 死亡教育对象应包括家属在内

E. 告诉患者的信息内容取决于患者希望知道的信息

8. 关于疼痛的社会心理干预方法，不正确的叙述是

    A. 转移或分散注意力   B. 放松

    C. 意想   D. 可以替代药物治疗疼痛

    E. 适用于疼痛伴有焦虑、抑郁症状，或有自杀倾向的患者

9. 关于止痛药给药时间，正确的叙述是

    A. 尽量忍受不用药

    B. 不痛的时候没有必要用药

    C. 疼痛加重不能忍受时用药

    D. 尽量延长用药间隔时间

    E. 对持续性疼痛，应按时服用控/缓释制剂保持无痛

10. 临终患者家属悲伤的表现不包括以下哪个方面

    A. 情绪感觉方面   B. 生理知觉方面

    C. 社会支持系统   D. 认知方面

    E. 行为方面

11. 临终关怀着重对临终患者进行的内容不包括以下哪一项

    A. 疼痛的控制   B. 情绪的支持

    C. 家属的心理指导   D. 患者的灵性需求

    E. X 线照射

12. 为老年临终患者提供的心理服务内容包括

    A. 尊重患者   B. 耐心解释消除疑虑

    C. 陪伴和聆听   D. 满足合理要求

    E. 死亡教育

13. 临终关怀的意义不包括

    A. 缓解人口老龄化给我国带来的社会压力

    B. 提高临终者的生存质量，维护生命尊严

    C. 安抚家属子女、解决临终患者家庭照料困难

    D. 转变观念，真正体现人道主义精神

    E. 优化医疗资源的利用

14. 下列哪项不是临终关怀的目的

    A. 帮助患者认识死亡是一种自然过程

    B. 帮助患者处于舒适、安定状态

    C. 帮助患者提高生命质量

    D. 帮助患者延长寿命

    E. 帮助患者平静地接受死亡

15. 下列哪一项不符合协议期临终患者表现

    A. 患者的愤怒逐渐消退

    B. 患者很和善、很合作

    C. 患者有侥幸心理，希望是误诊

D. 患者认为做善事可以死里逃生

E. 患者开始接受了自己患了不治之症的事实

16. 临终患者最早出现的心理反应期是

    A. 否认期   B. 愤怒期   C. 协议期   D. 忧郁期   E. 接受期

17. 对濒死期患者的心理护理下列哪项不妥

    A. 理解患者的心理需求   B. 对患者攻击行为应无声地接受

    C. 尽量满足患者的意愿   D. 对患者否认期的言行应好心矫正

    E. 语言亲切，照顾要周到

【A3/A4 型题】

(18~20 题共用题干)

患者程某，男性，58 岁，诊断为尿毒症。

18. 当患者知道自己病重时，认为"不可能是我！一定是搞错了！"，此时患者处于

    A. 否认期   B. 愤怒期   C. 协议期   D. 忧郁期   E. 接受期

19. 关于此期的描述错误的是

    A. 这是患者得知病重时的心理反应

    B. 这是一种防卫机制

    C. 患者可能四处求医，希望是误诊

    D. 患者需要时间调整自己，接受疾病

    E. 所有患者能很快的度过这一时期

20. 此时，下列护理措施正确的是

    A. 加强生活护理

    B. 预防患者的自杀倾向

    C. 揭穿患者的防卫机制

    D. 真诚回答患者的问题，并注意与其他医务人员、家属的言语一致性

    E. 不与其交谈，减少外界干扰

二、思考题

某社区卫生服务中心临终关怀病房 2 床躺着 68 岁的王女士，卵巢癌晚期患者，体内各脏器功能严重受损。昏迷三天，她将在家属的陪伴下走完人生的最后旅途。

请回答：

社区护士在王女士的最后日子里，应该为其进行哪些护理？

（甘　纯）

扫码"练一练"

附　录

附录 1　居民健康档案表单目录

1. 居民健康档案封面

2. 个人基本信息表

3. 健康体检表

4. 重点人群健康管理记录表（见各服务规范相关表单）

4.1　0~6 岁儿童健康管理记录表

4.1.1　新生儿家庭访视记录表

4.1.2　1~8 月龄儿童健康检查记录表

4.1.3　12~30 月龄儿童健康检查记录表

4.1.4　3~6 岁儿童健康检查记录表

4.1.5　男童生长发育监测图

4.1.6　女童生长发育监测图

4.2　孕产妇健康管理记录表

4.2.1　第 1 次产前检查服务记录表

4.2.2　第 2~5 次产前随访服务记录表

4.2.3　产后访视记录表

4.2.4　产后 42 天健康检查记录表

4.3　高血压患者随访服务记录表

4.4　2 型糖尿病患者随访服务记录表

4.5　严重精神障碍患者管理记录表

4.5.1　严重精神障碍患者个人信息补充表

4.5.2　严重精神障碍患者随访服务记录表

4.6　肺结核患者管理记录表

4.6.1　肺结核患者第一次入户随访记录表

4.6.2　肺结核患者随访服务记录表

4.7　中医药健康管理服务记录表

4.7.1　老年人中医药健康管理服务记录表

4.7.2　儿童中医药健康管理服务记录表

5. 其他医疗卫生服务记录表

5.1　接诊记录表

5.2　会诊记录表

6. 居民健康信息卡

附录 2　居民健康档案封面

编号□□□□□□-□□□-□□□-□□□□□

居民健康档案

姓　　　　　名：＿＿＿＿＿＿＿＿＿＿＿＿

现　住　　址：＿＿＿＿＿＿＿＿＿＿＿＿

户　籍　地　址：＿＿＿＿＿＿＿＿＿＿＿＿

联　系　电　话：＿＿＿＿＿＿＿＿＿＿＿＿

乡镇（街道）名称：＿＿＿＿＿＿＿＿＿＿＿＿

村（居）委会名称：＿＿＿＿＿＿＿＿＿＿＿＿

建档单位：＿＿＿＿＿＿＿＿＿＿＿＿

建　档　人：＿＿＿＿＿＿＿＿＿＿＿＿

责任医生：＿＿＿＿＿＿＿＿＿＿＿＿

建档日期：＿＿＿＿年＿＿＿＿月＿＿＿＿日

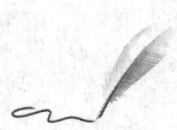

附录3 个人基本信息表

姓　名：　　　　　　　　　　　　　　　　　　　　　　　　　编号□□□-□□□□□

性　别	1男　2女　9未说明的性别　0未知的性别　□		出生日期	□□□□ □□ □□
身份证号		工作单位		
本人电话		联系人姓名		联系人电话	
常住类型	1户籍　2非户籍　□	民　族	01汉族　99少数民族_____□	
血　型	1A型　2B型　3O型　4AB型　5不详／RH：1阴性　2阳性　3不详　□/□			
文化程度	1研究生　2大学本科　3大学专科和专科学校　4中等专业学校　5技工学校　6高中　7初中 8小学　9文盲或半文盲　10不详　□			
职　业	0国家机关、党群组织、企业、事业单位负责人　1专业技术人员　2办事人员和有关人员　3商业、服务业人员　4农、林、牧、渔、水利业生产人员　5生产、运输设备操作人员及有关人员　6军人 7不便分类的其他从业人员　8无职业　□			
婚姻状况	1未婚　2已婚　3丧偶　4离婚　5未说明的婚姻状况　□			
医疗费用 支付方式	1城镇职工基本医疗保险　2城镇居民基本医疗保险　3新型农村合作医疗 4贫困救助　5商业医疗保险　6全公费　7全自费　8其他　□/□/□			
药物过敏史	1无　2青霉素　3磺胺　4链霉素　5其他　□/□/□			
暴露史	1无　2化学品　3毒物　4射线　□/□/□			

既 往 史	疾病	1无　2高血压　3糖尿病　4冠心病　5慢性阻塞性肺疾病　6恶性肿瘤　7脑卒中 8严重精神障碍　9结核病　10肝炎　11其他法定传染病　12职业病_____　13其他_____ □ 确诊时间　年　月/□ 确诊时间　年　月/□ 确诊时间　年　月 □ 确诊时间　年　月/□ 确诊时间　年　月/□ 确诊时间　年　月
	手术	1无　2有：名称①_____时间_____ / 名称②_____时间_____　□
	外伤	1无　2有：名称①_____时间_____ / 名称②_____时间_____　□
	输血	1无　2有：原因①_____时间_____ / 原因②_____时间_____　□

家 族 史	父　亲	□/□/□/□/□/□	母　亲	□/□/□/□/□/□
	兄弟姐妹	□/□/□/□/□/□	子　女	□/□/□/□/□/□
	1无　2高血压　3糖尿病　4冠心病　5慢性阻塞性肺疾病　6恶性肿瘤　7脑卒中 8严重精神障碍　9结核病　10肝炎　11先天畸形　12其他_____			

遗传病史	1无　2有：疾病名称_____□				
残疾情况	1无残疾　2视力残疾　3听力残疾　4言语残疾　5肢体残疾　6智力残疾 7精神残疾　8其他残疾_____　□/□/□/□/□/□				
生活环境*	厨房排风设施	1无　2油烟机　3换气扇　4烟囱　□			
	燃料类型	1液化气　2煤　3天然气　4沼气　5柴火　6其他　□			
	饮水	1自来水　2经净化过滤的水　3井水　4河湖水　5塘水　6其他　□			
	厕所	1卫生厕所　2一格或二格粪池式　3马桶　4露天粪坑　5简易棚厕　□			
	禽畜栏	1无　2单设　3室内　4室外　□			

附录4　健康体检表

姓名：　　　　　　　　　　　　　　　　　　　　　编号□□□-□□□□□

体检日期	年 月 日		责任医生	
内容	检 查 项 目			

症状	1 无症状　2 头痛　3 头晕　4 心悸　5 胸闷　6 胸痛　7 慢性咳嗽　8 咳痰　9 呼吸困难　10 多饮　11 多尿 12 体重下降　13 乏力　14 关节肿痛　15 视力模糊　16 手脚麻木　17 尿急　18 尿痛　19 便秘　20 腹泻 21 恶心呕吐　22 眼花　23 耳鸣　24 乳房胀痛　25 其他_____　　　　　　　　　　　　　　　　　　　　□/□/□/□/□/□/□/□/□

一般状况	体 温	℃	脉 率	次/分	
	呼吸频率	次/分	血 压	左侧	／ mmHg
				右侧	／ mmHg
	身 高	cm	体 重	kg	
	腰 围	cm	体质指数（BMI）	kg/m²	
	老年人健康状态自我评估*	1 满意　2 基本满意　3 说不清楚　4 不太满意　5 不满意			□
	老年人生活自理能力自我评估*	1 可自理（0~3分）　2 轻度依赖（4~8分） 3 中度依赖（9~18分）　4 不能自理（≥19分）			□
	老年人认知功能*	1 粗筛阴性 2 粗筛阳性，简易智力状态检查，总分_____			□
	老年人情感状态*	1 粗筛阴性 2 粗筛阳性，老年人抑郁评分检查，总分_____			□

生活方式	体育锻炼	锻炼频率	1 每天　2 每周一次以上　3 偶尔　4 不锻炼		□
		每次锻炼时间	分钟	坚持锻炼时间　　　年	
		锻炼方式			
	饮食习惯	1 荤素均衡　2 荤食为主　3 素食为主　4 嗜盐　5 嗜油　6 嗜糖			□/□/□
	吸烟情况	吸烟状况	1 从不吸烟　2 已戒烟　3 吸烟		□
		日吸烟量	平均_____支		
		开始吸烟年龄	_____岁	戒烟年龄	_____岁
	饮酒情况	饮酒频率	1 从不　2 偶尔　3 经常　4 每天		□
		日饮酒量	平均_____两		
		是否戒酒	1 未戒酒　2 已戒酒，戒酒年龄：_____岁		
		开始饮酒年龄	岁	近一年内是否曾醉酒	1 是　2 否　□
		饮酒种类	1 白酒　2 啤酒　3 红酒　4 黄酒　5 其他_____		□/□/□/□
	职业病危害因素接触史	1 无　2 有（工种_____ 从业时间_____年）			□
		毒物种类　粉尘_____		防护措施 1 无　2 有_____	□
		放射物质_____		防护措施 1 无　2 有_____	□
		物理因素_____		防护措施 1 无　2 有_____	□
		化学物质_____		防护措施 1 无　2 有_____	□
		其他_____		防护措施 1 无　2 有_____	□

脏器功能	口　腔	口唇　1红润　2苍白　3发绀　4皲裂　5疱疹	□
		齿列　1正常　2缺齿—┼—　3龋齿—┼—　4义齿（假牙）	□/□/□
		咽部　1无充血　2充血　3淋巴滤泡增生	□
	视　力	左眼_____右眼_____（矫正视力：左眼_____右眼_____）	
	听　力	1听见　2听不清或无法听见	□
	运动功能	1可顺利完成　2无法独立完成任何一个动作	□
查体	眼　底*	1正常　2异常_____	□
	皮　肤	1正常　2潮红　3苍白　4发绀　5黄染　6色素沉着　7其他_____	□
	巩　膜	1正常　2黄染　3充血　4其他_____	□
	淋巴结	1未触及　2锁骨上　3腋窝　4其他_____	□
	肺	桶状胸：1否　2是	□
		呼吸音：1正常　2异常_____	□
		啰音：1无　2干啰音　3湿啰音　4其他_____	□
	心　脏	心率：_____次/分　心律：1齐　2不齐　3绝对不齐	□
		杂音：1无　2有_____	□
	腹　部	压痛：1无　2有_____	□
		包块：1无　2有_____	□
		肝大：1无　2有_____	□
		脾大：1无　2有_____	□
		移动性浊音：1无　2有_____	□
	下肢水肿	1无　2单侧　3双侧不对称　4双侧对称	□
	足背动脉搏动*	1未触及　2触及双侧对称　3触及左侧弱或消失　4触及右侧弱或消失	□
	肛门指诊*	1未及异常　2触痛　3包块　4前列腺异常　5其他_____	□
	乳　腺*	1未见异常　2乳房切除　3异常泌乳　4乳腺包块　5其他_____	□/□/□/□
	妇科*　外阴	1未见异常　2异常_____	□
	妇科*　阴道	1未见异常　2异常_____	□
	妇科*　宫颈	1未见异常　2异常_____	□
	妇科*　宫体	1未见异常　2异常_____	□
	妇科*　附件	1未见异常　2异常_____	□
	其他*		
辅助检查	血常规*	血红蛋白_____g/L　白细胞_____×10⁹/L　血小板_____×10⁹/L 其他_____	
	尿常规*	尿蛋白_____　尿糖_____　尿酮体_____　尿潜血_____ 其他_____	
	空腹血糖*	_____mmol/L 或_____mg/dl	
	心电图*	1正常　2异常_____	□

续表

辅助检查	尿微量白蛋白*	_____ mg/dl			
	大便潜血*	1 阴性　2 阳性			□
	糖化血红蛋白*	_____%			
	乙型肝炎表面抗原*	1 阴性　2 阳性			□
	肝功能*	血清谷丙转氨酶_____ U/L　　　血清谷草转氨酶 _____ U/L 白蛋白_____ g/L　　　　　　总胆红素 _____ μmol/L 结合胆红素 _____ μmol/L			
	肾功能*	血清肌酐_____ μmol/L　　　血尿素 _____ mmol/L 血钾浓度_____ mmol/L　　　血钠浓度 _____ mmol/L			
	血脂*	总胆固醇_____ mmol/L　　　甘油三酯_____ mmol/L 血清低密度脂蛋白胆固醇_____ mmol/L 血清高密度脂蛋白胆固醇_____ mmol/L			
	胸部 X 线片*	1 正常　2 异常_____			□
	B 超*	腹部 B 超　　1 正常　2 异常_____			□
		其他　　　1 正常　2 异常_____			□
	宫颈涂片*	1 正常　2 异常_____			□
	其他*				
现存主要健康问题	脑血管疾病	1 未发现　2 缺血性卒中　3 脑出血　4 蛛网膜下腔出血　5 短暂性脑缺血发作			
		6 其他_____			□/□/□/□
	肾脏疾病	1 未发现　2 糖尿病肾病　3 肾功能衰竭　4 急性肾炎　5 慢性肾炎			
		6 其他_____			□/□/□/□
	心脏疾病	1 未发现　2 心肌梗死　3 心绞痛　4 冠状动脉血运重建　5 充血性心力衰竭			
		6 心前区疼痛　7 其他_____			□/□/□/□/□
	血管疾病	1 未发现　2 夹层动脉瘤　3 动脉闭塞性疾病　4 其他_____			□/□/□
	眼部疾病	1 未发现　2 视网膜出血或渗出　3 视乳头水肿　4 白内障			
		5 其他_____			□/□/□/□
	神经系统疾病	1 未发现　2 有 _____			□
	其他系统疾病	1 未发现　2 有 _____			□

		入/出院日期	原因	医疗机构名称	病案号
住院治疗情况	住院史	/			
		/			
		建/撤床日期	原因	医疗机构名称	病案号
	家庭病床史	/			
		/			

社区护理学

	药物名称	用　法	用　量	用药时间	服药依从性 1 规律　2 间断　3 不服药
主要用药 情况	1				
	2				
	3				
	4				
	5				
	6				

	名　称	接种日期	接种机构
非免疫 规划预防 接种史	1		
	2		
	3		

健康 评价	1 体检无异常　　　　　　　　　　　　　　　　　　　　　□ 2 有异常 异常 1 ＿＿＿＿＿＿＿＿＿＿＿＿＿＿＿＿＿＿＿ 异常 2 ＿＿＿＿＿＿＿＿＿＿＿＿＿＿＿＿＿＿＿ 异常 3 ＿＿＿＿＿＿＿＿＿＿＿＿＿＿＿＿＿＿＿ 异常 4 ＿＿＿＿＿＿＿＿＿＿＿＿＿＿＿＿＿＿＿	

健康 指导	1 纳入慢性病患者健康管理 2 建议复查 3 建议转诊 　　　　　　　　□/□/□	危险因素控制：　　　□/□/□/□/□/□/□ 1 戒烟　2 健康饮酒　3 饮食　4 锻炼 5 减体重（目标＿＿＿＿ kg） 6 建议接种疫苗＿＿＿＿＿＿ 7 其他＿＿＿＿＿＿

填表说明：

1. 本表用于老年人、高血压、2 型糖尿病和严重精神障碍患者等的年度健康检查。一般居民的健康检查可参考使用，肺结核患者、孕产妇和 0~6 岁儿童无须填写该表。

2. 表中带有＊号的项目，在为一般居民建立健康档案时不作为免费检查项目，不同重点人群的免费检查项目按照各专项服务规范的具体说明和要求执行。对于不同的人群，完整的健康体检表指按照相应服务规范要求做完相关检查并记录的表格。

3. 一般状况

体质指数（BMI）＝体重（kg）/身高的平方（m²）。

老年人生活自理能力评估：65 岁及以上老年人需填写此项，详见老年人健康管理服务规范附件。

老年人认知功能粗筛方法：告诉被检查者"我将要说三件物品的名称（如铅笔、卡车、书），请您立刻重复"。过 1 分钟后请其再次重复。如被检查者无法立即重复或 1 分钟后无法完整回忆三件物品名称为粗筛阳性，需进一步行"简易智力状态检查量表"检查。

老年人情感状态粗筛方法：询问被检查者"你经常感到伤心或抑郁吗"或"你的情绪怎么样"。如回答"是"或"我想不是十分好"，为粗筛阳性，需进一步行"老年抑郁量表"检查。

4. 生活方式

体育锻炼：指主动锻炼，即有意识地为强体健身而进行的活动。不包括因工作或其他需要而必须进行的活动，如为上班骑自行车、做强体力工作等。锻炼方式填写最常采用的具体锻炼方式。

吸烟情况："从不吸烟者"不必填写"日吸烟量""开始吸烟年龄""戒烟年龄"等，已戒烟者填写戒烟前相关情况。

饮酒情况："从不饮酒者"不必填写其他有关饮酒情况项目，已戒酒者填写戒酒前相关情况，"日饮酒量"折合成白酒量。（啤酒/10＝白酒量，红酒/4＝白酒量，黄酒/5＝白酒量）。

职业病危险因素接触史：指因患者职业原因造成的粉尘、放射物质、物理因素、化学物质的接触情况。如有，需填写具体粉尘、放射物质、物理因素、化学物质的名称或填不详。

5. 脏器功能

视力：填写采用对数视力表测量后的具体数值（五分记录），对佩戴眼镜者，可戴其平时所用眼镜测量矫正视力。

听力：在被检查者耳旁轻声耳语"你叫什么名字"（注意检查时检查者的脸应在被检查者视线之外），判断被检查者听力状况。

运动功能：请被检查者完成以下动作："两手摸后脑勺""捡起这支笔""从椅子上站起，走几步，转身，坐下。"判断被检查者运动功能。

6. 查体　如有异常请在横线上具体说明，如可触及的淋巴结部位、个数；心脏杂音描述；肝脾肋下触诊大小等。建议有条件的地区开展眼底检查，特别是针对高血压或糖尿病患者。

眼底：如果有异常，具体描述异常结果。

足背动脉搏动：糖尿病患者必须进行此项检查。

乳腺：检查外观有无异常，有无异常泌乳及包块。

妇科：外阴，记录发育情况及婚产式（未婚、已婚未产或经产式），如有异常情况请具体描述。阴道，记录是否通畅，黏膜情况，分泌物量、色、性状以及有无异味等。宫颈，记录大小、质地、有无糜烂、撕裂、息肉、腺囊肿；有无接触性出血、举痛等。宫体，记录位置、大小、质地、活动度；有无压痛等。附件，记录有无块物、增厚或压痛；若扪及肿块，记录其位置、大小、质地；表面光滑与否、活动度、有无压痛以及与子宫及盆壁关系。左右两侧分别记录。

7. 辅助检查　该项目根据各地实际情况及不同人群情况，有选择地开展。老年人、高血压、2型糖尿病和严重精神障碍患者的免费辅助检查项目按照各项规范要求执行。

尿常规中的"尿蛋白、尿糖、尿酮体、尿潜血"可以填写定性检查结果，阴性填"-"，阳性根据检查结果填写"+""++""+++"或"++++"，也可以填写定量检查结果，定量结果需写明计量单位。

大便潜血、肝功能、肾功能、胸部X线片、B超检查结果若有异常，请具体描述异常结果。其中B超写明检查的部位。65岁及以上老年人腹部B超为免费检查项目。

其他：表中列出的检查项目以外的辅助检查结果填写在"其他"一栏。

8. 现存主要健康问题：指曾经出现或一直存在，并影响目前身体健康状况的疾病。可以多选。若有高血压、糖尿病等现患疾病或者新增的疾病需同时填写在个人基本信息表既往史一栏。

9. 住院治疗情况：指最近1年内的住院治疗情况。应逐项填写。日期填写年月，年份应写4位。如因慢性病急性发作或加重而住院/家庭病床，请特别说明。医疗机构名称应写全称。

10. 主要用药情况：对长期服药的慢性病患者了解其最近1年内的主要用药情况，西药填写化学名及商品名，中药填写药品名称或中药汤剂，用法、用量按医生医嘱填写，用法指给药途径，如口服、皮下注射等。用量指用药频次和剂量，如每日三次，每次5mg等。用药时间指在此时间段内一共服用此药的时间，单位为年、月或天。服药依从性是指对此药的依从情况，"规律"为按医嘱服药，"间断"为未按医嘱服药，频次或数量不足，"不服药"即为医生开了处方，但患者未使用此药。

11. 非免疫规划预防接种史：填写最近1年内接种的疫苗的名称、接种日期和接种机构。

12. 健康评价：无异常是指无新发疾病、原有疾病控制良好无加重或进展，否则为有异常，填写具体异常情况，包括高血压、糖尿病、生活能力、情感筛查等身体和心理的异常情况。

13. 健康指导：纳入慢性病患者健康管理是指高血压、糖尿病、严重精神障碍患者等重点人群定期随访和健康体检。减体重的目标是指根据居民或患者的具体情况，制定下次体检之前需要减重的目标值。

附录 5　接诊记录表

姓名：　　　　　　　　　　　　　　　　　　　　　　　　　　　　编号□□□-□□□□□

就诊者的主观资料：

就诊者的客观资料：

评估：

处置计划：

医生签字：

接诊日期：　　年　月　日

附录6　会诊记录表

姓名：　　　　　　　　　　　　　　　　　　　　　　　编号□□□-□□□□□

会诊原因：

会诊意见：

会诊医生及其所在医疗卫生机构：

　　　　　　　　医疗卫生机构名称　　　　　　　　　　　　会诊医生签字

　　　　　　_____　　　　　　_____

　　　　　　_____　　　　　　_____

　　　　　　_____　　　　　　_____

　　　　　　_____　　　　　　_____

　　　　　　　　　　　　　　　　　　　　　责任医生：

　　　　　　　　　　　　　　　　会诊日期：_____年_____月_____日

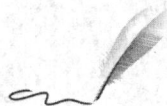

附录7　居民健康档案信息卡

姓　名		性　别		出生日期		年 月 日
健康档案编号					□□□-□□□□□	
ABO 血型		□A　□B　□O　□AB		RH 血型		□Rh 阴性　□Rh 阳性　□不详

慢性病患病情况:

□无　□高血压　□糖尿病　□脑卒中　□冠心病　□哮喘　□职业病　□其他疾病＿＿＿＿＿＿＿＿＿

过敏史:

(正面)

(反面)

家庭住址		家庭电话	
紧急情况联系人		联系人电话	
建档机构名称		联系电话	
责任医生或护士		联系电话	

其他说明:

附录8　双向转诊单

存　根

患者姓名_____　性别_____　年龄_____　档案编号_____

家庭住址_____　联系电话_____

于_____年_____月_____日因病情需要，转入_____单位

_____科室_____接诊医生。

转诊医生（签字）：

年　月　日

双向转诊（转出）单

_____（机构名称）：

现有患者_____　性别_____　年龄_____　因病情需要，需转入贵单位，请予以接诊。

初步印象：

主要现病史（转出原因）：

主要既往史：

治疗经过：

转诊医生（签字）：

联系电话：

_____（机构名称）

年　月　日

填表说明：

1. 本表供居民双向转诊转出时使用，由转诊医生填写。

2. 初步印象：转诊医生根据患者病情做出的初步判断。

3. 主要现病史：患者转诊时存在的主要临床问题。

4. 主要既往史：患者既往存在的主要疾病史。

5. 治疗经过：经治医生对患者实施的主要诊治措施。

存 根

患者姓名_____ 性别_____ 年龄_____ 病案号_____

家庭住址_____ 联系电话_____

于_____年_____月_____日因病情需要，转回_____单位

_____接诊医生。

转诊医生（签字）：

年 月 日

双向转诊（回转）单

_____（机构名称）：

现有患者_____因病情需要，现转回贵单位，请予以接诊。诊断结果

_____住院病案号_____

主要检查结果：

治疗经过、下一步治疗方案及康复建议：

转诊医生（签字）：

联系电话：

_____（机构名称）

年 月 日

填表说明：

1. 本表供居民双向转诊回转时使用，由转诊医生填写。

2. 主要检查结果：填写患者接受检查的主要结果。

3. 治疗经过：经治医生对患者实施的主要诊治措施。

4. 康复建议：填写经治医生对患者转出后需要进一步治疗及康复提出的指导建议。

参考答案

第一章

1. A　2. A　3. C　4. A　5. C　6. E　7. E　8. C

第二章

1. C　2. C　3. D　4. A　5. A　6. C　7. D　8. B　9. D　10. E
11. D　12. C　13. A　14. C　15. C　16. A　17. D

第三章

1. B　2. C　3. A　4. D　5. B　6. C　7. D　8. A　9. A　10. B
11. D　12. A　13. B　14. B　15. A　16. E　17. C　18. C　19. B　20. A
21. B　22. B

第四章

1. D　2. C　3. D　4. A　5. C　6. A　7. A　8. B　9. A　10. B
11. B　12. B　13. E　14. D　15. C　16. E　17. D　18. C　19. E　20. E

第五章

1. A　2. B　3. D　4. A　5. C　6. B　7. A　8. E　9. C　10. D
11. E　12. C　13. E　14. C　15. E　16. B　17. C　18. D　19. A　20. C
21. C

第六章

1. D　2. E　3. A　4. C　5. C　6. D　7. C　8. C　9. B　10. A
11. B　12. B　13. A　14. B　15. A　16. C　17. A　18. D　19. C

第七章

1. D　2. A　3. A　4. A　5. C　6. C　7. A　8. D　9. B　10. E
11. E　12. C　13. D　14. D　15. B

第八章

1. D　2. A　3. D　4. E　5. E　6. E　7. D　8. A　9. E　10. C
11. D　12. D　13. C　14. A　15. E　16. E　17. D　18. C　19. B　20. D

第九章

1. D　2. E　3. C　4. C　5. A　6. B　7. A　8. E　9. B　10. C
11. C　12. A　13. A　14. C　15. E　16. A　17. A　18. B　19. E

第十章

1. A　2. B　3. E　4. D　5. A　6. A　7. D　8. D　9. E　10. A

第十一章

1. E   2. C   3. D   4. A   5. B   6. A   7. D   8. C   9. A   10. B
11. A   12. B   13. C   14. E   15. A   16. D   17. D   18. E   19. B   20. A

第十二章

1. A   2. B   3. E   4. A   5. C   6. D   7. C   8. D   9. E   10. C
11. E   12. D   13. A   14. D   15. B   16. A   17. D   18. A   19. E   20. D

参考文献

1. 李玉红．社区护理学［M］．北京：中国医药科技出版社，2016.

2. 左凤林．社区护理［M］．北京：人民卫生出版社，2016.

3. 姜新峰，王秀清．社区护理［M］．北京：人民卫生出版社，2016.

4. 沈翠珍，王爱红．社区护理学［M］．北京：中国中医药出版社，2016.

5. 徐国辉．社区护理学［M］．北京：科学出版社，2016.

6. 郑延芳，张爱琴．社区护理学［M］．北京：人民卫生出版社，2016.

7. 马素慧，林萍．康复护理学［M］．北京：北京大学医学出版社，2016.

8. 洪佳冬，方强．社区卫生服务中心突发公共卫生事件应急处理［M］．北京：科学出版社，2016.

9. 郑翠红，刘勇．社区护理学［M］．北京：中国医药科技出版社，2015.

10. 周亚林．社区护理学［M］．第2版．北京：人民卫生出版社，2015.

11. 李春玉．社区护理学（一）（2010年版）［M］．北京：北京大学医学出版社，2015.

12. 姜瑞涛，徐国辉．社区护理［M］．北京：人民卫生出版社，2015.

13. 李秀玲，阎红．社区护理［M］．上海：第二军医大学出版社，2015.

14. 姜丽萍．社区护理学［M］．北京：人民卫生出版社，2014.

15. 刘明清．社区护理［M］．北京：高等教育出版社，2014.

16. 蔺惠芳．社区护理学［M］．北京：科学出版社，2014.

17. 雷良蓉．社区护理［M］．北京：人民卫生出版社，2014.

18. 田玉梅，李自琼．社区护理学［M］．北京：科学技术文献出版社，2014.

19. 樊立华．基本公共卫生服务均等化理论与实践［M］．北京：人民卫生出版社，2014.

20. 赵晓华，左凤林．社区护理［M］．北京：高等教育出版社，2013.

21. 周建军，张大凯．社区卫生服务［M］．北京：高等教育出版社，2013.

22. 刘培勇．社区护理学［M］．北京：中国医药科技出版社，2013.

23. 牛耿．社区护理［M］．北京：人民卫生出版社，2013.

24. 何国平，赵秋利．社区护理理论与实践［M］．北京：人民卫生出版社，2012.

25. 王陇德．健康管理师［M］．北京：人民卫生出版社，2012.